Il sodio: eccessi, carenze.

Il sale amico nemico della nostra salute

Gian Mario Bosticardo

ISBN-13: 9781980398783

«Costui crede di sapere mentre non sa; io almeno non so, ma non credo di sapere.
Ed è proprio per questa piccola differenza che io sembro di essere più sapiente,
perché non credo di sapere quello che non so»
Apologia di Socrate, 399-387 a.C.
Platone

«Tu lascerai ogne cosa diletta
più caramente; e questo è quello strale
che l'arco de lo essilio pria saetta.
Tu proverai sì come sa di **sale**
lo pane altrui, e come è duro calle
lo scendere e 'l salir per l'altrui scale».
Da: "La Divina Commedia - Paradiso, canto XVII"
Dante Alighieri, 1265-1321

«Nel corso del tempo i **reni** hanno sortito così varia fortuna, che furono persino
giudicati - e non senza oltraggio alla natura - superflui e inutili. Riconosciuti poi
meravigliosi anche per la sola loro struttura e addetti a funzioni di primaria
necessità, essi hanno ottenuto finalmente seggio tra le parti importanti del corpo»
Marcello Malpighi, 1628-1694

«Aveva fatte gran compre di granaglie, e speditane una buona parte ai luoghi della
diocesi, che n'eran più scarsi; ed essendo il soccorso troppo inferiore al bisogno,
mandò anche del **sale**, con cui l'erbe del prato e le cortecce degli alberi si
convertono in cibo».
Da: "I promessi sposi"
Alessandro Manzoni, 1785-1873

Prefazione

La caratteristica principale con cui questo libro si propone è quella di costituire uno strumento divulgativo di rapida lettura, basato soprattutto sulla problematica del sodio per quanto riguarda particolarmente le nostre abitudini alimentari, evidenziando i rischi degli eccessi di sale e l'importanza della morigeratezza nel consumo ai fini della prevenzione dei problemi di salute.

La presente versione della monografia sul sodio ne costituisce una versione semplificata rispetto alla edizione più completa, pubblicata dallo stesso Editore: "**Il sodio: eccessi, carenze. Cenni di fisiopatologia. Approccio pratico per medici e per studenti delle professioni sanitarie**", proposta sia in versione cartacea (ISBN: 9781976914126; ASIN; 1976914124), sia in versione e-book (ASIN: B07B5C2FDK), a cui si rimanda per informazioni più dettagliate sopratutto sugli aspetti della fisiologia e della fisiopatologia del sodio.

Alcune pagine della presente versione "semplificata" potrebbero risultare ancora impegnativi per lettori che non abbiano consuetudine con i contenuti scientifici, soprattutto per gli aspetti fisiologici e fisiopatologici trattati in alcuni capitoli della monografia. Si è deciso tuttavia di mantenere comunque questa parte di non facile lettura (in particolare il Capitolo secondo) essendo essa stessa propedeutica per la comprensione dei meccanismi che stanno all'origine delle problematiche correlate all'equilibrio del sodio nell'organismo, per i lettori che desiderino condividere la volontà di raggiungere un certo approfondimento scientifico.

Perché una monografia sul sodio?

Un elemento che sottolinea la rilevanza del problema dell'eccesso di sodio è la frequenza con cui nella pratica clinica quotidiana l'autore come medico internista e nefrologo possa constatare come problemi e patologie ormai estremamente comuni (come sovrappeso e obesità, ipertensione e patologie cardiovascolari, renali e metaboliche) siano attribuibili in buona parte ad errori dell'alimentazione e dello stile di vita, e come sarebbero almeno in parte evitabili con una condotta più sana e morigerata, con una **maggiore attenzione** alla problematica dell'eccesso salino da parte sia dei singoli individui, sia delle istituzioni.

- Ancora oggi, nonostante le informazioni siano ormai martellanti, e nonostante sempre più spesso si possa constatare come molte più persone rispetto al passato siano più attente allo stile di vita ed all'alimentazione sana, succede di verificare come certe informazioni siano incomplete, e per quanto riguarda il **problema** dell'**eccesso di sale** questo sia **ancora sottovalutato**, sia dai pazienti sia dai medici curanti, e frequentemente si preferisca ad esempio prescrivere un diuretico senza fare prima lo sforzo di insegnare a limitare l'apporto di sale o ad evitare eccessi di calorie alimentari o indicare quali sono i cibi da privilegiare rispetto a quelli che sia opportuno moderare.

- Molto spesso infatti gli eccessi alimentari calorici e di carboidrati ad alto carico glicemico insieme spesso a quelli di grassi saturi vanno di pari passo con un eccessivo introito di sale, e la combinazione dei fattori ne moltiplica gli effetti negativi sulla salute.

- Infine, come ulteriore motivazione per scrivere un libro sul sodio, esiste **l'aspetto affascinante dell'argomento** sul piano scientifico, per la ricchezza di soluzioni che la natura ha trovato per effettuare le complesse regolazioni che si rendono necessarie in diverse situazioni fisiologiche, utilizzando strumenti semplici e tuttavia molto raffinati, come enzimi, mediatori, ormoni sistemici e locali, recettori ed effettori, agonisti ed antagonisti, attivatori ed inibitori, sui quali la ricerca degli ultimi decenni ha sviluppato enormi progressi con lo sviluppo delle branche di studio della biochimica, della biologia molecolare, della fisiologia ed elettrofisiologia, della genetica e di tutte le ramificazioni scientifiche nel campo della fisiopatologia, dell'anatomia patologica per arrivare alla farmacologia con lo scopo di sviluppare farmaci sempre più idonei a prevenire e curare le patologie in modo razionale, basandosi cioè sulla conoscenza degli effettivi meccanismi determinanti della patologia.

Presentazione

Un libro intero sul sale: l'elemento che rende possibile la vita dell'uomo e lo accompagna nella storia, entrando nella cultura in ogni parte del pianeta; osservato, estratto, elaborato, commercializzato dall'uomo stesso e studiato nei suoi meccanismi fisiopatologici, oggi non ancora completamente chiariti.

La conoscenza dei meccanismi di regolazione dei fluidi corporei è infatti in continua evoluzione grazie a innovative tecniche di studio e analisi.

E' più chiaro oggi il meccanismo patogenetico di alcune alterazioni nella regolazione del bilancio idro-elettrolitico e acido-base ed è possibile in molti casi l'identificazione della mutazione genetica alla base del difetto di regolazione.

Per il medico specialista l'inquadramento e la corretta gestione delle alterazioni del sodio in eccesso o in difetto, così come delle alterazioni della potassiemia e dell'equilibrio acido-base, costituiscono una sfida nella pratica clinica quotidiana. La comprensione dei meccanismi alla base di tali alterazioni è un bene prezioso e quando acquisita è un elemento di indubbio valore nel bagaglio culturale di un professionista.

Non è necessario poi sottolineare quanto sia importante oggi ai fini della prevenzione di quelle che sono le patologie più frequenti nella popolazione, ipertensione arteriosa e malattie cardiovascolari, l'attenzione a questo elemento, così caro all'uomo ma per certi versi insidioso per la sua salute. Nel testo non mancano preziosi consigli in accordo con il programma di prevenzione "Guadagnare Salute" da fornire ai pazienti da parte del medico di medicina generale oltre che dello specialista, del dietologo, corredati da approfondimento sui vari tipi di sale e di acqua che oggi troviamo in commercio.

Si tratta di una trattazione dell'argomento nei suoi vari aspetti dalla storia, alla fisiopatologia, alla clinica, completa e precisa, corredata da immagini chiare ed esplicative dei difficili meccanismi fisiologici ma soprattutto valida dal punto di vista pratico, corredata di tabelle di possibile uso quotidiano da parte del medico di medicina generale o specialista, frutto di un lavoro di approfondita ricerca bibliografica, di aggiornamento con le più recenti conoscenze fisiopatologiche e cliniche da parte di un collega e amico nefrologo dalla preparazione scientifica di altissimo livello, in particolare nell'ambito dei principi della dialisi, non sempre chiari anche agli operatori in questo campo, il cui apporto speculativo (in particolare sulla cinetica dell'urea, sulla chirurgia degli accessi vascolari, sul ricircolo artero-venoso e sui bilanci di massa del calcio in emodialisi) è stato negli anni preziosissimo per la cultura nefrologica.

Auguro a tutti una buona lettura!

Raffella Cravero
Dirigente Medico presso Nefrologia e Dialisi di Biella (Bi).

Presentazione

Questo libro raccoglie e analizza in maniera molto completa le conoscenze più attuali sul sodio (il cloruro di sodio è il sale comunemente usato nelle nostre cucine, spesso in eccesso rispetto a quanto consigliato per la nostra salute...).
Il sodio è il soluto principale dei liquidi extracellulari: studiarne la fisiologia, i meccanismi attraverso cui viene regolato e gestito dal nostro organismo e principalmente da quei meravigliosi laboratori funzionali che sono i reni, significa studiare in profondità alcuni dei meccanismi primordiali e principali della vita e dell'organizzazione dei sistemi biologici. Leggendo il manuale di Gian Mario Bosticardo è impossibile non appassionarsi alla sottigliezza dei meccanismi descritti ("Sottile è il Signore" troviamo nella Bibbia, un possibile riferimento anche alla raffinatezza dei sistemi che regolano la vita biologica...) ed è altrettanto impossibile non cogliere la passione intellettuale dell'Autore per il dipanarsi e l'integrarsi dei meccanismi che descrive con particolare chiarezza. Conoscere questi argomenti è un conto: padroneggiarli in modo da spiegarli con questa precisione richiede una competenza (ed anche una lunga autodisciplina nell'apprendere e nel ragionare) che mi sembrano fuori dell'ordinario. Perché, dopo tanti anni di attività svolta come Medici in costante prima linea, si corre il rischio di "abituarsi" ai sistemi fisiologici ed ai loro difetti o malfunzionamenti senza più coglierne la complessità e la bellezza: a questo libro è sotteso un entusiasmo particolare per la conoscenza scientifica e biologica che viene trasmesso al lettore, insieme alle precise ed aggiornate informazioni di tipo tecnico e medico.
Buona lettura a tutti!

Giovanni Bertinieri
Direttore SOC Medicina Interna, ASLBI Biella

INDICE

CAPITOLO 4 - PATOLOGIE DA ECCESSO DI SODIO

RINGRAZIAMENTI

L'Autore ringrazia **Fiorella Sbizzera** per i consigli sulle immagini, per la realizzazione dei disegni e degli schemi illustrativi e per la grafica di copertina.

L'Autore ringrazia la Dott.ssa **Raffaella Cravero**, Medico Chirurgo Specialista in Nefrologia e Dialisi, co-Autrice per diverse pubblicazioni scientifiche, per l'accurata revisione del testo e per la presentazione del presente libro.

L'Autore ringrazia il Dott. **Giovanni Bertinieri**, Direttore del reparto di Medicina Interna dell'ASL di Biella per la cortese presentazione del libro. Il Dott. Giovanni Bertinieri è Medico Specialista in Cardiologia, con una grande esperienza di studio nell'ambito della fisiopatologia cardio-vascolare e dell'ipertensione, e relatore di numerose presentazioni scientifiche prevalentemente su tali argomenti.

L'Autore ringrazia la Dott.ssa **Margherita Dogliani** e la Dott.ssa **Caterina Canavese**, docenti nell'ambito del Corso Universitario di Specializzazione in Nefrologia, per le prime nozioni di Fisiologia Renale e per la trasmissione della passione per l'argomento.

L'Autore ringrazia inoltre la moltitudine di **studiosi** da cui ha tratto spunti e nozioni, citati nelle bibliografie al termine dei capitoli relativi. Si scusa con quanti abbia omesso di nominare, per dimenticanza o per carenza di precisi riferimenti validi per una citazione completa.

Si ringraziano infine anticipatamente i **lettori** che cortesemente vorranno segnalare la presenza di errori od imprecisioni del testo oppure stilistiche, dandone comunicazione al seguente indirizzo e-mail: gmbostic@alice.it

CAPITOLO 1 - FUNZIONI ED USI DEL SALE, CENNI STORICI E CULTURALI

Il sale nelle epoche preistoriche

Secondo alcune teorie riguardanti l'**evoluzione della specie umana** l'importanza del sodio dovrebbe essere considerata già per gli eventi evolutivi avvenuti addirittura nel periodo preistorico (1-3), per il suo potenziale ruolo nel favorire lo sviluppo della **stazione eretta** da parte dei primati e degli ominidi, in fasi storiche in cui per la scarsa disponibilità di cibo l'introito salino era minimo, e la ritenzione salina e l'aumento conseguente della pressione arteriosa potrebbero avere svolto un ruolo decisivo in queste fasi dell'evoluzione della specie [1].

- Già nel periodo preistorico l'apprendimento delle possibilità di impiego pratico del sale ha costituito un importante passo nel progresso della specie umana, di cui si trova traccia in numerosi documenti antichi.
- I popoli preistorici, nell'epoca del passaggio tra il periodo Mesolitico al Neolitico, riferibile a circa 10.000 anni fa, quando già viveva sulla

---

[1] Uno dei meccanismi proposti sarebbe riconducibile all'aumento dei livelli di **acido urico**, che favorisce la ritenzione di sodio e l'aumento della pressione arteriosa (4), per effetto di una mutazione genetica verificatasi circa venti milioni di anni nel periodo preistorico della specie umana e dei primati. Tale mutazione annulla la funzione del gene che codifica l'enzima **uricasi**, presente in tutti i mammiferi "non primati". L'enzima uricasi interviene in modo diretto nel catabolismo dell'acido urico, degradandolo ad allantoina, solubile e più facilmente eliminabile dai reni. L'incremento della pressione arteriosa potrebbe quindi aver favorito lo sviluppo della stazione eretta.

terra l'Homo Sapiens impararono a levigare la pietra [2], rendendola liscia ed affilata ad utilizzarla come strumento ed utensili oltre che come arma; con questi strumenti scoprirono l'agricoltura e l'allevamento e costruirono rifugi ed abitazioni, diventando gradualmente meno nomadi, rispetto agli uomini del Paleolitico, e con la scoperta dell'uso dell'argilla iniziarono a costruire case e villaggi ed a vivere in tribù, ed impararono quindi a lavorare i metalli.

Nel periodo di passaggio tra le civiltà di cacciatori a quelle di agricoltori-allevatori dovettero quindi imparare a proteggere e **conservare** le derrate alimentari prodotte: la carne risultava difficile da conservare e specialmente nei mesi invernali difficile da reperire per le difficoltà della caccia; inoltre per l'ampio uso di cereali poco sapidi impararono a migliorarne la gradibilità con il sale (2).

- [Mentre attualmente la necessità di **conservazione del cibo** ci può apparire meno problematica, nei tempi antichi costituiva una difficoltà fondamentale: ad esempio per un villaggio la mancata possibilità di essere autonomo per il cibo poteva rappresentare rovina certa ed inevitabile (1); una svolta si ebbe con la scoperta della possibilità di conservare le carni ed il pesce ricoprendoli di sale - anche se la scoperta del principio scientifico di tale proprietà di conservazione risale soltanto allo scorso secolo].
- Inoltre, mentre per i pescatori e cacciatori l'apporto salino con gli alimenti poteva essere sufficiente, per i popoli agricoltori vi era la necessità di procurarlo con altri mezzi. I popoli preistorici realizzarono questa necessità ed il sale veniva quindi trasportato, insieme ai metalli preziosi, lungo le maggiori rotte commerciali (2).

Sin dall'antichità sono note le capacità del sale per le funzioni di insaporire e conservare i cibi, al punto da considerarlo come omaggio nei **sacrifici agli Dei** da parte degli antichi Greci e nei templi Romani, come simbolo di perpetuità e per le capacità purificatorie.

Fra i primi **depositi salini** noti si ricorda quello delle rive del Mar Morto, probabile esito dell'evaporazione di un grande lago salato; altri depositi sono stati rinvenuti in Africa centrale.

La storia del sale coincide con lo sviluppo delle più **importanti civiltà**, quale quella dei Sumeri a Babilonia. Viene riportato che il sistema economico dei Sumeri fosse molto florido e per questa ragione pare che

---

[2] Il nome Neolitico significa "pietra nuova" - dal greco λίθος (lithos, "pietra") - e deriva dal fatto che l'uomo in questo periodo imparò a lavorare la pietra e a renderla liscia, levigata.

questo popolo sia stato uno dei primi a sostituire il sistema del baratto con l'uso di merci preziose fra cui il **sale** ed i metalli come mezzo di pagamento, dando vita al **commercio** vero e proprio.

- L'importanza del sale per la vita era già stata realizzata dai popoli antichi peristorici ed il sale veniva trasportato attraverso alle maggiori vie di trasporto insieme ai metalii preziosi (2).

Sono state riportate notizie di scambi commerciali da parte dei **Fenici** con l'Egitto dal 2800 a.C. di pesce sotto sale e di commercio di sale ovunque nelle aree del Mediterraneo.

- [Circa dall'800 a.C. è nota da parte dei Fenici una grande produzione di sale dai laghi salati del Nord Africa, dedicata al commercio insieme al pesce salato (3). I Fenici si dimostrarono maestri nell'estrazione e nel commercio di sale, come successivamente lo furono anche i Romani].

Il sale nell'antica Roma

Nel VII secolo a. C. la penisola italiana era abitata da popoli diversi: al centro erano insediati gli Etruschi, e nelle aree corrispondenti al Lazio ed alle Marche erano stanziati altri popoli fra cui Umbri, Piceni, Sabini e Latini. Questi ultimi fondarono villaggi in cui si conduceva agricoltora e pastorizia sulle alture fra il fiume Tevere ed i Colli Albani; documenti storici riportano che dalla fusione di questi insediamenti ebbe origine la città di Roma.

- [La posizione di Roma era particolarmente favorevole per la presenza del Tevere che metteva in comunicazione i villaggi con il mare e permetteva il commercio del **sale,** prodotto importantissimo per la conservazione del cibo; per questo motivo Roma, come altre città italiane, venne di proposito costruita in prossimità di un'area di produzione del sale situata alla foce del Tevere; le più importanti furono quelle situate presso quella che è ora Fiumicino (la primitiva "Campus Salinarum Romanum"); quando le saline furono spostate venne realizzata la prima grande strada, detta **Via Salaria,** per favorire i trasporti di sale da Roma attraverso alla Porta Salaria fino alle province più interne della penisola italiana.

[Corrisponde alla moderna via Salaria, SS4, che collega il Campus Salinarum presso Roma (Fiumicino) con il Mar Adriatico, a Porto d'Ascoli, superando la catena Appenninica. L'antica via Salaria era così denominata in qualità di strada per il trasporto del sale, sino ai Sabini:

> « ... sicut apparet ex nomine Salariae viae quoniam illa salem in Sabinos portari convenerat. Da: **Plinio il Vecchio**; Naturalis Historia Liber XXXI, 41»

Era quindi così denominata per la sua funzione, anziché con il nome del personaggio che l'aveva realizzata, com'era consueto per le strade consolari, ed era già presente ancora prima della fondazione di Roma. Lungo il suo percorso sono ancora presenti importanti resti storici, dalle vestigia della strada stessa come muri, viadotti, ponti, pietre miliari ad importanti monumenti come tombe sepolcrali, catacombe   (dal sito: Imperum Romanum - romanoimpero.com).

- Dal VI secolo a.C. il commercio di sale era governato da tasse, e una forte tassa venne applicata per finaziare le guerre Puniche (264-146 a.C.) (3).

Plinio il Vecchio, (In Naturalis Historia, liber XXXI, 88) esprime la sua considerazione che il sale sia un elemento indispensabile per la vita civilizzata:

- «... ergo, Hercules, **vita humanior sine sale non quit degere, adeoque necessarium elementum est...**»

Gli antichi Romani impiegavano una salsa detta "**garum**" per condire molti piatti. Questa salsa era ottenuta con interiora di pesce con pesce salato, e forse era già stata impiegata dai Greci in precedenza come spiegherebbe l'etimologia dal greco "**garon**" ("το γάρον" o "γάρος", Eschilo, Sofocle, Ateneo: "garo, salsa d'interiora di pesci con condimenti" - dal dizionario L. Rocci) dal nome del pesce originariamente utilizzato per questo impiego, come affermato da Isidoro di Siviglia nelle "Etymologiae" (liber XX, 3 "De potu", 19):

- «Garum est liquor piscium salsus, qui olim conficiebatur ex pisce quem Graeci γάρον vocabant; et quamvis nunc ex infinito genere piscium fiat, nomen tamen pristinum retinet a quo initium sumpsit... Liquamen dictum eo quod soluti in salsamento pisciculi eundem humorem liquant. Cuius liquor appellatur salsugo vel muria. Proprie autem muria dicitur aqua sale commixta, effectaque gustu in modum maris.».

Si trovano inoltre molte altre citazioni latine sul "garum", dalle ricette per preparare la salsa a quelle per il suo impiego culinario:

- Nelle Geoponiche, di Autore non noto, si insegna a preparare il "liquamen", mettendo in un anfore di terracotta le interiora dei pesci, come il tonno, a cui aggiungere qualsiasi piccolo pesce come acciughe, trigliette e latterini, quindi salare e lasciare stagionare al sole oppure bollire e filtare utilizzando delle ceste da cui filtri il "liquamen"; setacciato più volte per schiarirlo, lo si conserva protetto da un coperchio
- Nel "De re coquinaria" di Marcus Gavius Apicius, raffinato cuoco e gastronomo romano del tempo di Tiberio, ci provengono le maggiori informazioni sulla ricca cucina romana antica, e vengono fornite decine di ricette che impiegano il "garum" come condimento.
- Marziale fornisce una ricetta di preparazione del "garum", alternando spessi strati di erbe aromatiche secche come origano, aneto, zafferano, finocchio, coriandolo, menta e spezie coperti dai pesci a pezzetti con strati di sale di due dita, lasciati poi riposare al sole per una settimana.

Plinio il Vecchio in Naturalis Historia (liber XXXI, 93) lo chiama "liquore squisito"

- «Aliud etiamnum liquoris exquisiti genus, quod **garum** vocavere, intestinis piscium ceterisque, quae abicienda essent, sale maceratis, ut sit illa putrescentium sanies. hoc olim conficiebatur ex pisce, quem Graeci garon vocabant».

Plinio inoltre ribadisce che il Garum doveva essere prodotto con abbondanza di sale, per evitare la putrefazione ed ottenere un ottimo condimento. Egli cita inoltre il "garum sociorum" (liber XXXI, 94), particolarmente pregiato e prodotto in Spagna utilizzando prevalentemente gli sgombri:

- «.. nunc e scombro pisce laudatissimum in Carthaginis spartariae cetariis — sociorum id appellatur —, singulis milibus nummum permutantibus congios fere binos. nec liquor ullus paene praeter unguenta maiore in pretio esse coepit, nobilitatis etiam gentibus ..».

Il Garum secondo Plinio veniva anche impiegato per le sue proprietà disinfettanti per curare le ustioni, i morsi e le ferite cutanee, la scabbia degli ovini, la dissenteria ed altri usi medicinali (liber XXXI, 96-7):

- «Haec obiter indicata sint desideriis vitae. et ipsa tamen non nullius usus in medendo. namque et allece scabies pecoris sanatur infusa per cutem incisam, et contra canis morsus draconisve marini prodest, in linteolis autem concerptis inponitur ... contra canum quoque morsus prodest maximeque crocodili et ulceribus, quae serpunt, aut sordidis. oris quoque et aurium ulceribus aut doloribus mirifice prodest. muria quoque sive illa salsugo spissat, mordet, extenuat, siccat, dysintericis utilis, em si nome intestina corripiat, ischiadicis, coeliacis veteribus infunditur».

Columella nel "De Rustica" indica l'utilità del "garum"per curare una forma di peste mortale degli equini, mentre Seneca la critica come "preziosa poltiglia urente", ed anche Petronio ne cita l'uso smoderato nei banchetti di Trimalcione.

La tradizione del "garum" si è mantenuta nei secoli, con una produzione particolarmente diffusa nei porti del mediterraneo meridionale, come testimoniato da diversi reperti archeologici, rinvenuti anche a Pompei ed in Campania.

- Ancora oggi è possibile reperirla come prelibata salsa preparata artigianalmente presso Siracusa (**Garum di tonno**. Prodotti tipici Siciliani - info@tastando.it), e proposta per insaporire i cibi, con il Garum a base di tonno e spezie del Mediterraneo come timo, finocchietto selvatico, menta e rosmarino, con sapore molto intenso e concentrato.

[Un altro prodotto tradizionale, in questo caso Campano e originario di Cetara sulla Costiera Amalfitana condivide le origini storiche del Garum: la **"Colatura di alici di Cetara"**. Si tratta di una salsa liquida ambrata prodotta facendo maturare le alici in una soluzione satura di sale. La ricetta deriva da quella del Garum dell'antica Roma, ripresa dai monaci medievali che conservavano le alici in botti di legno con le doghe scollate dette "terzigni", e prevede un raffinato e lungo procedimento con successivi passaggi di filtratura e maturazione da cui deriva un gustoso condimento per molti piatti, dalla pasta alle verdure di vario tipo, che rappresenta anche un'usanza tipica per la vigilia di Natale a Cetara].

Con la scoperta che l'evaporazione dell'acqua di mare con il calore solare lascia un deposito di sale e la tecnica si è diffusa per tutte le coste del Mediterraneo ed altri mari; le **saline del mare Adriatico** risalgono a tre millenni or sono.
Accanto alla produzione realizzata utilizzando l'acqua di mare si è sviluppata la tecnica di estrazione del **salgemma dalle miniere**.

Con l'espansione dell'Impero Romano sia la produzione sia il commercio di sale divennero molto attivi e Roma realizzò il primo **monopolio** del commercio di sale: per passare sulle strade del sale era necessario pagare una tassa, calcolata in base al peso del sale trasportato.
- [Le saline realizzate sul litorale di Ostia alla foce del Tevere compaiono citate nelle opere di Tito Livio.
- Furono realizzare dall'Impero Romano saline nei territori occupati dell'Egitto e della Siria, ed anche nell'Europa del nord.
- Le saline di Trapani e di Cervia, già note dall'antichità, costituiscono ancora ai giorni nostri un' eccellenza italiana, dove si produce il sale integrale con metodo artigianale, con distese d'acqua marina di sale evaporato al sole e poi raccolto a mano].

Anche i Romani conoscevano la tecnica di **imbalsamazione** dei defunti, con impiego del sale: se ne ritrova traccia ne "Le memorie di Adriano", di Marguerite Yourcenar, nel passo in cui l'Imperatore, presso Alessandria d'Egitto, aiuta gli imbalsamatori ad eseguire il rito funebre sul corpo del fanciullo greco Antinoo.
- «Trasportammo il morto in una sala lavata con acque copiose.... aiutai il modellatore a ungere d'olio quel volto caro, prima di applicarvi la cera. Tutte le metafore ritrovavano un senso: ho tenuto quel cuore tra le mani. Quando lo lasciai, il corpo vuoto non era più che una preparazione anatomica, il primo stadio d'un capolavoro atroce, una sostanza preziosa trattata con **sale e mirra** ben conservata, che l'aria e il sole non toccherebbero mai più.»

Il sale nella tradizione americana

Importanti ricerche con una documentazione molto significativa provengono dagli studi storici sull'importanza del sale nella cultura e nella tradizione **Americana** fin da tempi preistorici (5). L'eredità culturale degli **Indiani Chitimaca** della Louisiana data approssimativamente al 10.000 A.C. in cui risultano riferimenti alle spedizioni di gruppi di esploratori paleo-indiani alla ricerca del sale; in quelle regioni si hanno notizie di miniere di sale e di produzione realizzate utilizzando l'acqua di mare.

- [Il commercio si realizzava mediante mercanti che viaggiavano attraverso le varie regioni con sale e altre preziose mercanzie, lungo il Mississippi.
- Naguatex è il nome di una di quelle province, e significa "**Luogo del sale**"(5)].

La produzione del sale da parte di queste popolazioni dell'area del Mississippi veniva realizzata mediante grandi "padelle" di spessa e robusta ceramica chiamate "salt pans", di cui esistono ampi studi e numerosi reperti archeologici.

- La salamoia, prelevata da ampie saline nella roccia [come quelle citate in Louisiana di Drake's Salt Works, Price's Lick, Rayburn's Salt Works, King's Salt Works (5), Catahoula Lake, Sabine River, Avery Island salt dome (5), Salina Basin, Ste. Genevieve, Jefferson counties, Missouri, Equality and Shawneetown in Illinois, Blue Licks and Big Bone Lick in Kentucky, the Big Buffalo Lick in West Virginia, and the French Lick in Tennessee] veniva versata in questi contenitori e fatta evaporare con pietre scaldate col fuoco, facendo cristallizzare il sale sulla superficie dei "pans".
- Successivamente vennero utilizzate "salt pans" più sottili ed usate per fare evaporare la salamoia riscaldandole direttamente sul fuoco.
- Un'altra tecnica consisteva nella raccolta di sale mescolato con la sabbia lungo le coste; la mistura veniva posta entro cesti appositi e lasciati all'aperto, dove l'acqua piovana scioglieva il sale passandolo in recipienti posti al di sotto quei cesti che filtravano il sale dalla sabbia; successivamente i recipienti erano posti sul fuoco per far evaporare l'acqua e raccogliere il sale depositato sul fondo (5).
- Il sale veniva utilizzato come condimento, e non si hanno notizie di impiego per conservare il pesce o le carni, che in quest'area, a differenza di altre, venivano invece abitualmente essiccate lentamente con il calore (5).

Un "report" del 1654 da Onondaga, New York, a sud del lago Ontario, indica che gli indiani Onondaga estraevano il sale bollendo la salamoia prelevata da sorgenti salate.

- Nativi americani della sud Virginia presso Kanawha già prima del 1755 producevano grandi quantità di sale su larga scala bollendo le salamoie di sorgenti salate e servirono i rifornimenti per la guerra civile; gli storici riportano che i nativi americani producevano sale dalle sorgenti salate oltre 500 anni **prima** dell'arrivo degli Europei, e la prima miniera di sale in quelle zone risale al 1869, durante la guerra civile con gli scavi di pozzi minerari.

Altra metodica di produzione salina è stata la **tecnica solare**, realizzata in California a San Francisco Bay nel 1770 e al Great Salt Lake, Utah nel 1847, mediante recipienti trasportabili e coperti, per proteggerli dalle intemperie, esposti al sole per l'evaporazione.

- [Successivamente vennero realizzate nel 1800 a Silver Spring (New York) delle strutture per la cristallizzazione in recipienti sotto vuoto e poi degli eveporatori con fornaci a legna.
- Poi è stata la volta delle miniere che continua tuttora in vari stati del Nord America, e lo scavo al di sotto della città di Detroit nel Michigan possiede una lunga tradizione (6)].

Le tecniche di produzione e purificazione del sale sono complessivamente limitate di numero, e dagli studi archeologici appare che i popoli d'America, Europa, Africa ed Asia le abbiano apprese e sviluppate indipendentemente dai contatti transoceanici, con l'evoluzione di tecniche d'estrazione salina similari e tecnologie produttive con molte affinità (5).

Il sale nell'antico Egitto e paesi africani

Nell'**Antico Egitto** sin dal III millennio AC di hanno notizie dell'impiego del sale per la **mummificazione**; il corpo del defunto, dopo la rimozione dei visceri, veniva immerso per un periodo di circa 40 giorni nel **"natron"**, per eliminarne i liquidi responsabili della putrefazione, con una fase successiva sino al 72° giorno per completare il processo di mummuficazione.

- [La preparazione per la vita successiva alla morte era molto importante secondo le credenze religiose degli Egizi, che nelle tombe disponevano cibi come verdure e frutti, oltre a uccelli e pesci sotto sale al defunto per potersi cibare "in the afterlife"., insieme a giare di sale.

- La definizione di "natron" si riferisce ad un composto di vari sali di sodio (cloruro, carbonato e bicarbonato, solfato), usato come conservante per l'imbalsamazione, mediante la disidratazione delle carni, rimuovere i grassi e servire come disinfettante antimicrobico-anti putrefattivo (7). Quattro grandi laghi nel delta del Nilo evevano un alto contenuto salino e gli Egizi raccoglievano il sale direttamente dai depositi sulle coste che si depositavano nelle pozze di esondazione del Nilo dopo il loro prosciugamento o facendo evaporare l'acqua.

- Il Natron veniva anche impiegato per la produzione di ceramiche, denominate "Egizie di Faenza" (8, 9), per distinguerle dalle famose ceramiche di Faenza (10). La "Faïence" era una bella sostanza d'aspetto lucido, che ricorda il turchese, realizzata con polveri di quarzo fuse per realizzare amuleti e vari manufatti di squisita fattura, dove il natron veniva impiegato come "legante" per la procedura, inglobando anche materiali di altri colori o inchiostri realizzati con piante, o per realizzare tessuti colorati con un procedimento di coloritura acida.

- Gli Egizi inoltre utilizzavano i sali per trattare le pelli animali, e come in molte altre culture, per preservare pesce e cibi; le anatre uccise venivano poste sotto sale in giare di sale per la conservazione.

- l'eccesso di pesce proveniente dall'abbondanza del Nilo veniva impiegato per scambi commerciali con legno di cedro, vetri e inchiostri dai Fenici. Usavano il Natron anche come detergente e per la pulizia dei denti, per curare la pelle e come purgativo orale o per clisteri (11)].

Sui deserti del cosiddetto Corno d'Africa: un recente riferimento letterario cita la storica cruciale importanza dell'acqua e del sale in ambienti estremamente critici per la sopravvivenza:

- [.. Assab (Eritrea), 15 marzo 1967 .. Guardo attraverso il vetro sporco del finestrino.. Scorgo qualche arbusto e delle figure umane (nomadi "afar") C'è un "oued", una pozza d'acqua... E' l'unica sorgente in decine di chilometri e i nomadi ci si squartano a sangue. Con quella pozza devono camparci per giorni, e se la sete si porta via una capra, o peggio un dromedario, per loro è la fine. Qui servono prima gli uomini e poi le bestie, e dopo, se ne avanza, le donne.

- «Di cosa vivono?»
- .«Di **sale**, di guerra e di morte». Portano alla costa il sale che prendono dai laghi morti dell'interno e si ammazzano per un "oued".... Un nomade "afar" non è considerato un uomo se non ha ucciso almeno un nemico... Le donne poi si comprano e si vendono. Quelle che portano in dote un paio di capre se la cavano meglio di quelle che non hanno niente, e che sono date via per un otre d'acqua o un pugno di sale.
- ...... Lago Assal, 2 aprile 1967.
- Cinquantadue gradi. Non ci sono aria, ombra, vita. Il cielo incendia il lago di sale, immensa depressione inchiodata in un paesaggio lunare di sculture impietrite. Siamo a centocinquanta metri sotto il livello del mare, sprofondati in una luce bollente che blocca i polmoni e uccide gli occhi. Il fondo del lago è spaccato dall'arsura in una ragnatela di ferite. Il **sale** è scolpito in blocchi tormentati e flagellati dal sole e dal vento. Uno scenario che sgomenta..... Ho capito perchè questa terra è ancora vergine, sconosciuta e temuta, e perchè le sue risorse sono intatte e irraggiungibili. Ho capito perchè solo i nomadi ci si avventurano per poratre via il **sale** sui dromedari o sulle spalle frustate dal sole...»

Dal romanzo "**I signori della sete**", di **Sergio Grea**].

Il sale nei paesi orientali

Riferimenti storici all'uso del sale si trovano anche per la civiltà della vallata dell'Indo, verso il V o VI millennio a.C. ; nel II millennio quella degli Ittiti e degli Ebrei intorno al Mar Morto, sino ai giorni nostri.

Antiche informazioni sul sale in **Cina**, che dispone di notizie storiche ben documentate, riferiscono di produzione ed uso del sale presso il lago Yuncheng nella provincia Shanxy intorno al 6.000 a.C., dove il sale veniva raccolto dopo l'evaporazione dovuta al sole nelle stagioni calde, e di numerosissime guerre condotte per il dominio di questo prezioso lago (3).

- [La Cina è stata per molti secoli molto in anticipo rispetto agli altri popoli nella produzione e nell'uso del sale, e altre informazioni che datano al III millennio a.C. riportano del più antico trattato di farmacologia noto scritto da Png-tzao-kan-mu, di cui la maggior parte era dedicata alla descrizione di oltre 40 tipi di sale inclusi due metodi di estrazione simili a quelli odierni (1), compresa la evaporazione dell'acqua dell'oceano mediante bollitura in **recipienti d'argilla** di cui ci sono descrizioni intorno all'800 a.C.

- Il libro "Aobo Tu. Salt production in ancient China" descrive con ricchezza di dettagli le tecniche utilizzate per la produzione del sale (12).

- Successivamente intorno al 450 a.C. questi vennero sostituiti da **recipienti in ferro**, utilizzati poi per oltre 2000 anni.

- Datano al sesto secolo a.C. le scoperte sulla conservazione della soia (sojbeans) nel sale e la produzione delle prime salse, da parte dei monaci Buddisti vegetariani, che avevano la necessità di un cibo vegetale conservabile, usanza poi trasferita anche in Giappone dove le salse furono perfezionate aggiungendovi avena (13).

- La produzione di sale fu importante per la Cina per oltre due millenni e la tassazione del sale costituì una significativa risorsa per lo stato cinese, analogamente ad altri governi. Si hanno notizie di nomadi che dalla Cina trasportavano sale verso i paesi occidentali (6).

Il sale, oltre al suo ruolo alimentare e come conservante, ebbe inoltre per la Cina un ruolo fondamentale nella scoperta della polvere da sparo; il "salpetre" o sodio nitrato fu scoperto dai cinesi nel I secolo a.C. e usato per scopi curativi, e successivamente se ne comprese la funzione ossidativa nella polvere nera, o polvere da sparo, scoperta da un gruppo di monaci alchimisti Taoisti del IX secolo che stavano ricercando la produzione di un elisir per l'immortalità, realizzando invece la prima sostanza per le armi da fuoco il cui uso maggiore è stato nelle guerre in tutto il mondo (3)].

Il sale nelle tradizioni, nelle culture e nelle religioni

Nei tempi antichi il sale era raro nelle regioni dell'entroterra, ed era già noto per la sua efficacia nella conservazione del cibo, e già gli antichi avevano notato che la protratta mancanza di sale si associava a debolezza e svenimenti.

- [Nella "Storia Naturale " di Plinio il Vecchio (77 a.C.) "un grano di sale " è citato come antidoto per numerosi veleni.

- Lontano dalla costa era costoso poiché richiedeva impegnativi trasporti, a dorso di mulo o su carri di buoi per giorni e giorni, o a spalla negli zaini attraverso i sentieri montani e le **"vie del sale"** tracciate dal mare verso i territori interni costituivano le grandi strade commerciali dell'antichità (esempio fra i tanti la **Cima delle Saline** nelle Alpi Marittime);

- Trasportato dalle flotte di navi sui mari, e dalle carovane attraverso i deserti, dai mercanti che hanno risalito i fiumi, in tutti i Continenti, era considerato prezioso per le sue proprietà e come valore intrinseco.

Si riporta che fosse usato come **moneta** di scambio per le merci o per la paga del lavoro contadino o dei militari - si dice che i Romani pagassero i soldati con il sale, da cui l'origine latina di **"salarium",** e **"salary"** per gli anglosassoni - anche se molti storici non concordano sul fatto che sia esistita veramente questa modalità di retribuzione (3). Anche Marco Polo in Tibet notò delle monete fatte con sale compresso con l'effige del Grand Khan ed il sale viene tuttora impiegato come moneta presso le tribù nomadi Etiopiche dei Danakil Plains (6).

Il commercio del sale è stato molto importante, poiché poterne disporre poteva significare ricchezza per un popolo e rovina la sua mancanza, e barre di sale venivano trasportate dall'Africa verso il Medio Oriente per scambi con gioielli e seta, e si riporta che in alcuni paesi venisse scambiato - oncia contro oncia - con l'oro (1)].

L'importanza simbolica del sale è evidente in diverse **religioni** e **culture**. I fedeli greci lo consideravano sacro nei loro rituali.

- [Nei **templi ebraici** come riportato nel Vecchio Testamento le offerte nel Sabbath includevano il sale, i fedeli toccavano il sale con il pane a memoria dei sacrifici.

- Nei **templi romani** le vestali strofinavano con la salamoia le pietre sacrificali per prepararle alla cerimonia.

- Nella **religione cattolica** il sale veniva posto sugli altari come simbolo di purezza e usato nelle cerimonie di purificazione e per sigillare alleanze, e fino al secondo concilio Vaticano un pizzico di sale veniva messo sulle labbra del bambino nel rito battesimale, eredità culturale di un rito Romano che prevedeva di passare del sale sulla pelle del bambino all'ottavo giono dalla nascita per scacciare i demoni.

- Nella tradizione **Buddista** dopo un funerale esiste l'usanza di gettare sale dietro le spalle prima di entrare in casa per scacciare spiriti maligni che si fossero nascosti dietro la schiena.
- Nella **Bibbia** ci sono numerose citazioni al sale e Gesù nel Sermone dalla Montagna, Libro di Matteo (3), chiama i suoi discepoli **"il sale della terra"**, per esortarli ad avere la forza capace di mantenersi puri dalla corruzione del peccato (6).
- Secondo la legge dell'Antico Testamento il sale veniva dato in offerta a Dio.
- Durante il **battesimo** un granello di sale veniva offerto al battezzando come augurio di essere sempre accompagnato dal "sal sapientiae".

Nella **Genesi** (19, 1-26) la moglie di Lot, nel corso della distruzione di Sodoma e Gomorra viene trasformata in **statua di sale** dopo essersi voltata indietro a guardare, come punizione divina per la sua disubbidienza al divieto dell'angelo, inviato da Dio per avvisare Lot e la sua famiglia e condurli fuori dalla città di Sodoma.

- «Fuggi, per la tua vita. Non guardare indietro e non fermarti dentro la valle: fuggi sulle montagne, per non essere travolto! ... Il sole spuntava sulla terra e Lot era arrivato a Zoar, quand'ecco il Signore fece piovere dal cielo sopra Sòdoma e sopra Gomorra zolfo e fuoco proveniente dal Signore. Distrusse queste città e tutta la valle con tutti gli abitanti delle città e la vegetazione del suolo. Ora la moglie di Lot guardò indietro e divenne una statua di sale».

Nel famoso dipinto "L'ultima cena" di Leonardo compare Giuda - che poco dopo avrebbe tradito Gesù (6) - con la saliera sbadatamente rovesciata di fronte, presagio di sventura e di presenza diabolica (1).

Nel Discorso della Montagna ad una grande folla (Matteo, 5, 13) Gesù si rivolge agli Apostoli, chiamandoli "Il **sale della terra**":

- «Voi siete il sale della terra; ma se il sale diventasse insipido, con che cosa gli si renderebbe il sapore? A null'altro servirebbe che ad essere gettato via e ad essere calpestato dagli uomini»].

Nei teatri tradizionali del Giappone sale viene cosparso sul palco per proteggere gli attori dallo spirito del diavolo.
Nella religione Shintoista esistono tuttora le gare di Sumo in cui i lottatori gettano nel ring una manciata di sale per scacciare spiriti malvagi.

In alcuni paesi Europei si usa ancora gettare una manciata di sale nella tomba del defunto prima della sepoltura per preservarne lo spirito dai demoni, il sale essendo considerato come simbolo di **immortalità** ed **incorruttibilità**].

La sua importanza è anche testimoniata da alcuni termini linguistici che ne contengono la radice con significato favorevole: **"salve"** come saluto per augurare una buona giornata, **"salus"** (salute), **"salvation"** "salvezza", **"salubritas"** (sanità), **"cum grano salis"** (con giudizio).

- [Derivano dalla radice anche alcuni termini comuni, come "salsa", dal latino "salsus" che significa "salato", e **"salsiccia"**, varie tipologie di carne stagionata con il sale, insaccata dentro un involucro di budello di cui la prima testimonianza storica sull'uso di insaccare nel budello di maiale la sua carne insieme a spezie e sale è dello storico romano Marco Terenzio Varrone che ne attribuisce l'invenzione e l'uso ai Lucani: «Chiamano lucanica una carne tritata insaccata in un budello, perché i nostri soldati hanno appreso il modo di prepararla dai Lucani» (3)].

Il detto **"mettere il sale sulla coda"** a qualcuno intende significare "catturare o fermare" o "catturare l'attenzione di qualcuno" e trarrebbe origine dall'usanza di prendere i passeri ponendogli un grano di sale sulla coda, come citato nel sonetto del Belli "La santissima Ternità" e nel romanzo "Amuleto" di Neera: si tratta evidentemente di un'immagine metaforica, solo di fantasia, ma che è stata presa come locuzione figurata che rende bene il concetto della cattura.

> «.........
> E 'r piccione vò ddí che ttanto cuanto
> che la gabbia der crede ce se schioda,
> addio piccione, addio Spiritossanto.
>
> E allora sti dottori de la bbroda
> currino appresso a mmetteje cor guanto
> un pizzico de sale in zu la coda».
>> Dal sonetto: La santissima Ternità di Giuseppe Gioacchino Belli, Roma 1791-1863.

«... Anche Pietro [il "factotum"] mi ridiceva gli aneddoti del tempo passato; uno de' suoi favoriti era quello dei miei cinque anni, quando egli mi aveva persuaso che si prendono i passeri ponendo loro un granello di sale sulla coda ed io uscivo in giardino colle tasche piene di sale. E rideva, rideva ancora il buon uomo!. ..... Ritengo che ognuno di noi fosse intimamente contento di quella gita, ma la gioia di Alessio [il figlio della protagonista] varcò tutti i confini. Aveva visto una sol volta la Querciaia e gli era rimasta impressa nella memoria per i suoi folti boschi pieni di uccelli. Egli però non credeva che si potessero prendere mettendo loro un granello di sale sulla coda, la qual cosa faceva dire a Pietro che i ragazzi del giorno d'oggi sono troppo furbi».

Dal Romanzo: L'Amuleto di Neera   (Anna Zuccari Radius, Milano 1846-1918)

Il detto "**pagare salato**" deriva dall'importanza che ha sempre rivestito il sale, e il compenso per il lavoro prestato si dice anche salario. Questo termine, come ricordato in precedenza, si tramanda che nell'antica Roma i soldati legionari venissero pagati col sale.

In molte culture ancora adesso il sale fa parte dell'etichetta tradizionale in molte usanze, come offrire all'ospite pane e sale (6).

Una famosa recente citazione cinematografica al sale compare nel titolo del film documentario "**Il sale della terra**" - "The salt of the earth", film francese del 2014 co-diretto da Wim Wenders e Juliano Ribeiro Salgado (figlio di Sebastiao), incentrato sulla vita del fotografo Sebastiao Salgado, riconosciuto come uno dei maggiori fotografi contemporanei. Il documentario racconta la vita e la storia dell'artista fotografo attraverso ai suoi scatti fotografici e contiene anche molte immagini crude, che evocano sensazioni forti, come bambini vittime della fame, immagini di esiti di uccisioni di massa, di violenze derivate dallo schiavismo, guerre, carestie e da genocidi di massa, terre aspre per la siccità ed a volte per l'incuria dell'uomo, che l'artista ritiene colpevole di tante atrocità:
«... siamo animali ferocii. Noi umani siamo animali terribili. La nostra storia è una storia di guerre. E' una storia senza fine, una storia di follia».

Durante il **Medioevo** il sale continuò ad essere molto apprezzato, e derivano da quest'epoca alcune sue accezioni con significato simbolico, come ad esempio i "patti di sale" in cui lo scambio di sale serviva da sigillo ad accordi di tipo commerciale o sociale.
- [Esistono documenti medievali su concessioni di saline in Europa (6), per cerimonie di purificazione ed esorcismo dal demonio, mediante sua aspersione;
- ancora sino ai giorni nostri resiste la tradizione dall'origine medievale, in cui esso era considerato assai prezioso, il significato di essere **indice di malaugurio** rovesciare il sale, oppure in alcune regioni esiste il gesto di "**scongiuro**" della sfortuna causata ad esempio dalla rottura di uno specchio o per l'olio rovesciato, di gettare un pizzico di sale dietro la schiena, dal lato sinistro per proteggersi dalla minaccia di diavoli in agguato dal dorso.

Nella **Divina Commedia** una famosa citazione sul sale si trova fra i versi più celebri della Divina Commedia, nel canto diciassettesimo del Paradiso dove Cacciaguida profetizza a Dante l'esilio che lo attende, con tutte le sofferenze e le umiliazioni che vi sono legate: "Tu proverai come sa di sale lo pane altrui e come è duro calle lo scendere e'l salir per l'altrui scale..".

Celebri le poesie di Pablo Neruda **"Ode al sale"** e "Non t'amo come se fossi rosa di sale - No te amo como si fueras rosa de sal".
> **"Ode al sale.**
> Questo sale dentro la saliera l'ho già visto nelle saline.
> So che non sarò creduto eppure canta il sale canta, la pelle delle saline canta con bocca soffocata dalla terra.
> Fui commosso da certe Solitudini ascoltando la voce del sale nel deserto.
> Vicino ad Antofagasta sogna la pampa salina: è una voce rotta un canto pietoso.
> Poi nelle sue viscere il salgemma, montagna di luce sepolta, cattedrale trasparente, cristallo di mare, oblio delle onde.
> E quindi su tutte le tavole del Mondo tu sale agile sostanza vai spolverando luce vitale sopra gli alimenti
> Proteggendo stive antiche di navi ti facesti esploratore di oceani, materia che precede sentieri sconosciuti, socchiusi nella schiuma.
> Polvere di mare, la lingua da te riceve il bacio della notte marina: il piacere infonde in ogni cibo autentico la tua oceanità e così la piccola piccolissima onda dentro la saliera ci consegna non il suo domestico biancore ma il sapore che intride l'infinito".

In molte **canzoni** di musica leggera compare talora il richiamo al sale, specie per il collegamento con le percezioni e l'idea del mare:
> **"Sapore di sale"**, di Gino Paoli
> Sapore di sale   Sapore di mare
> Che hai sulla pelle Che hai sulle labbra
> Quando esci dall'acqua E ti vieni a sdraiare Vicino a me.....
> Sapore di sale Sapore di mare
> Un gusto un po' amaro Di cose perdute Di cose lasciate Lontano da noi....
> Qui il tempo è dei giorni Che passano pigri E lasciano in bocca Il gusto del sale....

Ancora nelle canzoni, come richiamo al sapore intenso e talora poco gradevole del sale, inteso come punizione, sofferenza:
- **"Acqua e sale"**, Di Mina e Celentano
  - ... Ma io (ma tu) sono con te ogni giorno

> Perché di te ho bisogno
> Non voglio di più
> Acqua e sale
> Mi fai bere
> Con un colpo mi trattieni il bicchiere ....."

Ed è inoltre frequente anche il richiamo **letterario** al sapore del sale, collegato a quello del mare con tutte le sue suggestioni:

> «... La rotta del ritorno attraversava l'arcipelago: per l'ultima volta, non v'ha dubbio, della mia vita, contemplai i delfini balzare nelle acque turchine; osservai, senza pensare ormai a trarne presagi, il lungo volo regolare degli uccelli migratori, che a volte, per riposarsi, si posano senza timori sul ponte della nave; assaporai quell'aroma di **sale** e di sole sulla pelle umana, il profumo di lentischio e di terebinto delle isole nelle quali si vorrebbe vivere, e dove si sa già che non si farà mai scalo...»
> Da: "**Le memorie di Adriano**", **Marguerite Yourcenar** (Marguerite de Crayencour, Bruxelles 1903-Mount Desert (Maine, USA) 1987)

In **Russia** secondo un'antica tradizione era consuetudine offrire all'ospite pane e sale come gesto di benvenuto (14).

- Nel romanzo "Anna Karenina" di Lev Tolstoj il vecchio Ermel durante la pausa del lavoro di falciatura offre al padrone Konstantin Levin una parte del suo pasto, la "tjur'ka", consistente in un miscuglio di pane, acqua e sale: "il veccho sbriciolò del pane in una scodella, vi versò dell'acqua, lo cosparse di sale e cominciò a pregare, rivolto a oriente" (15).
- Al sale è stato attribuito un ruolo simbolico di distinzione sociale: nei banchetti nell'Europa del XVI secolo l'ospite più importante sedeva a capotavola e gli altri collocati in ordine d'importanza: la saliera collocata in mezzo al tavolo distingueva il gruppo di quelli seduti piu distanti, considerati di più basso rango (3)].

Per l'importanza del sale sono state nominate **strade**, come la già citata **via Salaria** in Italia, e **città**, come **Salisburgo**, città austriaca di origine Celtica (3) (le cui quattro miniere di sale originarie del 400 a.C. costituiscono un'attrazione turistica).

Per il sale sono state combattute numerose **guerre**, come la rivolta degli Olandesi del 16° secolo contro gli Spagnoli, in cui risultò decisivo il blocco da parte degli olandesi della produzione di sale Iberico, che contribuì alla bancarotta spagnola.

- [Nella **rivoluzione Americana** la strategia inglese includeva l'impedire l'accesso al sale ai ribelli (o "patrioti" a seconda del punto di vista), per imperdirne l'uso per la conservazione degli alimenti.
- Nella **guerra di Secessione Americana** avvenne la dura battaglia per la conquista di **Saltville** in Virginia nel 1864: le forze dell'Unione attaccarono la città, per sostenere le truppe sudiste (poichè la città era considerata cruciale grazie alle sue attività produttive di sale, che oltre all'uso alimentare era indispensabile per tingere la pelle e colorare le stoffe delle uniformi e per preservare il cibo) ma vennero sconfitte dai Confederati (6).
- In Texas in San Elizario intorno al 1877 si svolse un conflitto durato molti anni per il dominio di un'area mineraria salina dove si produceva un sale immacolato, tra i Messicani contro gli Anglo- e Afro-americani, e si costituirono dei circoli per il sale con idee contrapposte sui diritti per lo sfruttamento delle miniere ("Salt-Ring" e "Anti-Salt Ring") (3), che fu anche il pretesto per dispute politiche fra Republicani e Democratici.

In **Francia** le odiose "gabelle" sul sale erano indispensabili per il bilancio del governo ed il Cardinale Richelieu affermò che "esse erano vitali per la Francia come l'argento americano per la Spagna (1)"; le gabelle erano gestite con una rigorosa regolamentazione, sulla base delle quali il territorio venne suddiviso in sei province, ognuna con il suo "Grenier à sel" dove si gestiva la compravendita del sale; il commercio in proprio da parte dei contrabbandieri di sale o "faux-sauniers" era considerato illegale e punito sino alla pena di morte (3); le "gabelle" fomentarono la ribellione nella Rivoluzione Francese del 1790 e la tassa fu abolita dai rivoluzionari, ma fu tuttavia ripristinata nel 19° secolo e mantenuta sino al 1946].

Mahatma Gandhi nel 1930 condusse per una delle più grandi campagne di **disobbedienza civile non-violenta** al mondo, lottando per l'indipendenza del popolo indiano dalla Gran Bretagna.

- [Nel 1882 il **"Salt Act"** costituiva il monopolio Britannico sul sale che doveva essere acquistato obbligatoriamente nonostante esso fosse facilmente reperibile sulle coste indiane e reperirlo diversamente era considerato illegale.
- Durò dal 12 marzo al 6 aprile la **"Marcia del sale"** ("Salt satyagrah"), diretta per 200 miglia verso il mare d'Arabia, a Dandi, seguita da decine di migliaia di "followers", per contestare le imposte vessatorie che colpivano milioni di indiani nella miseria più profonda. Raggiunta Dandi Gandhy prese un pugno di fango misto a sale e, seguito dagli occhi di tutto il mondo, disse "With this, I am shaking the foundations of the British Empire", poi mise a bollire nell'acqua di mare, producendo quindi illegalmente il sale, seguito dall'esempio

di migliaia di persone. Gli Inglesi risposero con la forza, con truppe armate e ne conseguì la morte di centinaia di oppositori non-violenti, e Gandhy fu arrestato ed imprigionato fino al rilascio nel 1931; il dominio inglese si mantenne sino 1947 (3).

- A tutt'oggi in India regalare il sale ha un significato propiziatorio e di commemorazione per la lotta per l'indipendenza].

Il sale ha avuto un ruolo preminente nelle esplorazioni europee del Nord America e nella storia americana, canadese e messicana.

- [In Bolivia in una regione in cui la produzione di sale è particolarmente ricca esiste un hotel costruito col sale (6) ed in Kansas esite un museo del sale ad Hutchinson come testimonianza della sua importanza storica per quello stato].

Il commercio del sale è sempre stato regolato dai **monopoli statali**, salvo il caso degli Stati Uniti d'America; una delle prime notizie storiche riguardano una tassa sul sale che nel 2200 a.C. fu alleviata da parte dell'imperatore cinese Hsia Liu.

- [La tassazione del sale è stata talora spropositata ed è riportato un incremento di 14 volte dal 1630 al 1710, arrivando ad essere il prezzo del sale venduto 140 volte superiore al costo di produzione (16-17). In Italia il monopolio del sale è stato mantenuto sino al 1975].

La **Repubblica di Venezia** dovette la sua grande espansione anche al monopolio del sale (6), e gli scambi di sale con Costantinopoli contribuirono in modo importante alla sua fortuna economica (3).

Per le civiltà **contadine e montanare** il baccalà, insieme alle acciughe ed alle aringhe sotto sale hanno costituito importanti risorse come "unico pesce" disponibile per insaporire ad esempio piatti semplici come la polenta, data l'impossibilità di usufruire di pesce fresco, sino ai tempi moderni.

Il sale come attrazione turistica

Le miniere di sale di **Wieliczka**, la "Cattedrale di sale sotterranea della Polonia", vicino a Cracovia, fanno parte dei patrimoni dell'Umanità dell'Unesco, e sono impressionanti per la loro estensione e ricchezza: 245 chilometri di gallerie nella roccia con oltre 2300 sale, scavate e suntuosamente decorate dai minatori con stupende sculture nel sale, laghi sotterranei e cappelle realizzate in centinaia di anni di lavoro. Esiste anche una leggenda in queste miniere che parla dello "spirito buono", un personaggio detto "il Tesoriere", che avvisa i minatori in caso di pericoli. Utilizzate dal Medioevo sino al 1964 per la produzione di sale, attualmente sono diventate un'importante attrazione turistica con oltre un milione di visitatori all'anno, fra cui importanti e sede di concerti, eventi sportivi, messe e matrimoni anche di celbrità. L'estrazione nei secoli ha fornito un enorme massa di sale, stimato equivalente al volume triplicato della piramide di Cheope, ed attualmente l'acqua delle salamoie viene impiegata per scopi cosmetici.

Il sale nei tempi moderni

Nei tempi moderni il sale è ancora molto utilizzato ed apprezzato, oltre che per la sua capacità di insaporire i cibi anche per la capacità di conservazione, per i formaggi sottoposti a stagionatura, ed associato a nitriti e nitrati per le carni e salumi.

- [Il sale ha un potente effetto inibente anche su batteri sporigeni come il pericoloso Clostridium Botulinum, specie nel caso di alimenti in scatola.
- Le salamoie al 10% circa sono impiegate per conserve vegetali per inibire la crescita dei microrganismi indesiderati.
- Anche per le salse l'associazione di sale ed aceto conferisce stabilità a temperatura ambiente.
- Nei prodotti refrigerati l'aggiunta di sale aiuta a prolungare la conservazione].

L'abuso di sale, poiché mediamente ne assumiamo una dose almeno doppia rispetto a quanto necessario al nostro corpo, che in passato era giustificato dall'uso esteso di salamoie e di cibi sotto sale, indispensabili per l'assenza di altri metodi efficaci di conservazione, nei tempi moderni è piuttosto legato all'**eccessivo consumo voluttuario** di cibi salati dovuto talora a cattive abitudini alimentari ed all'eccessivo consumo di prodotti conservati di origine industriale.

Riferimenti bibliografici.

1. ©2016. Maldon Crystal Salt Co.
2. Bloch MR. "The Social Influence of Salt." Scientific American 1963; 209: 89-98.
3. Beyond The Shaker Salt Guide- Woburn MA.
4. Watanabe S, Kang DH, Feng L et Al. Uric acid, hominoid evolution, and the pathogenesis of salt-sensitivity. Hypertension 2002; 40: 355-69.
5. Ian W. Brown. The Role of Salt in Eastern North American Prehistory 1981. Department of Culture, Recreation and Tourism. Louisiana Archaeological Survey and Antiquities Commission
6. SaltWorks® America's Sea Salt Company® 2001 Seattle WA.
7. Stephen Bertman. The Genesis of Science. 2010.
8. Joseph Veach Noble. "The Technique of Egyptian Faïence," American Journal of Archaeology 1969; 73 (4): 435-9..
9. Vandiver, PBF. Egyptian faience technology, Appendix A. In: A. Kaczmarczyk and R.E.M. Hedges, Editors, Ancient Egyptian Faience,Warminster 1983: Aris and Phillips, A1–A14.
10. Nicholson and Peltenburg 2000. Ancient Egyptian Materials and Technology. In: Nicholson, P.T. and Shaw, I. Cambridge University Press, 177-194.137–142.
11. DaVaun Sanders. Salts in Ancient Egyptian Times. The Classroom.
12. Yoshida Tora. Salt production techniques in ancient China. The Aobo tu. Trad. Vogel HUV. Ed. EJ Brill, Leiden, The Netherland. Ed 1993.
13. Kikkoman Soy Sauce Museum.
14. Aleksandr Sergeevič Puškin: "La figlia del capitano", 1873.
15. Lev Tolstoj: "Anna Karenina", 1877.
16. Pierre Laszlo. Salt: Grain of Life. Columbia Univ. Press.
17. Storia del sale. Miti, cammini e saperi. Donzelli Editore. Roma.

CAPITOLO 2 - CENNI DI FISIOLOGIA DEL SODIO

Concetti generali sui sali minerali

Gli elementi minerali sono costituenti essenziali delle cellule e dei liquidi fisiologici dell'organismo come il sangue e complessivamente superano il 5% del peso corporeo. Nella maggior parte dei casi si trovano nei fluidi in forma ionica, per cui sono anche detti "sali minerali". Non sono statici nell'organismo, ma vengono impiegati per moltissime funzioni ed in parte eliminati attraverso le urine, le feci ed il sudore, e le perdite devono essere adeguatamente rimpiazzate. In base al loro "turn-over" giornaliero si distinguono tre gruppi:

- <u>macroelementi</u> (> 100 mg/die): **sodio, potassio, calcio, fosforo, magnesio, cloro, zolfo**
- <u>microelementi</u> (tra 1 e 100 mg/die): **ferro, rame, zinco, selenio, manganese, iodio, cobalto, fluoro**
- <u>oligoelementi</u> (<1 mg/die): **cromo, bromo, boro, arsenico, nichel, silicio, stagno, molibdeno, cadmio**
  - [Spesso non viene effettuata distinzione fra le due ultime categorie che vengono considerate insieme ("trace elements"), contrapposte alla prima categoria (bulk elements")].

Aspetti chimici generali

Il sodio è l'undicesimo elemento chimico della tavola periodica degli elementi, con numero atomico 11, con simbolo chimico Na (dal latino **Natrium.** Le origini più antiche del nome risalgono al Natron, in arabo, dal nome di un antico lago salato egiziano "Wadi El Natrun").

L'isolamento chimico del sodio puro risale al 1807, da parte di Sir Humphrey Davy, famoso chimico inglese noto per molti esperimenti e scoperte fra cui l'uso della batteria elettrica (presentata da Alessandro Volta nel 1800) per separare i sali mediante il processo di elettrolisi, riuscendo a separare sodio, calcio, magnesio bario ed altri elementi mediante elettrolisi del loro idrossido fuso (1-2).

Il **sodio** è un **metallo alcalino** fortemente elettropositivo; quantitativamente esso è molto abbondante sulla terra (al sesto posto fra gli elementi).

Il sodio non si trova libero in natura; si trova in soluzione acquosa nell'acqua di mare, mentre le forme minerali in cui si trova maggiormente sono il salgemma, costituito da sodio cloruro in prevalenza, insieme a tracce di nitrati, solfati, silicati e borati.

Se separato chimicamente allo stato puro (o stato elementare) si presenta come **soffice al tatto** e di colore **argenteo** lucente; essendo di consistenza tenera può essere tagliato con un comune coltello ed è facilmente malleabile.

Il **sodio elementare** o **sodio metallico** è un metallo con punto di fusione a bassa temperatura (98°C) ; deve essere protetto dall'aria poiché l'ossigeno e l'umidità ambientale lo opacizzano formando una crosta superficiale grigio-giallastra opaca

- Non deve essere messo a contatto con la pelle: l'umidità della cute produce calore e formazione di sodio idrossido caustico e corrosivo per i tessuti.

Il sodio puro è inoltre facilmente reattivo: reagisce in modo violento con **l'acqua** e si incendia facilmente con il **calore**, sviluppando una fiamma di tonalità giallo-arancio, con lunghezza d'onda pari a $\approx$ 589 nm. Reagisce inoltre in maniera violenta con gli **acidi**, sviluppando calore ed effetto esplosivo.

- «... Il **sodio** è un metallo degenere: è anzi un metallo solo nel significato chimico della parola, non certo in quello del linguaggio quotidiano. Non è nè rigido nè elastico, è anzi molle come la cera; non è luvente, o meglio, lo è solo se conservato con attenzioni maniache, perchè altrimenti reagisce in pochi istanti con l'aria ricoprendosi di una brutta cotenna ruvida: con anche maggiore rapidità reagisce con l'acqua, sulla quale galleggia (un metallo che galleggia!) danzando freneticamente e svolgendo idrogenofigure 19gen...»
  Da: "**Il sistema periodico**", **Primo Levi** (Torino 1919- Torino 1987)

[Il **sodio metallico** viene preparato industrialmente con **elettrolisi** del cloruro di sodio fuso (processo di Downs) su una miscela di NaCl e cloruro di calcio CaCl2 con catodo in ghisa su cui si forma il sodio metallico praticamente puro.

Il sodio metallico trova impiego nell'industria chimica e farmaceutica come catalizzatore, in metallurgia per la formazione di leghe e per le lampade a vapori di sodio (con caratteristiche di grande efficienza nell'illuminazione, specie per ambienti esterni); trova impiego inoltre negli impianti per energia nucleare, per il trasferimento di calore].

I sali di sodio

Molti **composti dei sali di sodio** sono ampiamente utilizzati per molte funzioni, di cui si citano le principali.

Cloruro di sodio NaCl, noto semplicemente come sale o sale da cucina, è costituito per il 39,337% in peso dal sodio e per il 60,663% dal cloro.

- [Le soluzioni acquose di NaCl hanno pH neutro (pH=7) in quanto la carica elettrica di Na^+ e Cl^- si neutralizzano.
- La **solubilità** del sale è pari a $\approx 36gr$ in 100gr di acqua.
- Il cloruro di sodio si trova in natura allo stato di soluzione nell'acqua del mare e di alcune sorgenti ed allo stato solido quale salgemma.
- Il contenuto medio di sale dell'acqua di mare è del 3% circa, con alcune variazioni quantitativamente importanti in alcuni bacini, come il Mar Baltico in cui è inferiore ad 1%, mentre arriva al 20% nel Mar Morto dove abbondano anche altri sali minerali.
- Il cloruro di sodio si ottiene per estrazione dalle miniere di salgemma, formate per **evaporazione dei bacini marini**, o facendo evaporare l'acqua di mare al sole oppure mediante calore da combustibile, in apparecchi evaporatori, oppure ancora nei paesi freddi facendo congelare l'acqua di mare.
- Le salamoie che contengono impurità vengono decontaminate con processi chimici come l'aggiunta di soda caustica per fare precipitare sali di ferro, solfati e carbonati di calcio e di magnesio.

Il cloruro di sodio viene utilizzato a scopo alimentare come condimento, nella conservazione, nelle industrie casearie, nella produzione di salumi e nella panificazione.

- [Il sale come ingrediente: Da: "**Il Cucchiaio d'argento**. Editoriale Domus".
- «Quello che utilizziamo è cloruro di sodio, ossia sale marino raffinato. Importante è usarlo nel modo giusto: le bistecche per esempio si salano all'ultimo momento, gli arrosti dopo che hanno preso colore, l'acqua della pasta solo dopo che ha preso bollore. Tante le cotture al sale: pollo, pesce, roast-beef. Un consiglio: mettere un po' di sale nell'acqua in cui cuociono uova sode o alla "coque": eviterà che si rompano.
- Per ridurre e attenuare l'amaro delle melanzane metterle sotto sale procedendo così: tagliatele a fette e sistematele quindi a strati in un grande piatto, coprendo ogni strato di sale. Alla fine copritele con n altro piatto sul quale appoggerete un peso. Lasciatele così sotto l'azione del sale per un'ora. A questo punto, inclinando il piatto, fate

scolare via l'acqua. Sciacquate quindi le melanzane sotto l'acqua per eliminare il sale

- I cetrioli si lavano, si sbucciano e si tagliano a fette, si salano e si lasciano macerare per circa mezz'ora perché perdano in parte l'acqua e diventino più dolci»].

Il sale viene anche consigliato solitamente in piccola dose ("un pizzico") nella preparazione dei **dolci**: la sua funzione sarebbe quella di esaltarne il gusto, agendo come "catalizzatore" a livello delle papille gustative che divengono più sensibili e recettive; per le ricette a base di chiare d'uovo da montare "a neve" il sale ne favorisce il processo e la consistenza del risultato.

Il sale esalta anche il sapore del **cioccolato**, e sono stati creati abbinamenti a base di cacao biologico e sale grosso di vario genere, come il sale "dolce" di Cervia, il sale di Trapani o il "Fior di sale di Modica", il rosa cristallino dell'Himalaya, il nero di Cipro, il blu di Persia, il rosso delle Hawaii e il grigio bretone.

Il sale per il gelato: la "**miscela eutettica**" di sale e ghiaccio consente di raffreddare un composto a base di latte, panna e zucchero e altri gusti a piacere per realizzare un gelato senza apparecchiature refrigeranti, con un vecchio procedimento risalente già al XVI secolo.

- Il principio su cui si basa il semplice procedimento è l'energia consumata dalla reazione chimica col sale che causa lo scioglimento del ghiaccio esercita un raffreddamento che può superare $\geq 20\ °C$.
- Inoltre alcune ricette per il gelato consigliano di aggiungere un pizzico di sale agli ingredienti per esaltare i gusti, in specie quando la preparazione preveda l'uso di uova.

Il sodio è uno dei due componenti del sodio cloruro, o cloruro di sodio, essendo entrambi - sia il sodio, sia il cloro - indispensabili per il metabolismo cellulare e per la vita].

Glutammato di sodio (o glutammato monosodico) è chimicamente il sale sodico dell'acido glutammico. Quest'ultimo è un aminoacido naturale, costituente delle proteine biologiche, che si trova in molti alimenti, come il latte e derivati, i funghi, in alcune alghe [3]. Il glutammato monosodico viene ampiamente impiegato nell'industria alimentare in particolare come principale ingrediente dei dadi da brodo o prodotti similari, e come additivo per la sapidità in genere contraddistinto dalla sigla E621.

Idrossido di sodio NaOH (soda caustica): viene preparato per elettrolisi del cloruro di sodio o con altre reazioni, è chimicamente una base forte completamente ionizzata in soluzione acquosa in ioni Na^+ ed OH^-, chimicamente molto aggressivi ed impiegati per svariati impieghi prevalentemente industriali.

Carbonato di sodio Na_2CO_3 presente in natura o preparato con il procedimento Solvay, trova molti impieghi (saponi, vetro) e come bicarbonato per bevande gassate, inoltre per usi domestici od in campo sanitario.

Ipoclorito di sodio NaClO (vedasi Capitolo: "**Ipoclorito di sodio**").

Nitrato di sodio NaNO3 impiegato come fertilizzante.

Nitrito di sodio NaNO2 (vedasi Capitolo: "**Il nitrito di sodio**").

Silicato di sodio, impiegato per prodotti detergenti oltre che per prodotti adesivi e mastici.

Solfati, tiosolfati, solfiti, bisolfiti, idrosolfiti e **metabisolfiti,** usati nell'industria dei coloranti, in fotografia, come antifermentativi e per altri usi come riducenti chimici. In campo alimentare i **solfiti** vengono utilizzati come conservanti e antiossidanti per molti cibi, aggiunti dal produttore o formatisi naturalmente, ad esempio nel vino durante il processo fermentativo di vinificazione.

---

[3] Fra queste la "Laminaria japonica, o alga kombu, ampiamente utilizzata specie nella cucina orientale, cinese e giapponese ed altre. In passato era descritta una sindrome detta "Chinese Restaurant Syndrome", caratterizzata da cefalea ed altri sintomi, la cui eziologia era stata attribuita al glutammato: tale correlazione causale è stata peraltro smentita da un ampio studio multicentrico (3)

Laurilsolfato di sodio.

- [Questo sale viene utilizzato per la produzione di cosmetici (saponi detergenti, shampoo, bagni schiuma), produce secchezza ed irritazione della cute a dosi eccessive (4).
- usato anche per dentifrici, è stata studiata la sua possibile tossicità nella formazione di afte orali (5).
- Le ricerche sulla sicurezza hanno concluso che non è cancerogeno (5), ed è irritante solo ad elevate concentrazioni (4, 7-9)].

Fosfati di sodio bisodico e trisodico: usati per detergenti e per l'addolcimento delle acque.

- [Ad esempio per l'addolcimento di acqua eccessivamente calcarea ad uso domestico esistono dei filtri che impiegano miscele di orto e polifosfato di sodio (E339, E450, E451) ,di qualità alimentare per uso umano per il trattamento di acqua calcarea, la cui durezza si misura in gradi °f francesi. Gli ioni sodio legati ai fosfati vengono scambiati con ioni calcio e magnesio che vengono quindi in parte rimossi dall'acqua erogata a valle del filtro. Le miscele di fosfati progressivamente si impregnano dei cationi bivalenti (calcio e magnesio) e si impoveriscono di sodio, perdendo la loro capacità di "addolcimento" dell'acqua e devono quindi essere periodicamente sostituite o rigenerate]

Acetato sodico CH₃COONa: per la concia delle pelli ed altre reazioni; è anche utilizzato come sostanza tampone nella soluzione infusionale tipo "Ringer acetato"; l'acetato nei tessuti viene convertito in bicarbonato.

Lattato sodico C₃H₅O₃Na: ha diversi impieghi.

- [Nell'industria cosmetica come sostanza idratante, per conservare l'umidità e il pH fisiologico ed inibire la crescita batterica;
- nell'industria alimentare come agente umidificante e regolatore di acidità.
- Nell'industria alimentare, come additivo acidificante senza sapore, come tampone ed antibatterico (dolci, pane e pasticceria, bibite, salse, sorbetti, prodotti caseari, birra, marmellate e confetture, maionese e altri cibi).
- Per la disinfezione delle confezioni di carne o pesce, a scopo conservante.
- Per uso sanitario come sostanza tampone nella soluzione infusionale tipo "Ringer lattato"; il lattato nei tessuti viene convertito in bicarbonato].

Formiato di sodio: usato nell'industria conciaria, tessile ed alimentare come antisettico e conservante.

Cromato e bicromato di sodio: usati per la cromatura dei metalli, per coloranti, per conceria.

Alginato di sodio: è una sostanza studiata già nel 1881 dal chimico inglese ECC Stanford.
- [Chimicamente si tratta del sale di sodio dell'acido alginico.
- L'alginato viene ottenuto con un procedimento chimico estrattivo dalle **alghe marine brune** che crescono in acque fredde (9).
- Il sale alginato è un polisaccaride naturale si presenta come un materiale gommoso, solubile in acqua ma che agitato diventa denso e colloso.
- In presenza di calcio gelifica senza necessità di riscaldamento.
- Trova impiego in campo alimentare e farmaceutico.
- Come prodotto **farmaceutico** viene prescritto per la terapia sintomatica del reflusso gastro-esofageo per la sua proprietà di formare un gel protettivo delle mucose e di tamponare l'iperacidità gastrica.
- Gli usi **alimentari** sfruttano le sue capacità di emulsionare e di aumentare la viscosità, e con l'aggiunta di calcio come addensante.
- Gli usi più noti sono dessert pronti, salse, mayonnaise, creme, gelati, miscele per budini e torte, formaggi confezionati.

Sferificazione
- Una tecnica recente chiamata **"sferificazione"**, ideata da Ferran Adrià ed Heston Blumenthal, due grandi cuochi, e nota anche come **cucina molecolare.**
- La sferificazione consente di creare delle sfere che racchiudono un liquido, impiegando come base l'**alginato di sodio.**
- La tecnica di sferificazione si basa sulle proprietà colloidali dell'alginato di sodio, che a contatto con il cloruro di calcio forma alginato di calcio, formando una pellicola.
- Con una siringa o simili si fan cadere delle gocce di sciroppo o succo del gusto desiderato mescolato con l'alginato nella soluzione di cloruro di calcio e le gocce divengono delle sfere molto decorative, che in bocca "scoppiano".
- Le sferette sono anche chiamate "caviale" o "drops": ad esempio caviale di menta, di albicocca, o di salse saporite].

Fluoruro di sodio: sale sodico dell'acido fluoridrico, basico in soluzione con pH≈10.
- [Viene impiegato come conservante per colle e legno, in metallurgia come fondente per saldature ed altri usi, nell'industria vetraria (come "ammonium bifluoride").

- In alcuni insetticidi e rodenticidi (con sodio fluoroacetato).
- Aggiunto nell'acqua ed in molti **dentifrici** come principio attivo con funzione anti-carie dentale.
- L'uso del fluoruro di sodio è molto controverso e rimane il dubbio che possa comportare danni alla salute:
  - la sua assunzione in dose $\geq 2mg/die$, dipendente ad esempio da eccessiva concentrazione nell'acqua di terra o di pozzo (11-14) può causare patologia da accumulo, denominata fluorosi (15), con danni all'apparato scheletrico (16), ai denti, al sistema nervoso con deficit cognitivi e ridotta sensibilità insulinica (17).
  - L'assunzione accidentale o intenzionale di dosi eccessive di fluoro ($>5 \div 10mg/Kg$) (sotto forma di insetticidi o rodenticidi ad esempio) può causare tossicità acuta (14, 18-19) e richiedere il consulto urgente di un Centro Antiveleni].

Cianuro di sodio: sale di sodio dell'acido cianidrico, prodotto mediante reazione chimica con l'idrossido di sodio (o con altri procedimenti):
- $HCN + NaOH \rightarrow NaCN + H2O$.
- L'aspetto del sale cianuro è simile ai cristalli del comune cloruro di sodio, peraltro il cianuro è differenziabile per il caratteristico odore di mandorle amare, più evidente quando è umido.
- È un composto estremamente tossico, e molto pericoloso anche per l'ambiente.
- Viene utilizzato per l'estrazione mineraria di metalli preziosi come oro ed argento, in oreficeria per la ricopertura d'oro di metalli meno preziosi, per altri usi industriali (fotografia, metallurgia, galvanoplastica) e per rari impieghi in agricoltura.

Riferimenti bibliografici.

1. Knight D, Humphry Davy: science & power, Cambridge University Press, 1998, ISBN 0-521-56539-1.
2. Fullmer JZ, Young Humphry Davy: the making of an experimental chemist, American Philosophical Society, 2000, ISBN 0-87169-237-6.
3. Geha RS, Beiser A, Ren C et Al. Review of alleged reaction to monosodium glutamate and outcome of a multicenter double-blind placebo-controlled study. J Nutr. 2000; 130 (4S): 1058S-62S
4. Agner T. Susceptibility of atopic dermatitis patients to irritant dermatitis caused by sodium lauryl sulphate. Acta Derm Venereol 1991; 71 (4): 296-300.
5. Herlofson BB, Barkvoll P. The effect of two toothpaste detergents on the frequency of recurrent aphthous ulcers. Acta Odontol Scand. 1996; 54 (3): 150-3.
6. Debunking the Myth. American Cancer Society. 1998.
7. Nassif A, Chan SC, Storrs FJet Al. Abnormal skin irritancy in atopic dermatitis and in atopy without dermatitis. Arch Dermatol 1994; 130 (11): 1402.
8. Marrakchi S, Maibach HI. Sodium lauryl sulfate-induced irritation in the human face: regional and age-related differences. Skin Pharmacol Physiol 2006; 19 (3): 177-80.
9. CIR publication. Final Report on the Safety Assessment of Sodium Lauryl Sulfate and Ammonium Lauryl Sulfate. Journal of the American College of Toxicology 1983; 2 (7): 127-81.
10. Sodium Alginate (alginate, algin) > Hydrocolloids > Starches & More> Molecularrecipes.com.
11. Jha SK, Singh RK, Damodaran T et Al. Fluoride in groundwater: toxicological exposure and remedies. J Toxicol Environ Health B Crit Rev 2013; 16 (1): 52-66.
12. Samal AC, Bhattacharya P, Mallick A et Al. A study to investigate fluoride contamination and fluoride exposure dose assessment in lateritic zones of West Bengal, India. Environ Sci Pollut Res Int 2015; (8): 6220-9.
13. Felsenfeld AJ, Roberts MA. A report of fluorosis in the United States secondary to drinking well water. JAMA 1991; 265 (4): 486-8.
14. Shin RD. Fluoride toxicity. Medscape > Drugs &Diseases Ed Tarabar A. Updated Feb 2016.
15. (EN) Findings, Conclusion, and Recommendations of the Natick Fluoridation Study Committee, studio del 1997 della Natick Fluoridation Study Committee, .fluoridation.com.
16. Li Y, Liang C, Slemenda CW et Al. Effect of long-term exposure to fluoride in drinking water on risks of bone fractures. J Bone Miner Res 2001; 16 (5): 932-9.

17. de Cássia Alves Nunes R, Chiba FY, Pereira AG et Al. Effect of Sodium Fluoride on Bone Biomechanical and Histomorphometric Parameters and on Insulin Signaling and Insulin Sensitivity in Ovariectomized Rats. Biol Trace Elem Res 2016; 173 (1): 144-53.

18. Proudfoot AT, Bradberry SM, Vale JA. Sodium fluoroacetate poisoning. Toxicol Rev 2006; 25 (4): 213-9.

19. Mowry JB, Spyker DA, Brooks DE et Al. 2014 Annual Report of the American Association of Poison Control Centers' National Poison Data System (NPDS): 32nd Annual Report. Clin Toxicol (Phila). 2015; 53 (10): 962-1147.

Impiego del sodio cloruro in campo industriale

L'utilizzazione su scala industriale del sale è molto ampia e variegata, in diversi settori (**Tabella 1**) (1). L'impiego industriale prevede diverse tipologie di prodotto, di cui si riportano alcuni esempi:

- Sale marino industriale
- Sale marino lavato centrifugato GROSSO
- Sale marino essiccato a 220° GROSSO
- Salgemma industriale
- Sale di ebollizione ri-cristallizzato COMPATTATO o IN PASTIGLIE

Tabella 1. Esempi di svariati impieghi del cloruro di sodio in campo industriale.

settore di utilizzo	tipologia di uso industriale
Edilizia	produzione di piastrelle, di laterizi, cottura dell'argilla
Tessile-Abbigliamento	fissaggio dei colori nelle tintorie, concia delle pelli
Chimica . Vinilica e collanti	produzione di basi per detersivi, resine e collanti
Industria Vetraria	come regolatore del processo di fusione
Industria Metallifera	raffinazione dell'alluminio, in varie fusioni di metalli
Industria Farmaceutica	il cloruro di sodio speciale o "sale farmaceutico" è indispensabile per medicinali
Industria Cartaria	uso come sbiancante dell'impasto di fibre vegetali
Industria Alimentare e Conserviera	nei cibi come conservante naturale; per la salagione di salumi e pesci; per migliorare il gusto e sapidità dei cibi
Settore Zootecnico	come integratore alimentare per animali
Manutenzione stradale	per il disgelo stradale
Trattamento acque	Per la rigenerazione dei filtri addolcitori (piscine, acque demineralizzate acqua per dialisi o usi vari)

Riferimenti bibliografici.

1.	SA-MA Sale Marino di Giacomini Marco 2004-2016.

Ipoclorito di sodio

Il sale sodico dell'acido ipocloroso, con formula chimica NaClO prende il nome di ipoclorito di sodio.

- Puro esiste come sale penta-idrato ($NaClO-5H_2O$), molto instabile, fortemente igroscopico e solubile, tendenza debolmente esplosiva se riscaldato, colore giallo-paglierino ed un odore pungente; normalmente pertanto è reperibile diluito in soluzione acquosa, con gradazioni che vanno dal 1-2 al 25%.

Chimicamente è ottenuto da una base forte, l'idrossido di sodio NaOH, per gorgogliamento di cloro gassoso Cl^-.

- L'acido ipocloroso, derivante dall'idrolisi del cloro, è un acido debole che in acqua si dissocia in idrogenioni H^+ e ione ipoclorito ClO^- secondo la seguente reazione:

$$HClO \leftrightarrow H^+ + ClO^-$$

La proporzione di acido ipocloroso (non dissociato) e ione ipoclorito (dissociato) dipende dal pH della soluzione e nel pH intermedio 6÷8 sono presenti entrambi i prodotti HClO e ClO^-.

L'ipoclorito è quindi chimicamente fonte di **cloro attivo** ovvero di cloro disponibile, in quanto nella forma ionica dissociata l'anione ClO^- esplica azione ossidante riducendosi a ione cloruro (1).

- L'ipoclorito in soluzione acquosa come sale di sodio viene normalmente preferito al cloro per semplicità e facilità di impiego e per evitare le problematiche di sicurezza relative alla manipolazione, trasporto e stoccaggio del cloro **gassoso.**

- Le soluzioni di ipoclorito di sodio sono comunque irritanti e caustiche [4] e devono essere maneggiate con attenzione indossando guanti di gomma e avendo cura di evitare il contatto con gli occhi.

- **Non** devono essere **mescolate** all'acido cloridrico (comunemente chiamato anche acido muriatico) per il rischio di sviluppare vapori di cloro fortemente irritanti e tossici.

- Il contatto con ammoniaca è parimenti pericoloso per lo sviluppo di clorammine molto irritanti.

- Le soluzioni di ipoclorito di sodio sono sensibili alla luce e al calore e vanno conservate al riparo dalla luce e lontano da fonti di calore, in bottiglie non trasparenti alla luce.

L'ipoclorito di sodio è reperibile con diversi nomi e marchi commerciali:

---

[4] Talora l'ipoclorito di sodio, per le sue caratteristiche basiche alcaline, viene erroneamente confuso con l'idrossido di sodio NaOH, soda caustica, o liscivia, molto più aggressiva e corrosiva.

- **Candeggina**, dal significato che rende l'idea dell'uso più comune per detergere, disinfettare sanitari e pavimenti, smacchiare e sbiancare i capi di abbigliamento non colorati.
- **Varechina, Conegrina, Nettorina o Nitorina, Neveina o Niveina, Acqua di Labarraque** con impieghi simili alla Candeggina.
- **Amuchina** (2), marchio molto diffuso, originato dagli anni '30 come disinfettante per la prevenzione antitubercolare; impiegata nella seconda guerra mondiale per la disinfezione dell'acqua da bere, divenuta negli anni dopoguerra il principale prodotto disinfettante ospedaliero. Dagli anni '70 ha trovato inoltre ampio impiego per la disinfezione delle apparecchiature per emodialisi e per le procedure di cambio delle sacche per dialisi peritoneale con set ad Y o vari sistemi.
    - [L'Amuchina è un prodotto a base di ipoclorito di sodio modificato per migliorarne la stabilità e ridurne l'effetto irritante per cute e mucose, mediante un particolare processo di "elettrolisi parziale" del cloruro di sodio (metodo "AMUCHINA") il cui prodotto finale è un clorossidante in soluzione ipertonica di cloruro di sodio, che mantiene un'azione disinfettante rapida e potente e maggiore "istofilia" nei confronti dei tessuti viventi.
    - Amuchina è disponibile in diverse diluizioni e tipologie, liquida ed anche spray, per impieghi casalinghi (disinfettante e biocida alimentare, per lavaggio e disinfezione di frutta e verdura, come disinfettante di piccole ferite), sanitari (come disinfettante, per le sue proprietà ossidanti come biocida ad ampio spettro, battericida, sporicida, fungicida e virucida per uso medico e veterinario)].

L'ipoclorito di sodio trova numerosi impieghi in campo industriale, od in campo sanitario, come disinfettante e detergente.
- [Alcuni esempi:
- Uso industriale come intermedio
- Nell'industria tessile
- Nel trattamento di acque reflue, di raffreddamento e riscaldamento
- Nell'industria cartiera
- Uso industriale come agente pulente
- Preservanti per sistemi e processi a liquidi refrigeranti
- In chimica come agente ossidante per diversi tipi di reazioni
- Uso casalingo come detergente e disinfettante di superfici
- Uso disinfettante per acque potabili
- Uso disinfettante per settore alimentare e mangimi
- Come irrigante endocanalare in endodonzia odontoiatrica]

Riferimenti bibliografici.

1.   Caffaro Brescia S.r.l., prodotti registrati EurChlor Direttiva Biocidi 98/8/EC, B.P.R. –Biocidal Product Regulations.
2.   ACRAF SpA, Ancona. Prodotti Amuchina Professional - amuchina.professional@angelini.it

Il nitrito di sodio

Talora confuso con l'ipoclorito di sodio, è un prodotto molto solubile in acqua e trova diversi impieghi, sia in campo industriale, sia in campo alimentare. Si tratta di un prodotto con proprietà battericida, tossico ad elevate concentrazioni [5] e considerato anche rischioso per l'ambiente.

- Il sale è preparato trattando in presenza di ossigeno idrossido di sodio con miscele di diossido di azoto e monossido di azoto:

$$2\ NaOH + NO2 + NO \rightarrow 2\ NaNO2 + H2O$$

Le applicazioni **industriali** principali del nitrito di sodio sono le seguenti:

- come precursore utile per molti composti organici, per uso farmaceutico, per la sintesi di coloranti e pesticidi
- come additivo alimentare per prevenire il botulismo ed altre tossinfezioni alimentari
- in chimica viene usato come agente riducente per svariate reazioni
- nell'industria della gomma
- in fotografia industriale
- nei processi di macinazione elettrochimica
- in metallurgia, per fosfatazione e destagnatura, e come anticorrosivo
- nei sistemi di raffreddamento a circuito chiuso ed altri.

Nell'**industria alimentare** trova largo impiego come conservante **(E250)** [6] per carni e prodotti a base di carne come carne in scatola, prosciutti, salumi ed insaccati vari, con diverse proprietà.

- [Azione **antimicrobica**, con la proprietà di inibire la crescita delle spore del Clostridium Botulinum (1) nelle carni refrigerate ed inscatolate (mentre non sempre è efficace nei confronti di altri batteri patogeni gram-negativi come ad esempio E.Coli e del genere Salmonella).
- La proprietà **antiossidante** previene l'irrancidimento dei grassi, dovuto ai radicali ossidanti che l'ossido nitrico è in grado di neutralizzare.
- Migliora il **colorito** con tonalità rosata e l'aspetto della carne), grazie all'apporto di ossido nitrico che reagisce con la mioglobina.
- Migliora il **gusto** della carne

---

[5] La dose letale di nitrito di sodio [[LD50]] nel ratto è di 180 mg/kg e nell'uomo 71 mg/kg ($\approx$5gr in una persona di 70 Kg possono risultare letali).

[6] Nell'Unione Europea il nitrito di sodio può essere utilizzato solo in miscela con sale, in una concentrazione massima dello 0,0625%.

- Tuttavia la reazione delle ammine normalmente presenti nei cibi con il nitrito di sodio provoca la formazione di N-nitrosammine (2) , potenzialmente cancerogene].

Riferimenti bibliografici.

1. Christiansen LN, Tompkin RB, Shaparis AB et Al. Effect of Sodium Nitrite on Toxin Production by Clostridium botulinumin bacon. Appl Microbiol 1974; 27 (4): 733–7.
2. Scarlan RA. Formation and occurrence of nitrosamines in food. Cancer Res 1983; 43 (5): 2435s-40s.

Il sodio nei saponi e detergenti

Il sodio viene impiegato per la produzione del sapone o saponificazione, partendo dalla reazione dell'idrossido di sodio (NaOH) o soda caustica con un acido carbossilico alifatico a lunga catena, ricavato da grassi animali o vegetali.

Il sapone viene prodotto e usato per sciogliere le sostanze grasse nei processi di pulizia.

- [Il processo porta alla formazione del sale carbossilico (il sapone) e un alcol (generalmente glicerina).

- Per far precipitare e purificare il sapone occorre procedere con un processo di salatura della soluzione, aggiungendo **cloruro di sodio** NaCl che determina la precipitazione del sapone nella soluzione.

- La funzione detergente dipende dalla **proprietà tensioattiva**, dovuta alla costituzione chimica della sua molecola, con una testa idrofilica e la coda idrofobica. Le micelle del sapone sono costituite da molecole addensate con la parte esterna idrofilica (le teste), ed il nucleo della micella è idrofobico, costituito dalle code.

- Il sapone nell'acqua rimane in sospensione e consente al grasso di disperdersi nell'acqua, rendendolo parzialmente idrofilico, e l'azione di risciacquo permette quindi di rimuoverlo.

- Il sapone può essere preparato a partire dai trigliceridi, grassi animali naturali, oppure con oli vegetali quale quello di oliva (come il sapone di Marsiglia), di cocco, di palma, con caratteristiche differenti.

- Il pH del sapone usato per la detersione cutanea è importante per rispettare il pH acido della cute (5.5÷5.9), protetta da un mantello lipidico come barriera di difesa dalle infezioni batteriche, ed un uso prolungato di saponi alcalini può avere un effetto favorente le infezioni di cute e mucose.

- Le caratteristiche dell'acqua influenzano l'attività detergente del sapone, per la presenza soprattutto degli ioni che ne determinano la durezza (calcio, ferro e magnesio), e reagiscono col sapone dando origine ad un precipitato salino insolubile che riduce la proprietà tensioattiva e detergente, tanto più quanto più è elevato il grado di durezza dell'acqua; per ovviare al problema della durezza vengono quindi inglobati nel sapone dei chelanti, come ad esempio l'acido etilendiamino tetracetico o EDTA, che legano questi minerali e migliorano le proprietà detergenti].

Aspetti quantitativi ed equivalenze numeriche.

In campo sanitario molte soluzioni per infusione endovenosa sono a base di sodio cloruro (vedasi **Capitolo 5 - Carenza di sodio nell'organismo**), o di altri sali, come sodio bicarbonato, sodio acetato, sodio lattato.

Il sodio viene inoltre impiegato in campo sanitario come disinfettante, detergente e per altri usi.

Anche l'aspetto riguardante l'introito alimentare di sodio dal punto di vista quantitativo è molto importante, ed è fondamentale evitare confusione sulle unità di misura impiegate (vedasi **Tabella 2**).

Per poter effettuare dei riferimenti pratici quantitativi è opportuno tenere conto delle equivalenze chimiche per i sali di sodio più rilevanti per la pratica:

- una mole di **sodio cloruro** corrisponde a 58,44 gr di NaCl di cui 22,99 grammi in sodio e 35,45 grammi in cloro
- ogni grammo di sale NaCl contiene $\approx$390 mg di sodio Na^+ e $\approx$610mg di cloro Cl^-
- un grammo di sale NaCl contiene $\approx$17 mmol (o mEq) [7] di sodio e $\approx$17 mmol (o mEq) di cloro (1000:58,44$\approx$17).

Anatomia dei liquidi corporei

L'acqua totale corporea (ATC) o "total body water (TBW) costituisce il 60% circa del peso corporeo dell'individuo [8], di cui il 40% circa nel volume intracellulare (VIC) e 20% circa nel volume extracellulare (VEC), quest'ultimo composto dal 15% circa di liquidi interstiziali e 5% circa dal volume plasmatico.

Composizione chimica dei liquidi corporei

Il **sodio** rappresenta il costituente chimico prevalente nei liquidi extracellulari, mentre il potassio è l'elemento prevalente nei liquidi intracellulari: vedasi **Tabella 3** (1)

---

[7] Sia nel caso del sodio che del cloro, entrambi monovalenti, è quantitativamente indifferente esprimere l'unità di misura in milliequivalenti (mEq) o millimoli (mmol). Nel caso invece degli ioni bivalenti, come ad esempio il calcio, una millimole corrisponde a due milliequivalenti.

[8] Con ampie variazioni legate al **sesso** (nel sesso femminile una maggiore percentuale di grassi riduce la quota idrica), all'**età** (più elevata alla nascita e nell'infanzia, la percentuale d'acqua tende gradualmente a decrescere) ed alla **statura.**

sodio Na (mmol o mEq)	sodio Na (mg)	sale NaCl (gr)
51	1200	3.0
65	1500	3.8
70	1600	4,1
88	2024	5,2
100	2300	5,9
143	3300	8,5
170	3900	10
200	4600	11.8

Tabella 2. Sono riportate alcune equivalenze utili dal punto di vista pratico fra le misure quantitative del sodio espresse in milligrammi e millimoli con il peso espresso come grammi di sale (sodio cloruro NaCl).

	VEC	VIC
Sodio mEq/Lt	140 ± 5	10 ± 5
Potassio mEq/Lt	4 ± 0,5	140 ±10
Calcio mEq/Lt	5 ± 0,5	<1
Magnesio mEq/Lt	3 ± 0,5	40 ± 5
Cloro mEq/Lt	105 ± 3	4 ± 0,5
Bicarbonato mEq/Lt	24 ± 3	10 ± 5
Fosfati mEq/Lt	4 ± 0,5	75 ± 10
Solfati mEq/Lt	1	2
Glucosio mg/dL	90	0-20
Aminoacidi mg/dL	30	200
pH	7,40 ± 0,02	≈7,0

Tabella 3. Principali componenti ionici e non-ionici nella composizione chimica del liquido intra- ed extracellulare.

Riferimenti bibliografici.

1.   Bartoli E. Fisiopatologia e clinica degli squilibri idro-elettrolitici. La Medicina Internazionale. 1976; 23: 1-108; Biblio: Sgambato F, Prozzo S. Le iponatremie: problemi diagnostici e terapeutici, semplici e complessi. Giornale Italiano di Medicina Interna; Workshop: 8-37.

Funzioni fisiologiche cellulari del sodio

Il **sodio** è indispensabile per la vita in quanto regola il **potenziale di membrana** delle cellule (fondamentale per la trasmissione degli impulsi nervosi e neuro-muscolari); inoltre il contenuto di sodio dell'organismo è un fattore cruciale per l'emodinamica, in quanto la regolazione del volume extracellulare e del volume plasmatico rappresenta - insieme alla gittata cardiaca ed alle resistenze periferiche - un fattore primario del mantenimento e la regolazione della pressione arteriosa. Il sodio è il catione più importante necessario per il mantenimento del **volume cellulare**, dell'**osmolalità plasmatica** e dell'**equilibrio osmotico** tra l'ambiente intra- ed extracellulare adeguati per la fisiologia delle cellule e dei tessuti del nostro corpo.

La pompa cellulare sodio/potassio [9]

Approssimativamente il 95% del contenuto sodico totale si trova nei fluidi extracellulari (principalmente plasma e liquidi interstiziali) e viene mantenuto fuori dalla cellula mediante la **pompa di scambio sodio/potassio-ATP**asi che si trova nelle membrane cellulari, creando in questo modo il potenziale di membrana e realizzando il trasporto attivo dei soluti indispensabile per le funzioni vitali (1-2) Alberts B, Johnson A, Lewis J et Al. Molecular Biology of the Cell. 4th edition. New York: Garland Science; 2002).

- La pompa sodio-potassio, detta anche pompa Na^+/K^+ ATP-dipendente **(Na^+/K^+ ATP**asi**)**, ha una struttura **proteica enzimatica di-dimerica** costituita da due doppie subunità.

-

[Il **processo di trasporto** inizia con il legame di tre ioni Na^+ ai siti specifici ad alta affinità per il sodio collocati sul versante della pompa rivolto verso l'interno della cellula;

- questo legame determina la **fosforilazione** della pompa da parte dell'ATP

- l'ATP si lega ad un residuo aminoacidico (acido aspartico) della molecola proteica inducendone un cambio di conformazione;

- con il cambio di conformazione la proteina vettrice va ad esporre i siti di legame per il sodio verso l'esterno della cellula,

- successivamente riduce la propria affinità per gli ioni sodio in modo da poterli rilasciare nell'ambiente extracellulare.

---

[9] Jens Christian Skou in Danimarca iniziò gli studi su questa pompa negli anni '50 e ricevette il premio Nobel per il suo contributo alla chimica e alla fisiologia nel 1997.

- contemporaneamente avviene il legame di due ioni K^+ ai siti specifici collocati sul versante extracellulare della pompa, e questo legame con il potassio induce la de-fosforilazione della proteina.
- La pompa rilascia il potassio all'interno della cellula, tornando nella sua conformazione originale pronta per ripetere il ciclo (1.2)].

- La pompa Na^+/K^+ **ATP**$_{asi}$ svolge un ruolo cruciale a livello fisiologico per controllare il volume cellulare.

- Il citoplasma cellulare contiene un'elevata concentrazione di soluti che esercitano un forte effetto osmotico, che tenderebbe a richiamare acqua dentro la cellula, rigonfiandola sino a farla scoppiare, se non fosse controbilanciato.

- Il contro-bilanciamento nelle cellule animali viene effettuato dalla pompa Na^+/K^+ **ATP**$_{asi}$

- Nelle cellule dei vegetali, ed anche di molti batteri, funghi ed alghe, esiste invece un rivestimento rigido della membrana cellulare, costituito dalla **parete cellulare** o "cell wall", che consente maggiore robustezza e ne previene il rigonfiamento.

- La pompa Na^+/K^+ **ATP**$_{asi}$ è inoltre fondamentale per la sua funzione di conferire alle cellule nervose e muscolari la proprietà di **eccitabilità**, grazie al potenziale di membrana.

- Essa risulta anche fondamentale per le funzioni cellulari che consentono il **trasporto attivo secondario** (vedasi Capitolo: "**Meccanismi generali di trasporto molecolare**") in quanto sfruttando l'energia fornita dall'ATP crea il gradiente di concentrazione del sodio utile per il riassorbimento di sostanze indispensabili per il metabolismo, come ioni, glucidi ed amminoacidi.

- Il consumo energetico dovuto all'azione della pompa corrisponde circa ad **un terzo** dell'energia consumata dalla cellula per tutti i suoi processi metabolici (1).

Riferimenti bibliografici.

1. Alberts B, Johnson A, Lewis J et Al. Molecular Biology of the Cell. 4th edition. New York: Garland Science; 2002.
2. Paulev PE, Zubieta-Calleja G. New Human Physiology | 2nd Edition. Textbook in Medical Physiology and Pathophysiology: Essentials and Clinical Problems.

Meccanismi generali di trasporto molecolare

Il passaggio delle varie sostanze attraverso alle strutture biologiche è piuttosto articolato e la ricerca scientifica ha consentito di conoscerne molte caratteristiche, anche se molti dettagli biochimici e fisiologici sono ancora solo parzialmente noti.

- [Una trattazione completa di questi aspetti andrebbe ben oltre alla tipologia di questo libro sul sodio, per cui nelle pagine seguenti saranno sintetizzati gli aspetti essenziali del trasporto molecolare, soffermandosi in particolare su quelli che riguardano maggiormente il sodio].

I soluti possono passare a seconda dei casi:

- attraversando le strutture cellulari (passaggio **trans-cellulare**)
- attraversando gli spazi inter-cellulari (passaggio **para-cellulare**).

Per il passaggio attraverso alle membrane cellulari va considerato un altro fattore chimico:

- il passaggio di **soluti idrofobici** non-polari, come ad esempio l'alcol, può avvenire direttamente attraverso allo strato lipidico della membrana cellulare
- l'acqua, ioni polari e **soluti idrofili** necessitano di strutture specifiche per il trasporto, che a sua volta può essere distinto in passivo o attivo.

Trasporto passivo

Il **trasporto passivo**, dovuto alla diffusione ed alle forze idrostatiche e colloido-osmotiche, od ai gradienti di potenziale elettrico presenti nei liquidi intra- ed extracellulari.

Il trasporto passivo può avvenire attraverso canali sempre aperti, mediante
* **diffusione semplice**, oppure
* **diffusione facilitata**, attraverso canali con "gates" di vario tipo.
  * [Ad esempio i canali per l'acqua specializzati per gli scambi di natura osmotica attraverso alle membrane si chiamano **"acquaporine"** ed hanno la proprietà di essere aperti o chiusi a seconda dell'effetto dell'ormone antidiuretico AVP (1) (vedasi anche Capitolo: **"Fisiologia renale. Concentrazione e diluizione delle urine"**)].

Per il trasporto passivo esistono dei "carriers" conformazionali, che mediano il passaggio del soluto (2) (**Figura 1**).

Trasporto attivo

Il **trasporto attivo** (che richiede **energia** ed è mediato dall'attività di proteine di membrana, dette in questo caso "active transporters" o "active carriers").
Il trasporto attivo può essere ancora distinto in **"primario"** e **"secondario"**:
* Nel trasporto attivo **primario** l'energia per il trasporto viene ottenuta direttamente dall'ATP del carrier ("ATP-driven pump"), come nel caso della pompa Na^+/K^+ ATP_{asi}.

Nel trasporto attivo **secondario** l'energia per il trasporto dipende dal gradiente elettrochimico di un soluto, tipicamente uno ione, dove l'energia dovuta al gradiente di concentrazione transmembrana di quello ione viene utilizzata per trasportare il secondo soluto ("ion-driven carrier" o "ionic-coupled transport", che può essere "pompato" anche contro il suo gradiente di concentrazione
* [Nel caso del sodio esso è solitamente lo ione il cui gradiente elettrochimico fornisce l'energia ("driving force") per il trasporto del secondo soluto.
* Il gradiente elettrochimico del sodio è generato dalla pompa ionica attiva Na^+/K^+ ATP_{asi} (descritta nel Capitolo **"La pompa cellulare sodio/potassio-ATP_{asi}"**), localizzata a livello della membrana basolaterale della cellula, che utilizza l'energia fornita dall'ATP per scambiare sodio e potassio spingendo il sodio fuori dalla cellula verso lo spazio interstiziale].

Nell'organismo riguardo al sodio esistono due importanti modalità di trasporto attivo secondario:

- **co-trasporto** (o **simporto**) nel caso di trasporto del sodio con sostanze **elettricamente neutre**, ad esempio del sodio-glucosio e sodio-aminoacidi neutri, o di ioni con **carica elettrica opposta** (ad esempio Na^+ e Cl^-), insieme nella stessa direzione.
- **contro-trasporto** (o **antiporto**) con cui si intende il trasporto in direzione inverse di ioni aventi la **stessa carica elettrica**, per entrambi positiva (ad esempio i cationi Na^+ e H^+) o per entrambi negativa per gli anioni (ad esempio Cl^- e $HCO3^-$): vedasi **Figura 2.**

Grazie all'energia fornita dal gradiente elettrochimico generato dalla pompa ionica attiva $Na+/K+$ ATP_{asi}, localizzata sulla membrana basolaterale della cellula, il sodio risulta quindi fondamentale per il trasporto attivo secondario **di altre molecole** attraverso alla membrana cellulare.

- [Ad esempio nel tubulo prossimale l'energia impiegata per il riassorbimento del sodio viene utilizzata - mediante il meccanismo di co-trasporto - per il riassorbimento del **glucosio** (vedasi **Figura 3)**, degli **aminoacidi** ed altre sostanze (Vedasi anche Capitolo: **"Fisiologia renale del sodio - Il tubulo prossimale"**)].

Il **trasporto attivo secondario** è anche fondamentale per i passaggi del sodio stesso attraversando altri suoi canali specifici. Alcuni esempi:

- nel tubulo prossimale il sodio viene riassorbito mediante **contro-trasporto** nei canali Na^+/H^+ che servono per il meccanismo di riassorbimento del **bicarbonato.**
- nel segmento ascendente spesso dell'ansa di Henle (mTAL) attraverso ai canali NKCC2 o **"$Na^+/2Cl^-/K^+$ bumetanide-furosemide sensitive co-transporter"**, importantissimi anche per il meccanismo di concentrazione urinaria e per il riassorbimento di calcio e magnesio;
- nel tubulo convoluto distale (DCT) attraverso ai canali **"thiazide-sensitive sodium-chloride co-transporters o NCC"**, stimolati dall'azione dell'aldosterone ed inibiti dai diuretici tiazidici;
- dalla seconda parte del tubulo convoluto distale (DCT2) nel tubulo connettore (CNT) e sino ai dotti collettori corticali (CCD) attraverso ai **canali epiteliali del sodio o ENaCs o "amiloride-sensitive ENaCs"**, stimolati anch'essi dall'aldosterone e inibiti dai diuretici risparmiatori di potassio (vedasi Capitolo: **"Fisiologia renale del sodio"**).

Accanto al trasporto del sodio, molto articolato e con funzioni assolutamente vitali per l'organismo, anche il cloro ricopre un ruolo molto importante: ad esempio nelle vie aeree è fondamentale per il meccanismo di secrezione dei fluidi, ed all'opposto nella mucosa del colon il trasporto di cloro è il meccanismo trainante per il riassorbimento dei liquidi ed i canali di trasporto sono complessivamente simili anche se disposti in modalità e con polarità differenti.

Analogamente anche per il bicarbonato e gli idrogenioni esistono meccanismi che consentono, a seconda del modo in cui i canali od i mediatori vengono impiegati, di svolgere funzioni diverse, ad esempio la **pompa protonica gastrica** e quella presente nei **tubuli renali**, insieme ai trasporti che avvengono mediante scambiatori di tipo contro-trasporto o **antiporto** Na^+/H^+ e da simporti $Na^+/HCO3^-$, che a seconda della collocazione spaziale nella cellula consentono il riassorbimento di bicarbonato nel circolo ematico e la secrezione di idrogenioni come meccanismo correttivo in condizioni di **acidosi** e viceversa l'escrezione di bicarbonati ed il riassorbimento di idrogenioni come meccanismo renale compensatorio in caso di **alcalosi** (vedasi Capitolo: **"Fisiologia renale: acidificazione urinaria"**.

La conoscenza dei complessi meccanismi che regolano l'omeostasi corporea dei fluidi ha riportato grandi progressi negli ultimi anni grazie all'evoluzione costante di molte branche scientifiche come la biologia e la fisiologia molecolare, le tecniche di micropuntura dei tessuti, microperfusione, l'immunologia e l'immuno-istochimica, la genetica molecolare, cristallografia X-Ray ad alta risoluzione, la microscopia elettronica ed anche i progressi nel campo della comunicazione on-line, che hanno accelerato e facilitato la trasmissione dell'informazione scientifica.

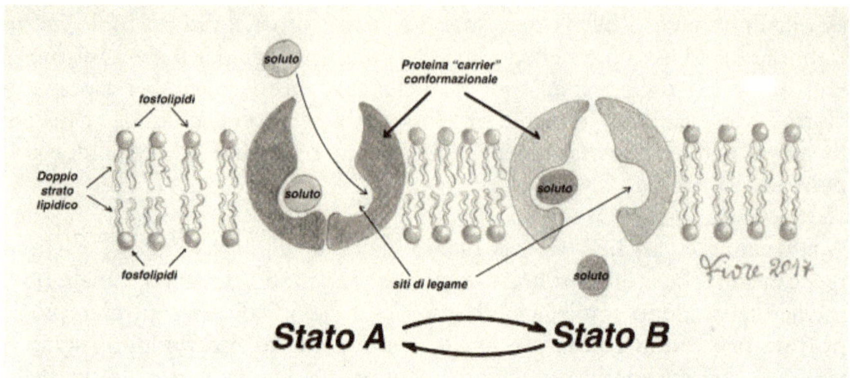

Figura 1. Illustrazione schematica del processo di **trasporto passivo** di soluti attraverso alla membrana cellulare, realizzato mediante una proteina "carrier": dopo il legame con il soluto si verifica una **modificazione conformazionale** che espone il sito di legame alternativamente prima da un lato e quindi dal lato opposto della membrana (2).

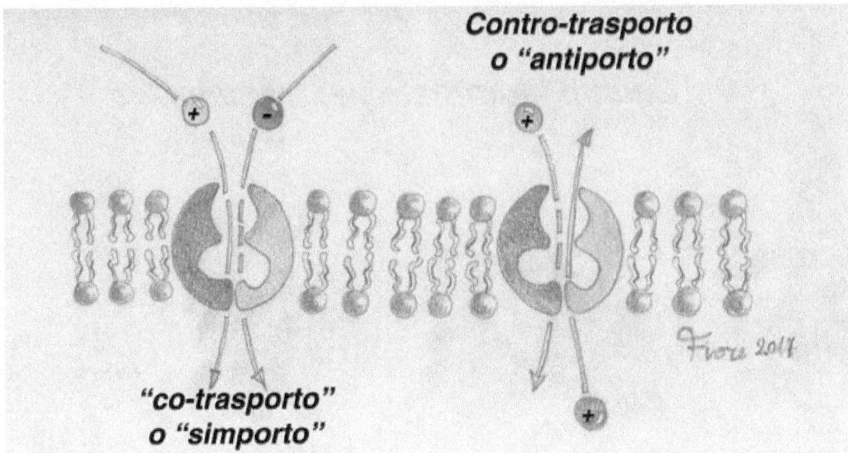

Figura 2. Illustrazione schematica del processo di trasporto ionico mediante le due modalità di **co-trasporto** (o simporto) e di **contro-trasporto** (o antiporto) di soluti attraverso alle membrane cellulari (2). Il co-trasporto (o simporto) ionico si verifica nel caso di ioni con carica elettrica opposta (ad esempio Na^+ e Cl^-), insieme nella stessa direzione (a sinistra nella figura).

Il contro-trasporto (o antiporto) avviene con il passaggio in direzione inverse di ioni aventi la stessa carica elettrica, per entrambi positiva (ad esempio i cationi Na^+ e H^+) (come nell'esempio a destra in figura) o per entrambi negativa (ad esempio gli anioni Cl^- e $HCO3^-$).

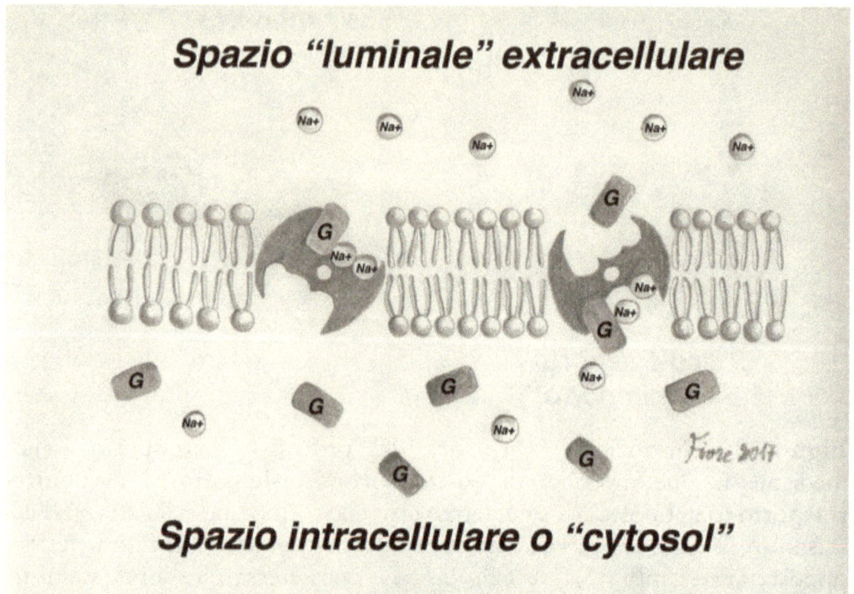

Figura 3. Schema del meccanismo cellulare di diffusione facilitata per il riassorbimento di sodio e glucosio; in questo schema è illustrato il funzionamento dei "symporters" o "co-transporters" del tipo SGLT1, localizzati nel segmento s1 del tubulo prossimale renale, che consentono il co-trasporto di **due** ioni sodio insieme ad una molecola di glucosio (2, modificata).

Il legame del sodio provoca una modificazione conformazionale del canale di simporto che facilita il legame del glucosio. Essendo la concentrazione sodica è molto più alta nello spazio extracellulare rispetto allo spazio intracellulare (grazie all'attività della pompa sodio-potassio), il trasportatore riesce ad immagazzinare glucosio nella cellula contro il suo gradiente di concentrazione (Vedasi anche Capitolo: **"Fisiologia renale del sodio - Il tubulo prossimale"**).

Riferimenti bibliografici.

1. Knepper MA, Kwon TW, Nielsen S. Molecular Physiology of Water Balance. N Engl J Med 2015; 372; 1349-58.
2. Alberts B, Johnson A, Lewis J, et al. Molecular Biology of the Cell. 4th edition. New York: Garland Science; 2002.

Sodio, osmolarità e osmolalità

L'**osmolarità** di una soluzione esprime il numero totale di particelle disciolte in un litro di quella soluzione - indipendentemente dalla carica elettrica e dalle dimensioni dei soluti - e si misura in OsM per litro (Osm/Lt) o in milliosmoli per litro (mOsm/Lt).

L'**osmolalità** esprime invece il numero totale di particelle disciolte per Kg di **acqua libera** ($mOsm/Kg_{H2O}$).

*   [Essendo il peso specifico dei fluidi corporei molto prossimo a quello dell'acqua i due termini "osmolarità" ed "osmolalità" vengono frequentemente considerati quasi sinonimi;
*   L'osmolalità è una grandezza più precisa perché non risente della temperatura ambientale e della natura della soluzione.

L'osmolalità viene misurata mediante l'**osmometro**

*   [Il metodo di riferimento è basato sulla misura dell'abbassamento del punto di congelamento di una soluzione rispetto all'acqua
*   L'osmometro fornisce la misura espressa per Kg di **acqua plasmatica**].

L'osmolalità è pressoché identica nei fluidi dei vari compartimenti interni dell'organismo [10] ed il suo valore in condizioni normali si aggira intorno alle 280-290 mOsm/Kg H2O.

Le variazioni dell'osmolalità in uno dei compartimenti sono seguite da un flusso di acqua trans-compartimentale che tende ad equilibrare la concentrazione dei diversi compartimenti corporei.

*   [L'aumento dell'osmolalità plasmatica determina la fuoriuscita di acqua dalla cellula per osmosi ed il "raggrinzimento" della cellula stessa ("shrinkage").
*   Con la diminuzione dell'osmolalità la cellula tende a richiamare acqua al suo interno "gonfiando" ("swelling"), sino a scoppiare].

L'osmolalità plasmatica è dovuta quindi alla sommatoria delle sostanze osmoticamente attive presenti nel plasma, di cui il sodio costituisce l'osmole più importante (Na≈140, Cl=105, HCO3≈25, glucosio≈5, urea≈5, K≈4, Ca≈2.5, Mg≈1 mmol/Lt), mentre nell'ambiente intracellulare povero di sodio prevale il potassio (K≈140, Na≈12 mmol/Lt).

---

[10]   Salvo che nelle urine, che si possono già considerare "esterne" all'organismo; nelle urine l'osmolalità è variabile a seconda delle esigenze dell'organismo   (vedasi anche il Capitolo: **"Fisiologia renale: concentrazione e diluizione delle urine"**).

Le regolazioni per il mantenimento di una normale osmolalità dipendono dal meccanismo della sete, e dal meccanismo di concentrazione o diluizione delle urine.

- [Nel rene la produzione di urine concentrate (sino anche a 1200 mOsm) o diluite (sino a 50 mOsm) a seconda delle necessità dell'organismo dipende dal sistema ipotalamico-ipofisario. Ad esempio in caso di iper-osmolalità plasmatica gli osmorecettori ipotalamici stimolano il rilascio di ADH dall'ipofisi posteriore, aumentando il riassorbimento di acqua nelle porzioni distali del nefrone (vedasi anche il Capitolo: **"Fisiologia renale: concentrazione e diluizione delle urine"**).

- Allo stesso modo l'aumento dell'osmolalità plasmatica viene registrato dagli osmorecettori ipotalamici che stimolano i centri della **sete** inducendone la percezione cosciente e l'incremento dell'ingestione idrica (vedasi anche il capitolo: **"Fisiologia del meccanismo della sete"**).

- Il maggiore introito e la minore eliminazione renale di acqua contribuiscono entrambi al ripristino della normale osmolarità.

- I meccanismi inversi si attivano invece in situazioni di ipo-osmolarità plasmatica, che in condizioni fisiologiche deprime il senso della sete e riduce la permeabilità del nefrone distale, determinando l'eliminazione di urine diluite].

Riferimenti bibliografici.

1. Erstad BL. Osmolality and osmolarity: narrowing the terminology gap. Pharmacotherapy 2003; 23 (9): 1085–6.
2. Kapur G, Valentini RP, Imam AA, Jain A, Mattoo TK (June 2007). Serum osmolal gap in patients with idiopathic nephrotic syndrome and severe edema. Pediatrics 2007; 119 (6): e1404–7.
3. Krahn J, Khajuria A. Osmolality gaps: diagnostic accuracy and long-term variability. Clin. Chem 2006; 52 (4): 737–9.
4. Purssell RA, Pudek M, Brubacher J et Al. Derivation and validation of a formula to calculate the contribution of ethanol to the osmolal gap. Ann Emerg Med 2001; 38: 653–9.

Introito ed assorbimento del sodio

L'assorbimento del sodio e del cloro avviene prevalentemente nel piccolo intestino e si verifica sul 98% circa del quantitativo introdotto. Oltre al **cloruro di sodio**, o "**sale**", che rappresenta la quota maggiore di minerale introdotto con la dieta, si trova anche come **sodio bicarbonato** e come **sodio glutammato** nei cibi preparati industrialmente, oppure come **sodio fosfato** e **sodio benzoato** in altri additivi alimentari.

- Il sale viene abbondantemente usato nell'industria alimentare, non solo per esaltare il gusto del cibo, ma anche come conservante;
- secondo i dati INRAN (1) in Italia e nei paesi occidentali oltre il 50% del sodio che introduciamo abitualmente deriva dall'uso alimenti **confezionati** e/o **precotti**.

A questa percentuale si deve aggiungere la quota che normalmente aggiungiamo noi stessi nella preparazione dei cibi (che costituisce oltre il 30% dell'apporto di sodio) ed il sale aggiunto eventualmente al momento del consumo.

- Il sodio è presente naturalmente in tutti i cibi freschi, ma l'apporto che in media ne ricaviamo difficilmente supera il 10%.

Si possono distinguere quindi relativamente all'introito:

"sodio non discrezionale"

(sodio già naturalmente presente nell'alimento)

"sodio discrezionale"

(sale aggiunto nella preparazione del cibo o al momento del pasto).

Esistono ampie differenze fra i vari paesi [11] e fra le varie regioni, oltre a differenze anche individuali legate alle abitudini personali.

---

[11] L'escrezione di **sodio più bassa** è risultata storicamente nella popolazione degli indigeni Yanomami, che vivono nella zona di foresta alla frontiera tra Venezuela e Brasile tra i bacini dei fiumi Orinoco e Rio delle Amazzoni (<0,2 mmol/die) e la **più elevata** presso Tianjin in Cina (242mmol/die) (2-3).

Riferimenti bibliografici.

1. Ministero delle Politiche Agricole e Forestali, Istituto Nazionale di Ricerca per gli Alimenti e la Nutrizione (INRAN). Linee guida per una sana alimentazione italiana. (revisione 2003). http://www.inran.it/

2. Intersalt Cooperative Research Group. "Intersalt: an international study of electrolyte excretion and blood pressure. Results for 24 hour urinary sodium and potassium excretion". Br Med J 1988; 297 (6644): 319–28).

3. Rose J, Stamler J. The INTERSALT study: background, methods and main results. INTERSALT Co-operative Research Group. Hum Hypertens. 1989; 3 (5): 283-8.

Bilancio corporeo del sodio

Il contenuto corporeo di sodio è determinato da un equilibrio tra l'apporto alimentare ed escrezione renale; sul bilancio del sodio nell'organismo possono intervenire diversi fattori; a seguito alcune osservazioni generali, riprese poi più approfonditamente nei successivi rispettivi capitoli.

Il sodio è il principale ione osmoticamente attivo nel liquido extracellulare

- [Circa il 95% del sodio corporeo si trova nel **liquido extracellulare**, e viene mantenuto fuori dalle cellule mediante la pompa Na^+/K^+ ATP_{asi} (vedasi Capitolo: **"Funzioni fisiologiche cellulari del sodio"** e Capitolo: **"Meccanismi generali di trasporto molecolare"**)].

Il sodio è **fondamentale** per mantenere il **potenziale d'azione delle cellule** e per il **trasporto attivo di altre molecole** attraverso alla membrana cellulare.

Il contenuto corporeo totale di Na determina il **volume** del **liquido extracellulare (VEC)**.

- il deficit del sodio totale corporeo causa **deplezione** del volume del liquido extracellulare
- l'eccesso del sodio totale corporeo causa **sovraccarico** del volume del liquido extracellulare.

La **concentrazione** plasmatica di sodio **non** rispecchia necessariamente il **sodio totale corporeo**.

L'attività fisica può influenzare il bilancio sodico a causa di eccessive perdite nel sudore, specie in caso di attività fisica spinta in ambienti molto caldi; la perdita di sodio con la sudorazione è influenzata dall'introito sodico, dall'entità della sudorazione, dallo stato di idratazione e dal grado di **acclimatazione** alle elevate temperature che riduce le perdite di sodio con il sudore (1-5).

L'eliminazione del sodio avviene tuttavia prevalentemente per via renale, sebbene anche mediante la sudorazione e in minima parte attraverso l'intestino;

- in condizioni di equilibrio elettrolitico e dei fluidi, con minime perdite da sudorazione, il **quantitativo eliminato nelle urine**

corrisponde in modo sufficientemente preciso (6) **all'introito di sodio** [12]

La capacità di regolazione dell'eliminazione da parte dei reni è fondamentale:

- in condizioni fisiologiche quando il contenuto totale di sodio e il volume del liquido extracellulare (VEC) sono bassi, i reni aumentano la ritenzione di Na
- quando il contenuto totale di Na e il volume del liquido extracellulare sono elevati, l'escrezione di sodio (sodiuria o natriuresi) aumenta in modo da ridurre il volume VEC.

Riferimenti bibliografici.

1. Allan JR,Wilson CG. Influence of acclimatization on sweat sodium concentration. Journal of Applied Physiology 1971; 30 (5): 708-12.
2. Allsopp AJ, Sutherland R, Wood P, Wootton SA. The effect of sodium balance on sweat sodium secretion and plasma aldosterone concentration. Eur J Applied Physiol 1998; 78: 516-21
3. Brouns F. Heat-sweat-dehydration-rehydration: A praxis oriented approach. J Sports Sci 1991; 9: 143-52.
4. Sawka MN, Montain SJ. Fluid and electrolyte balance: Effects on thermoregulation and exercise in the heat. In: Bowman BA, Russell RM, eds. Present Knowledge in Nutrition, Eighth Edition. Washington, DC: ILSI Press, 2001. Pp 115-24.
5. Australian National Health and Medical Research Council (NHMRC) and New Zealand Ministry of Health (MoH). The Nutrient Reference Values (NRVs). Updated: 09-04-2014
6. Holbrook JT, Patterson KY, Bodner JE et Al. Sodium and potassium intake and balance in adults consuming self-selected diets. Am J Clin Nutr 1984; 40: 786-93).

---

[12] La misurazione della **sodiuria** costituisce un semplice mezzo per stimare in modo sufficientemente preciso l'introito sodico giornaliero (in condizioni di stabilità), più facilmente e con maggiore affidabilità rispetto al calcolo effettuato mediante le tabelle di composizione degli alimenti e la loro pesatura.

Fisiologia renale del sodio

La funzione renale è fondamentale per la regolazione dell'equilibrio sodico, che avviene attraverso diverse fasi successive nei vari segmenti del nefrone. Alcune sostanze come il glucosio e gli aminoacidi vengono filtrate e riassorbite integralmente dai tubuli renali; il bicarbonato viene riassorbito integralmente nel tubulo prossimale in condizioni fisiologiche di normalità, mentre il riassorbimento si riduce quando il suo tasso ematico sia eccessivo, in situazioni di alcalosi metabolica; in condizioni normali inoltre le cellule intercalate del tubulo distale, del tubulo connettore e del dotto collettore rigenerano il bicarbonato consumato per tamponare gli acidi prodotti dal metabolismo proteico; altre sostanze come l'urea vengono filtrate, secrete ed in parte riassorbite, mentre la creatinina viene filtrata ed anche attivamente secreta. Per quanto riguarda il **sodio** che è stato filtrato dai glomeruli in grandissima parte viene riassorbito, ed il potassio viene secreto attivamente nel lume tubulare mediante meccanismi fondamentali per mantenere l'omeostasi e la buona funzionalità dell'organismo.

Prendiamo in considerazione le diverse fasi successive.

La filtrazione glomerulare.

Il parenchima renale è costituito da circa un milione di **nefroni**, la cui parte funzionale iniziale è il **glomerulo renale**, una struttura costituita da un circolo di vasi capillari che hanno una peculiarità unica nell'organismo (detta per questo motivo **"rete mirabile arteriosa"**), in quanto si trovano interposti fra l'arteriola afferente e l'arteriola efferente - a differenza degli altri capillari che sono interposti fra un'arteria ed una vena - e questa peculiarità consente al rene di regolare la filtrazione glomerulare (FG) o velocità di filtrazione glomerulare (VFG o "glomerular filtration rate - GFR" in inglese) principalmente modificando la pressione idraulica che si esercita sulla membrana glomerulare [13].

- Nella **Figura 4** è schematizzata la struttura del nefrone: la filtrazione glomerulare si verifica nel glomerulo renale, costituito da una matassa di capillari avvolta dalla capsula del Bowman, che costituisce la "coppa" in cui si raccoglie il filtrato glomerulare, o "pre-urina", che successivamente viene elaborata nell'apparato tubulare, in cui avvengono fondamentali funzioni di riassorbimento, escrezione e secrezione dei soluti.
- Nella **Figura 5** è inoltre schematizzata la vascolarizzazione del nefrone, con il circolo capillare glomerulare, interposto fra arteriola

---

[13] La filtrazione glomerulare "Glomerular Filtration Rate - GFR" viene anche regolata dalle cellule mesangiali che si trovano nell'interstizio glomerulare (detto mesangio), che possono modificare l'area filtrante costituita dalla membrana glomerulare.

afferente ed efferente glomerulare, ed il circolo capillare peritubulare che si dirama dall'arteriola efferente glomerulare.

- Nella **Figura 6** è illustrato l'ingrandimento del riquadro riportato nella precedente figura, con maggiori dettagli del glomerulo, dell'apparato iuxtaglomerulare e della "macula densa", la cui descrizione funzionale trovasi nei successivi paragrafi.

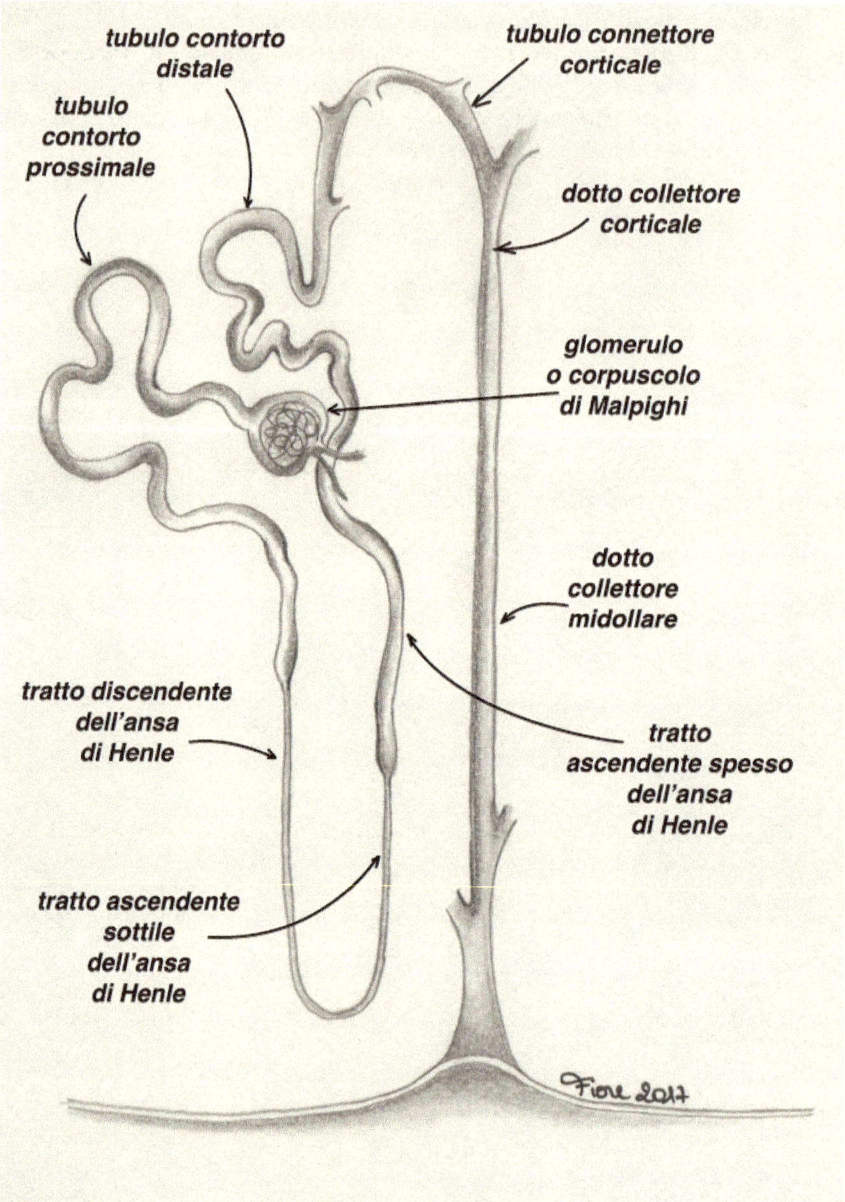

Figura 4. Rappresentazione schematica strutturale del nefrone, comprendente glomerulo ed apparato tubulare.

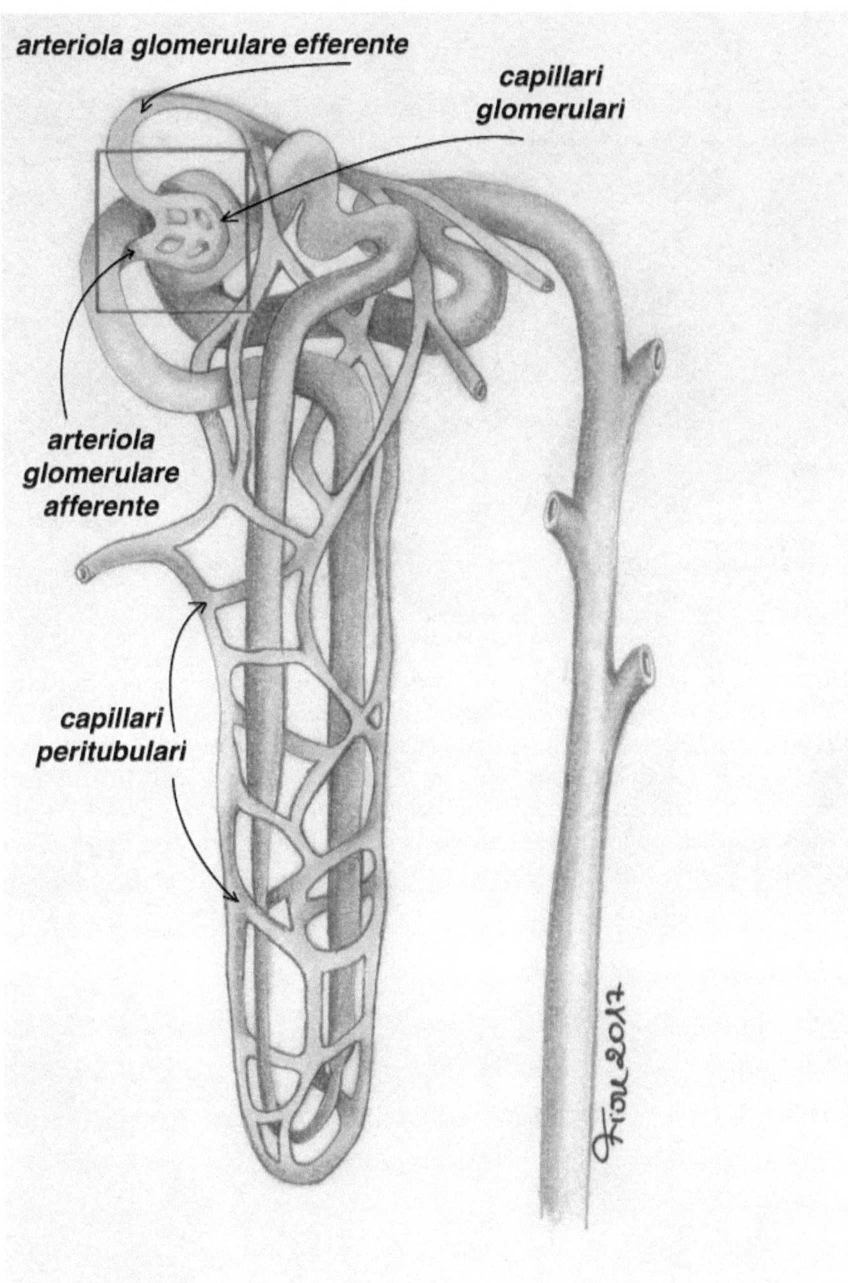

Figura 5. Schema di vascolarizzazione del nefrone. Nel riquadro l'apparato iuxta-glomerulare e la macula densa (ingrandimento con dettagli nella **Figura 6**).

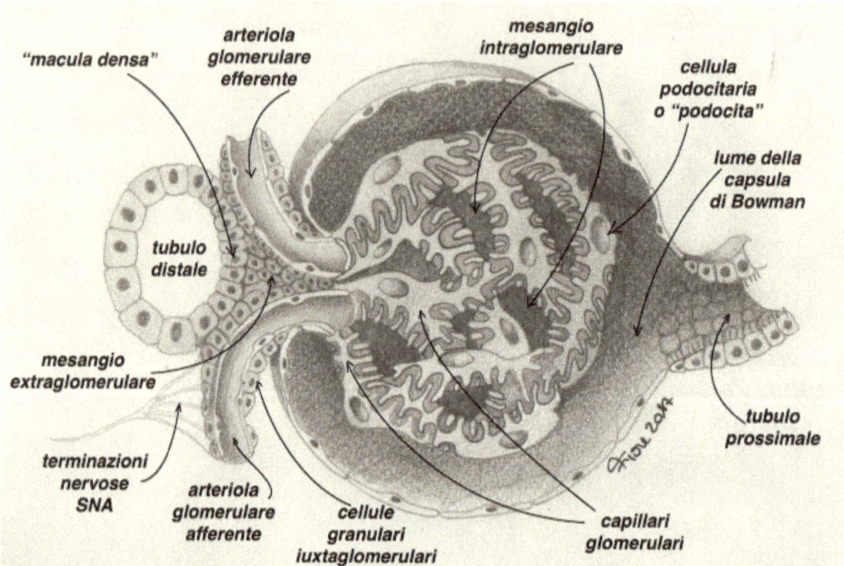

Figura 6. In questa figura viene riprodotto l'ingrandimento del riquadro della figura precedente, con maggiori dettagli del glomerulo, dell'apparato iuxtaglomerulare e della "macula densa", la cui descrizione funzionale trovasi nei successivi paragrafi. Si intravede la matassa di capillari glomerulari, originati dall'arteriola glomerulare afferente, rivestiti dalle cellule epiteliali podocitarie che delimitano lo spazio urinifero iniziale del nefrone.

Il tubulo prossimale.

Il sodio filtrato dai glomeruli costituisce un enorme quantitativo di acqua e sali la cui perdita sarebbe incompatibile con la vita ($\approx$140mEq per ognuno dei 180 litri di filtrato glomerulare, pari a $\approx$25.000 mEq/die): per questo motivo circa il 99% del sodio filtrato dai glomeruli viene riassorbito nell'apparato tubulare, mediante una precisa regolazione che consente in condizioni fisiologiche di adeguare il quantitativo eliminato alle necessità di mantenerne un corretto bilancio nell'organismo.

- Nel tubulo prossimale avviene la parte quantitativamente prevalente del riassorbimento del sodio e dell'acqua (circa 70%), insieme ad altri ioni e molecole di nutrimento organico. L'alta capacità di riassorbimento del tubulo è consentita dall'**energia** fornita da cellule ricche di mitocondri.

- L'epitelio possiede un'estesa superficie costituita da cellule di un epitelio cubico semplice, dotate di **orletto a spazzola** per incrementarne la superficie sul lato apicale della membrana plasmatica e con spazi intercellulari a livello della porzione baso-laterale della membrana che estendono la superficie disponibile per il trasporto delle varie sostanze.

[Fondamentale è l'azione di **trasporto attivo** esercitato dalla **pompa ionica Na$^+$/K$^+$ ATP**asi che si trova localizzata a livello della **membrana basolaterale** della cellula (vedasi Capitolo: "**La pompa cellulare sodio/potassio**"), che utilizza l'energia fornita dall'ATP per scambiare sodio e potassio, spingendo il potassio all'interno della cellula in scambio con il sodio che viene pompato fuori dalla cellula verso lo spazio interstiziale, da cui diffonde nel sangue dei capillari peritubulari: la diminuzione della concentrazione di sodio nel citoplasma cellulare crea un **gradiente** di concentrazione con il lume tubulare].

Il **glucosio** viene integralmente assorbito, in condizioni fisiologiche, dal tubulo prossimale mediante il meccanismo che sfrutta l'energia della pompa ionica **Na$^+$/K$^+$ ATP**asi per consentire il passaggio attraverso i canali di simporto Glucosio-Na$^+$ SGLT1 e SGLT2 localizzati nella membrana apicale o luminale della cellula (vedasi **Figura 7**).

Gli **aminoacidi** vengono riassorbiti con un meccanismo di co-trasporto facilitato analogo a quello del glucosio (vedasi **Figura 8**); ogni "transporter" di aminoacidi possiede specificità per un determinato gruppo (aminoacidi neutri, come glicina, alanina, fenilalanina e altri; acidi come acido glutammico e acido aspartico, basici come lisina, ornitina e arginina).

Nella membrana apicale della prima parte del tubulo prossimale (S1-S2) esistono anche dei canali specifici per il simporto di **fosfato** e altre **sostanze organiche** (lattato, acetato, vitamine...), che vengono trasportati passivamente sfruttando anch'essi l'energia fornita dalla pompa ionica sodio-potassio Na^+/K^+ **ATP**$_{asi}$.

Nel tubulo prossimale si verifica la funzione fondamentale di riassorbimento del bicarbonato, ripresa con maggiori dettagli nel Capitolo: **"Fisiologia renale: acidificazione urinaria"**.

Nel tubulo prossimale avviene anche il riassorbimento di calcio, magnesio, fosfati, lattati ed urea, mentre esso è impermeabile alla creatinina.

L'acido urico filtrato dai glomeruli e viene poi riassorbito per il 90% circa nel tubulo contorto prossimale mediante trasporto attivo con specifici trasportatori anionici, fra cui principalmente il carrier URAT-1 localizzato sul versante apicale del "brush-border" tubulare prossimale.

Proteine e polipeptidi vengono riassorbiti con un meccanismo di tipo endo-lisosomiale:
- [il peptide aderisce ad un suo recettore sulla membrana plasmatica e viene incluso in un introflessione della stessa (endosoma); successivamente l'endosoma si fonde con un lisosoma i cui enzimi proteolitici esercitano la lisi del materiale proteico liberando aminoacidi che possono essere reimpiegati per la sintesi di proteine ex-novo].

Nei mitocondri delle cellule tubulari prossimali avviene l'idrossilazione della **vitamina D** (catalizzata dall'enzima 1 α-idrossilasi) ad 1-25 diidrossicolecalciferolo (o calcitriolo) che costituisce il mediatore più attivo per il metabolismo minerale.

Nel tubulo prossimale avviene anche la **secrezione attiva** di sali biliari, farmaci e tossine, che in concentrazioni elevate possono determinare un danno tossico, sino alla necrosi tubulare acuta.

La sintesi di **ammoniaca NH3** avviene nel tubulo prossimale renale, e svolge funzioni fondamentali (vedasi Capitolo: **"Fisiologia renale: acidificazione urinaria"**).

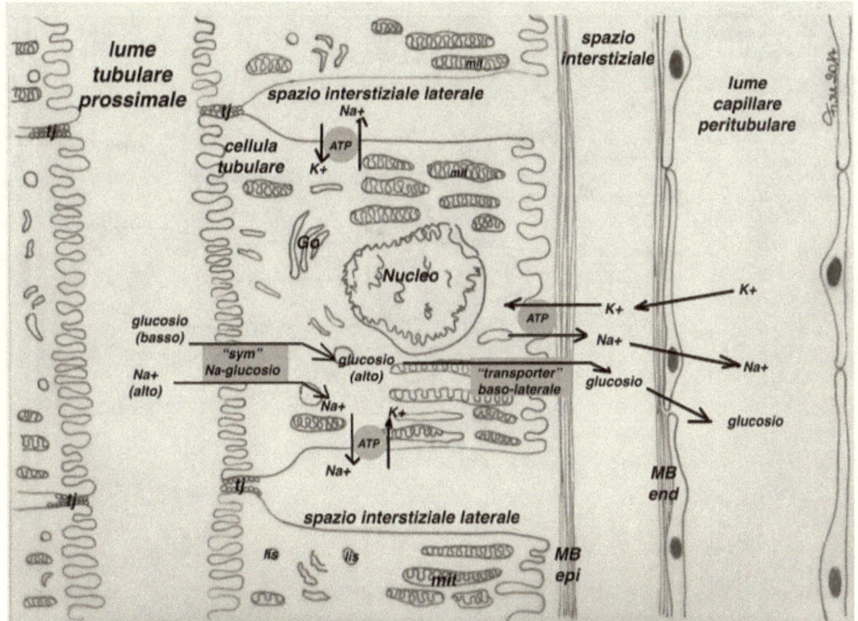

Figura 7. Schema del meccanismo cellulare di riassorbimento di sodio e glucosio nel tubulo prossimale renale. Legenda delle sigle: Go= apparato reticolo-endoplamatico del Golgi; MB end= membrana basale delle cellule endoteliali; MB epi= membrana basale delle cellule epiteliali; mit= mitocondri; lis: lisosomi; "sym" Na-glucosio= "symporter" o co-trasportatore sodio-glucosio SGLT1 e SGLT2, sul versante luminale della cellula; tj= "tight junctions" o giunzioni serrate.

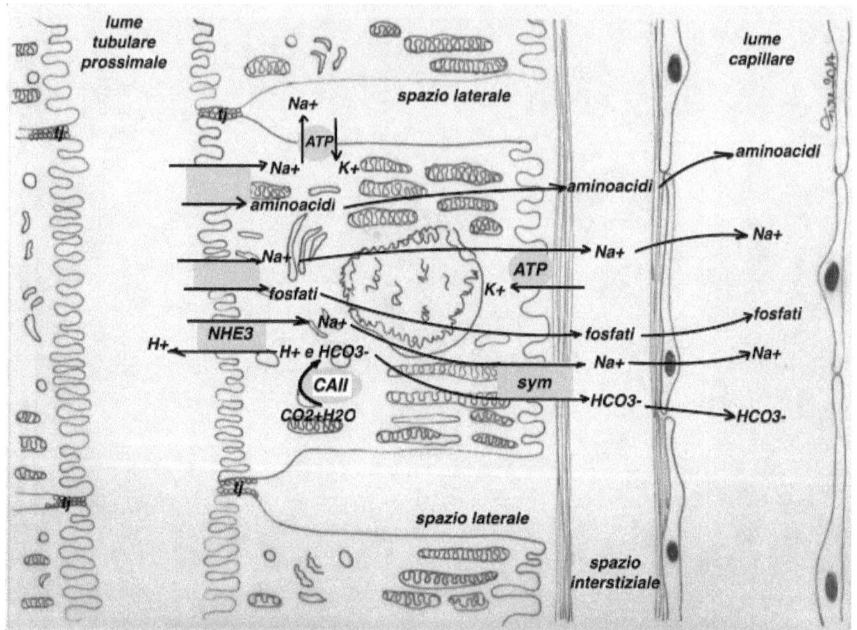

Figura 8. Schema illustrativo semplificato del trasporto di sodio, aminoacidi, fosfati e bicarbonati nel **tubulo contorto prossimale.**

L'ansa di Henle

L'ansa di Henle è costituita dal segmento discendente sottile che nei nefroni più superficiali o corticali all'apice dell'ansa continua nel tratto ascendente spesso; nei nefroni iuxtamidollari il **segmento discendente sottile** "thin descending limb" dopo la curva all'apice dell'ansa continua ancora con un **segmento ascendente sottile** "thin Ascending Limb -tAL" , per diventare poi **segmento ascendente spesso** "**T**hick Ascending Limb - TAL", in corrispondenza del livello di separazione fra la zona midollare interna "inner medulla" e la zona midollare esterna "outer medulla".

Negli ultimi dieci anni sono stati compiuti enormi progressi nel campo della fisiologia e della genetica molecolare di questa parte del nefrone che svolge un ruolo centrale per il rene e per l'organismo per l'omeostasi dei fluidi, del volume extracellulare, del meccanismo di concentrazione urinaria, del bilancio di calcio e magnesio, e dell'equilibrio acido-base.

Il **tratto sottile** è composto da cellule piatte con scarsi microvilli, scarso citoplasma e rari mitocondri, che testimoniano un'attività metabolica poco accentuata sul piano energetico, a differenza sia del segmento precedente del tubulo convoluto prossimale in cui si verificano importanti processi attivi, sia del tratto ascendente spesso che svolge anche un'elevata attività energetica cellulare.

- La parte **discendente sottile** dell'ansa di Henle è molto permeabile all'acqua ma risulta poco permeabili ai soluti che non dispongono in questo tratto di meccanismi di trasporto attivo e passano la membrana per diffusione semplice, insieme all'acqua che viene riassorbita in buona quantità, pari al 20% circa della quota filtrata; il tratto **ascendente sottile** risulta poco permeabile all'acqua ed agli ioni e non possiede canali di acquaporine.

Il tratto **ascendente spesso** dell'ansa di Henle, che decorre nella zona midollare esterna (medullary Thick Ascending Limb of Henle, o **mTAL,** oppure **mTALH**), possiede invece un epitelio costituito da cellule cuboidali ricche in mitocondri, capaci di elevata attività metabolica e di effettuare riassorbimento attivo di **sodio** insieme ad altri ioni come **potassio, cloro, bicarbonato,** e ioni divalenti come **calcio** e **magnesio.**

- Dopo il forte riassorbimento di sodio nel tubulo prossimale segue quindi ancora un forte riassorbimento sodico (25% circa della quota del sodio filtrato), mentre nei segmenti successivi del tubulo si verificano i fini aggiustamenti necessari per regolarne il bilancio.

Il "**primum movens**" che imprime energia al sistema è anche in questa parte del tubulo costituito dalla **pompa ionica Na$^+$/K$^+$ ATP$_{asi}$,** situata sulla membrana basolaterale delle cellule che riduce attivamente la concentrazione di sodio nel citoplasma, e crea quindi un gradiente che ne favorisce il riassorbimento dal lume tubulare.

Sul lato apicale della cellula, dal versante luminale, esistono fondamentalmente due serie di canali per il riassorbimento del sodio dal lume tubulare del mTALH (**Figura 9**):

- la pompa ionica per il co-trasporto (o simporto) Na$^+$/2Cl$^-$/K$^+$ detta anche "**Na$^+$/2Cl$^-$/K$^+$ bumetanide-furosemide sensitive co-transporter, o NKCC2 ".**

- I canali di antiporto (o contro-trasporto) **Na$^+$/H$^+$**, importanti per il riassorbimento del bicarbonato in questo segmento del nefrone (vedasi Capitolo: "**Fisiologia renale: acidificazione urinaria**").

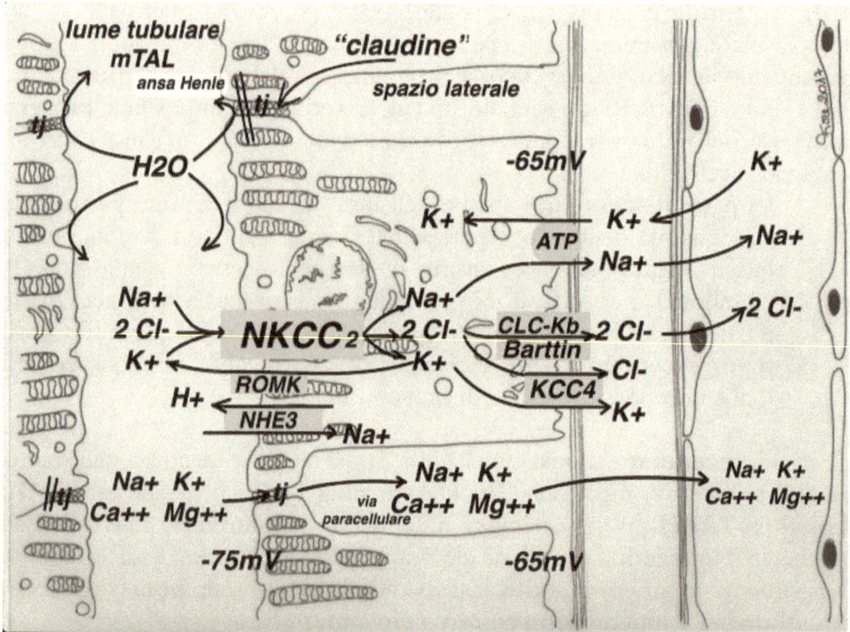

Figura 9. Schema del meccanismo di trasporto ionico attraverso il segmento ascendente spesso mTAL dell'ansa di Henle.
Per la spiegazione della complessità dei passaggi attraverso ai canali sinora identificati e riprodotti nel presente schema vedasi descrizione nel testo.

Macula densa e "feed-back" tubulo-glomerulare

La **macula densa** (MD) è collocata nel punto strategico di contatto fra glomerulo ed inizio del tubulo distale nel punto in cui quest'ultimo attraversa il polo vascolare **dello stesso glomerulo da cui è originato**, e costituisce il punto di passaggio morfologico fra il segmento rettilineo e quello convoluto del tubulo distale.

- Anatomicamente si tratta di un breve tratto del tubulo renale in cui le cellule sono particolari, piccole, con scarso citoplasma e nuclei ravvicinati che creano l'aspetto in microscopia ottica di densità dei nuclei che le ha conferito il nome.

- La funzione primaria della macula densa è di rilevare la concentrazione di sodio e cloro nel lume, agendo come "chemocettore" specializzato per questa funzione;

- lo scopo funzionale del meccanismo di feed-back tubulo glomerulare è quindi quello di mantenere in range fisiologico la filtrazione glomerulare ed il flusso ematico renale.

Il recettore è costituito dal co-transporter **"Na^+/$2Cl^-$/K^+ bumetanide-furosemide sensitive co-transporter, o NKCC2"**.

Esistono diversi fattori in grado di modulare la **sensibilità** del meccanismo di feed-back tubulo glomerulare, fra cui una **dieta iperproteica**: il sovraccarico proteico cronico riduce la sensibilità del feed-back tubulo-glomerulare, causando **iperfiltrazione glomerulare** ed incremento pressorio nei capillari glomerulari, che nel tempo può concorrere a **danneggiare i nefroni peggiorando la funzionalità renale** e causando danno renale permanente.

Il tubulo distale.

Il **tubulo convoluto distale** svolge funzioni cruciali per l'organismo intervenendo nelle funzioni di omeostasi degli **elettroliti** (riassorbimento di sodio e cloro, secrezione di potassio) e nella regolazione dei **cationi divalenti** (**sede primaria** dell'azione del sistema endocrino paratiroideo di regolazione del **calcio**) e del pH dell'organismo.

Il tubulo convoluto distale è suddiviso funzionalmente in due sub-segmenti, detti "early DCT" e "late DCT", oppure DCT1 e DCT2.

- [DCT1 e DCT2 si distinguono per la differente risposta all'aldosterone e per la presenza di canali apicali del sodio differenti;
- nel segmento **DCT1** sono presenti **solo** canali **NCC**, mentre nel segmento **DCT2** sono presenti **sia canali NCC, sia canali ENaCs** "amiloride-sensitive", tipici del tubulo connettore (CNT) e del dotto collettore corticale (CCD)

L'istologia del tubulo contorto distale dimostra cellule cuboidi semplici, prive di "brush border" (od "orletto a spazzola", costituito dai microvilli), con un esteso spazio baso-laterale che alla base della cellula, appoggiata sulla membrana basale pericapillare, presenta **numerose profonde invaginazioni** che ne incrementano fortemente la superficie; le cellule del tubulo distale sono molto **ricche in mitocondri produttori di energia e ATP,** con il nucleo disposto nella parte più apicale della cellula, essendo la parte basale molto densa in mitocondri. Questa peculiarità anatomica rende il tubulo contorto distale la parte più ricca in corpuscoli produttori di energia di tutto il nefrone (1-4); l'epitelio comprende due tipi di cellule: le cellule principali e le cellule intercalate.

Le **cellule principali** costituiscono il 90% circa di questo epitelio; esse riassorbono attivamente il sodio, in percentuale variabile fra $5 \div 10\%$ (44) , secernendo potassio, per effetto della pompa ionica Na^+/K^+ ATP_{asi} localizzata sulla membrana baso-laterale.

- [Il trasferimento attivo del sodio dal citoplasma della cellula tubulare ai capillari peritubulari determina la forza costituita dal gradiente di concentrazione e di potenziale per la sua diffusione dal lume tubulare al citoplasma; la diffusione in questa sede avviene quindi secondo gradiente, attraversando i canali apicali **"thiazide-sensitive sodium-chloride co-transporters o NCC"** [14].
- Il **trasporto di potassio** nel tubulo distale riveste una particolare importanza per il suo ruolo fisiologico fondamentale (5). Nella membrana basolaterale esistono dei canali detti Kir4.1 che

---

[14] I diuretici tiazidici inibiscono i "thiazide-sensitive sodium-chloride co-transporters o NCC**,** incrementando l'eliminazione urinaria di sodio, cloro, potassio, magnesio e riducendo invece la calciuria.

consentono il "riciclo" del potassio per mantenere piena funzionalità della pompa ionica Na^+/K^+ ATP_{asi} , oltre ad altri meccanismi di trasporto come i canali **ROMK** importanti per la secrezione di potassio.

- Sulla regolazione funzionale delle cellule principali si esercita l'azione dell'**aldosterone**, che avviene con un meccanismo di legame ai **siti recettoriali** intracellulari (**Figura 9**).

Le **cellule intercalate**, che si trovano nel nefrone a partire dal tubulo distale sino ai dotti collettori corticali, in una percentuale del 10% circa delle cellule epiteliali di questi distretti;

- istologicamente sono cellule con una densa matrice citoplasmatica, ricca in mitocondri, che forniscono l'elevato apporto di energia necessaria per le loro funzioni cellulari, presenza abbondante di lisosomi e reticolo endoplasmatico liscio e rugoso, con elevati livelli di captazione immuno-istochimica per l'enzima carbonico-anidrasi (CA)
- le cellule intercalate svolgono una funzione determinante per la regolazione del pH urinario e per l'equilibrio acido-base dell'organismo (vedasi Capitolo: **"Fisiologia renale: acidificazione urinaria"**).

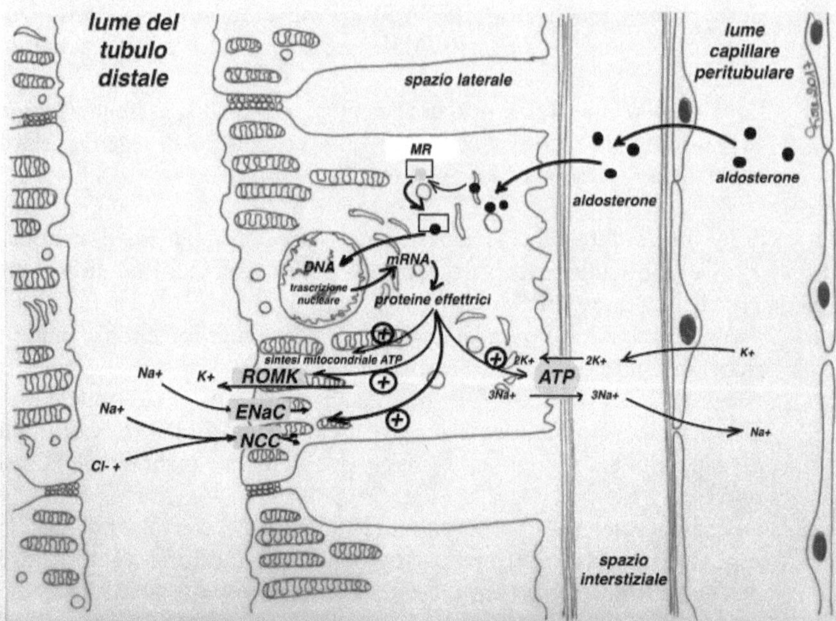

Figura 9. Schema illustrativo dell'azione dell'aldosterone nei principali meccanismi di trasporto di sodio e potassio a livello del **tubulo contorto distale.**

Dopo il legame con il recettore   mineralcorticoide MR **i** complessi aldosterone-MR dimerizzati traslocano nel nucleo dove si legano nel DNA inducendo la trascrizione dei geni "targets"; essi codificano nel citoplasma la **sintesi** delle pompe Na^+/K^+ ATPasi e dei canali cellulari del sodio e la sintesi di **proteine effettrici**   che svolgono a loro volta   funzioni di attivazione:

- stimolano la pompa ionica baso-laterale Na^+/K^+ **ATP**asi,
- stimolano l'**attività** dei canali apicali del sodio (**NCC nel segmento DCT1** e **NCC** ed **ENaCs nel segmento DCT2)**
- stimolano i **mitocondri** che forniscono energia sotto forma di **ATP**
- Stimolano l'escrezione di potassio attraverso ai canali **ROMK**.

Dotto collettore.

L'epitelio dei dotti collettori della midollare è costituito da grosse cellule cuboidi prive di orletto a spazzola e povere di mitocondri. Questa porzione del tubulo collettore in passato veniva considerata funzionalmente povera, quasi alla stregua di un semplice "tubo" di raccolta dell'urina elaborata dal nefrone per condurla alla pelvi renale per l'escrezione. In realtà nel sistema collettore avvengono importanti funzioni, senza le quali sarebbe impossibile la sopravvivenza. Molte di queste funzioni sono riprese da altri capitoli, a cui si rimanda ("**Fisiologia renale: concentrazione e diluizione delle urine**", "**Fisiologia renale: meccanismo di concentrazione controcorrente**", "**Fisiologia renale: acidificazione urinaria**", "**Il sistema Renina Angiotensina Aldosterone (SRAA o RAS)**").

Anatomicamente si distinguono i diversi tratti:

- il **tubulo connettore** è la parte più prossimale del sistema, in diretta continuazione rispetto al tubulo contorto distale, con decorso arciforme (arcata); contiene cellule epiteliali sue proprie (**cellule del tubulo connettore**, simili a quelle del tubulo distale), e cellule intercalate; i tubuli connettori di diversi nefroni si uniscono per confluire nel dotto collettore corticale. Secondo le recenti classificazioni il tubulo connettore fa ancora parte del tubulo distale, di cui è la continuazione anatomica; istologicamente il suo epitelio è più simile a quello dei dotti collettori, e molto meno ricco in mitocondri rispetto a quello del tubulo distale.

- il **dotto collettore** corticale ha un epitelio costituito da cellule principali e cellule intercalate. Le **cellule principali** regolano il bilancio di sodio e potassio (6) attraverso gli specifici canali localizzati sulla membrana apicale, verso il lume dei dotti (vedasi **Figura 10**).

L'aldosterone determina l'espressione dei canali apicali del sodio e delle pompe Na^+/K^+ ATP_{asi} baso-laterali ed è il principale artefice del bilancio elettrolitico nelle cellule principali (7) (per la descrizione del meccanismo d'azione dell'aldosterone vedasi Capitolo: "**Il sistema Renina Angiotensina Aldosterone (SRAA o RAS)**").

- Nel dotto collettore i canali **epiteliali del sodio (Epithelial Na channels - ENaCs)** (8-10), sono anche detti "**Amiloride sensitive sodium channels**" per la loro affinità per questo diuretico loro inibitore, oltre che per il triamterene.

- Strutturalmente gli ENaCs del rene sono simili a quelli del colon e di altri epiteli (polmoni, colon, ghiandole esocrine) anch'essi deputati all'assorbimento di sodio e cloro, e svolgono un ruolo anche nella percezione del **sapore salato**.

A differenza dei canali NCC del tubulo distale, che sono **elettro-neutrali** poiché consentono il passaggio combinato di un anione e di un catione, i canali **ENaCs** sono **"elettrogenici"**, poiché consentono il passaggio al solo sodio: il transito attraverso alla membrana del solo catione senza l'anione rende il potenziale elettrico trans-epiteliale "lumen-negative" sempre maggiormente negativo nella parte del nefrone che intercorre dalla seconda parte del tubulo distale (DCT2) sino al dotto collettore corticale (CCD) (64).

• Questo gradiente di voltaggio trans-epiteliale costituisce una forza trainante o "driving-force" per il movimento degli altri ioni (41)].

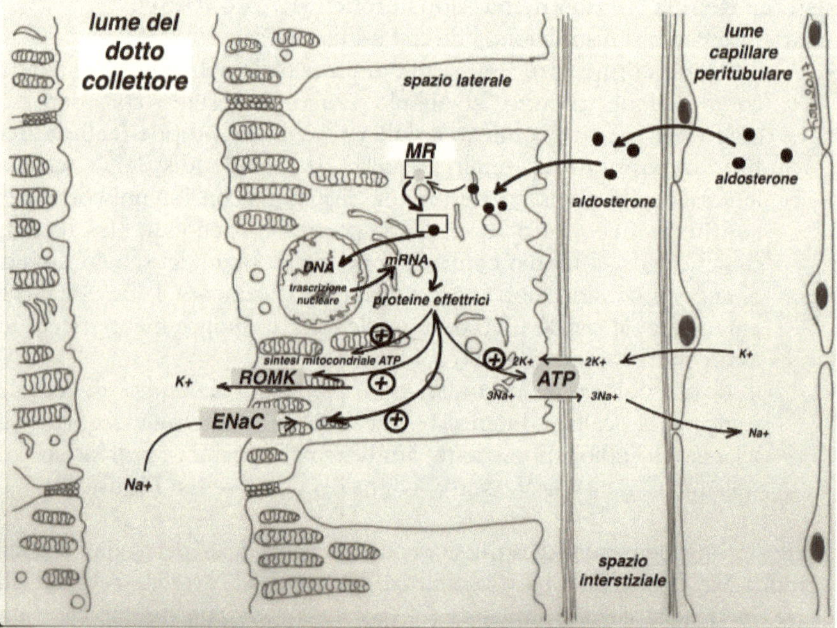

Figura 10. Schema illustrativo dell'azione dell'aldosterone nei meccanismi di trasporto di sodio a livello del **tubulo convoluto distale DCT2 e del dotto collettore corticale (CCD) renale.**

Riferimenti bibliografici.

1. Subramanya AR, Ellison DH. Distal Convoluted Tubule. Clinical Journal of the American Society of Nephrology CJASN 2014; 9 (12): 2147-63.
2. Kaissling B, Kriz W. Structural analysis of the rabbit kidney. Adv Anat Embryol Cell Biol 1979; 56: 1–123.
3. Dørup J. Ultrastructure of distal nephron cells in rat renal cortex. J Ultrastruct Res 1985; 92: 101–18.
4. Hierholzer K, Wiederholt M. Some aspects of distal tubular solute and water transport. Kidney Int 1976; 9: 198–213 Marble A. Renal glycosuria. Am J Med Sci 1932; 183: 811.
5. Meneton P, Loffing J, Warnock DG. Sodium and potassium handling by the aldosterone-sensitive distal nephron: The pivotal role of the distal and connecting tubule. Am J Physiol Renal Physiol 2004; 287: F593–F601.
6. Palmer LG, Frindt G. Aldosterone and potassium secretion by the cortical collecting duct. Kidney International. 2000; 57 (4): 1324–8.
7. Arai K, Chrousos GP. Aldosterone deficiency and resistance. Endotext. Updated May 2016.
8. McDonald FJ, Price MP, Synder PM et Al. Cloning and expression of the β- and γ-subunits of the human epithelial sodium channel. Am J Physiol 1995; 268: C1157-63.
9. Le T, Saier MH. Phylogenetic characterization of the epithelial Na+ channel (ENaC) family". Molecular Membrane Biology 1996; 13 (3): 149–57.
10. Hanukoglu I, Hanukoglu A. Epithelial sodium channel (ENaC) family: Phylogeny, structure-function, tissue distribution, and associated inherited diseases. Gene 2016; 579 (2): 95–132

Il sistema Renina Angiotensina Aldosterone (SRAA o RAS)

Si tratta di un sistema piuttosto complesso la cui funzione principale consiste nella regolazione della pressione arteriosa sia per gli **effetti emodinamici** dovuti all'azione dell'angiotensina sulla forza di **contrazione cardiaca** e sulle **resistenze periferiche**, sia   per gli effetti dovuti alla regolazione del **volume ematico** mediante la modulazione della escrezione di sodio e acqua.

Renina ed apparato iuxta-glomerulare

I recettori che misurano la pressione nelle arterie renali sono le **cellule granulari** dell'apparato iuxtaglomerulare (JG), disposte a manicotto intorno all'estremità dell'**arteriola afferente** al glomerulo ed anche in quantità minore nelle cellule mesangiali ed intorno all'arteriola efferente (vedasi **Figura 6**).

Le cellule granulari costituiscono il meccanismo barorecettoriale renale:
- l'ipertensione viene rilevata come aumentata tensione transmurale, e questo stress pressorio **inibisce** la produzione di renina;
- l'ipotensione arteriosa viene rilevata come riduzione dello stress pressorio e quindi **stimola** la produzione di renina;
- la **stenosi** dell'**arteria renale** stimola produzione di renina.

Le stesse cellule granulari oltre alla funzione barorecettoriale possiedono la funzione sintetica per la produzione di **renina**, ormone con capacità proteolitica che viene accumulato nei granuli citoplasmatici della cellula granulare JG.

Oltre alla stimolazione barorecettoriale diretta sopradescritta esistono altri meccanismi con capacità di modulare la produzione e **secrezione di renina**; i principali fattori stimolatori sono i seguenti:
- pressione nelle arterie renali
- postura ortostatica
- stimoli β-adrenergici da parte del sistema nervoso ortosimpatico;
- riduzione del volume sanguigno circolante o ipovolemia, rilevata dai volocettori localizzati nei vasi sanguigni di grosso calibro
- stimoli provenienti dalla **macula densa**, mediati da prostaglandine (PGI_2 e PGE_2) [indometacina e FANs inibiscono questa stimolazione]
- la diminuita concentrazione in Ca^{++} nelle cellule JG
- ipokaliemia (1-2).

I principali fattori inibitori sono i seguenti:

- antagonisti β-adrenergici, farmaci β-bloccanti
- agonisti α-adrenergici
- la postura supina
- angiotensina II
- elevato introito salino
- vasopressina AVP
- iperkaliemia (1-2)
- l'aumentata concentrazione in Ca^{++} nelle cellule JG

La renina agisce sull'**angiotensinogeno**, una alfa-2 globulina sintetizzata dal fegato, creando il decapeptide **angiotensina I**; l'attività della renina, se non ulteriormente stimolata, è breve in quanto la sua emivita è dell'ordine di 10-15minuti.

A sua volta l'angiotensina I viene trasformata nell'octapeptide **angiotensina II** per effetto dell'enzima di conversione presente principalmente nei capillari polmonari "**Angiotensin Converting Enzyme - ACE**".

L'angiotensina II rappresenta **il più potente vasocostrittore** del nostro organismo ed agisce sui recettori AT1 e AT2.

Angiotensina II

Gli effetti principali dell'angiotensina II sono i seguenti:

- stimola la contrazione della muscolatura striata del miocardio incrementandone la contrazione (effetto **inotropo positivo**)
- stimola la contrazione della muscolatura liscia delle arteriole determinando **vasocostrizione** ed aumento delle **resistenze periferiche**
- stimola il centro della **sete.**

A livello renale stimola la **vasocostrizione** sia delle arteriole efferenti sia di quelle afferenti (con un effetto prevalente a livello dell'**arteriola efferente** del glomerulo); la costrizione delle arteriole afferenti tende a ridurre il flusso ematico glomerulare, mentre la vasocostrizione dell'arteriola efferente tende ad incrementare la filtrazione, aumentando la pressione di filtrazione.

- [Il rene tuttavia possiede la capacità di **autoregolazione del filtrato glomerulare**, che entro una certa misura mantiene la capacità di filtrazione grazie a meccanismi propri di regolazione, grazie anche all'interazione con il sistema delle prostaglandine].
- L'angiotensina II non ha un effetto persistente in quanto viene degradata nell'arco di alcuni minuti nei letti capillari periferici da enzimi (angiotensinasi).

Nella corteccia surrenale [15] l'angiotensina causa il rilascio di **aldosterone**.

Aldosterone

L'azione ormonale dell'aldosterone risulta cruciale per la conservazione del sodio ed il mantenimento della pressione arteriosa e per l'omeostasi elettrolitica ed acido-base dell'organismo. La sua azione si esercita a livello renale ed anche su altri importanti epiteli come quello del colon, quello respiratorio e nelle ghiandole salivari e sudoripare (2).

Biosintesi dell'aldosterone

[La **biosintesi dell'aldosterone** deriva dal colesterolo, ed avviene nella zona corticale surrenalica, mediante l'intervento di diversi enzimi:

In sintesi il meccanismo biosintetico:

- l'enzima mitocondriale CYP11A1 converte il **colesterolo** in **pregnenolone**;
- l'enzima citosolico 3β-HSD converte pregnenolone in **progesterone** (3)
- il progesterone viene idrossilato in posizione C21 dall'enzima 21-idrossilasi CYP21A2, localizzato nel reticolo endoplasmatico liscio, e forma **desossicorticosterone (DOC)**
- il DOC viene convertito in **corticosterone** mediante β-idrossilazione in C11 dall'enzima mitocondriale CYP11B1, localizzato nella zona reticolare/fascicolata della corteccia surrenalica;
- il corticosterone viene trasformato in **aldosterone** dall'enzima CYP11B2 localizzato nella zona glomerulosa del corticosurrene (4)]

Stimolazione alla sintesi di aldosterone

La stimolazione alla produzione di aldosterone oltre che dall'angiotensina II può provenire da altri fattori.

L'**iperpotassiemia** è verosimilmente il più importante, insieme all'angiotensina II, ed in grado di stimolare direttamente i surreni agendo sul tessuto della corteccia surrenalica (5-7).

Il **pH plasmatico acido,** o **acidemia,** costituisce un forte stimolo alla secrezione di aldosterone che con i suoi effetti sulla eliminazione di radicali acidi nelle urine ed il riassorbimento di bicarbonati determina un effetto alcalinizzante compensatorio; la stimolazione sul surrene avviene sia

---

[15] I surreni sono costituiti da una zona più esterna (corticale) e da una più interna (midollare). La midollare del surrene produce prevalentemente catecolamine (adrenalina e noradrenalina) mentre la corticale del surrene è costituito da tre zone (glomerulosa, fascicolata e reticolare); nella zona glomerulosa avviene la sintesi di steroidi mineraloattivi, capostipite l'aldosterone.

direttamente per effetto del pH acido, sia **secondariamente** all'**iperpotassiemia** indotta dall'acidosi (vedasi Capitolo: "**Omeostasi del potassio**".

La ridotta distensione degli **atri cardiaci (stretch-receptors)**, indice di deplezione di volume extracellulare VEC e di volume ematico, stimola la produzione aldosteronica.

- [Al contrario la distensione atriale stimola la produzione dei peptidi natriuretici atriali **ANP e BNP,** che si possono considerare i suoi più potenti antagonisti (2) (vedasi Capitolo: "**Il sistema dei Peptidi Natriuretici**")].

I barocettori   situati nei grossi vasi toracici e particolarmente alla biforcazione delle arterie carotidee sono anche in grado di intervenire tramite il **sistema nervoso autonomo ortosimpatico** nel meccanismo di "feed-back" pressorio, stimolando il rilascio di aldosterone in condizioni di ipotensione (8), ed inibendolo in caso in cui i barocettori rilevino aumento pressorio (9-10) ed anche **ansia, paura** (11) e **stress chirurgico** (12) sono in grado di stimolare il rilascio di aldosterone.

Azioni fisiologiche dell'aldosterone

L'**aldosterone** è il più potente ormone steroideo con attività mineralcorticoide prodotto dai surreni. Esso determina ritenzione di sodio ed eliminazione di potassio, ed altri importanti effetti sull'omeostasi dell'organismo, agendo sugli organi bersaglio (Vedasi: **Tabella 4**).

Bersaglio	Riassunto delle principali azioni esercitate dall'aldosterone
tubulo distale renale	⬆ Na^+/K^+ ATP_{asi} (crea gradiente Na^+ intracellulare-intraluminale) ⬆ canali NCC (Na/Cl Co-transporters - thiazide-sensitive) ⬆ energia mitocondriale da ATP
dotto collettore renale	⬆ Na^+/K^+ ATP_{asi} (crea gradiente Na^+ intracellulare-intraluminale) ⬆ canali ENaCs (epithelial Na Channels- amiloride-sensitive) ⬆ energia mitocondriale da ATP
tratto gastroenterico	⬆ assorbimento Na+ ghiandole sudoripare, salivari, colon, colecisti
ipotalamo	⬆ l'ipotalamo al rilascio di ormone antidiuretico o vasopressina AVP
SNC ed ipotalamo	⬆ senso delle sete e appetito per cibi salati
cellule intercalate alpha	⬆ enzima anidrasi carbonica ed acidificazione urinaria
cellule mesangiali e podociti	⬇ funzione renale e ⬆ proteinuria
apparato cardiovascolare	⬆ ipertrofia cardiaca, ⬆ danno endoteliale, ⬇ sintesi NO, ⬆ vasocostrizione

Tabella 4. Sono riassunti i principali effetti dell'aldosterone.

Nel rene, l'aldosterone stimola il riassorbimento di sodio in scambio con il potassio agendo sulle **cellule principali** del lume tubulo distale e del sistema collettore (13); il cloro viene riassorbito insieme al sodio per mantenere l'equilibrio elettro-chimico (vedasi Capitolo: **"Fisiologia renale del sodio"**).
Un effetto simile si verifica nelle **ghiandole salivari**, nelle **ghiandole sudoripare,** nel **polmone,** nella **lingua** e nelle cellule della **mucosa intestinale del colon** e della **cistifellea.**

- [Anche in questi organi si trovano i canali del sodio "Epithelial Na Channels (ENaCs) analoghi a quelli localizzati della superficie luminale dei dotti collettori renali];

L'azione dell'aldosterone è **essenziale** per la **conservazione del patrimonio di sodio** (2), per i suoi effetti sul **volume extracellulare (VEC)** e sulla **pressione arteriosa;**

- l'azione dell'aldosterone è **essenziale** per la regolazione della concentrazione plasmatica di **potassio** (9) e la potassiemia costituisce lo **stimolo più potente** per la secrezione di aldosterone.

- Il meccanismo d'azione dell'aldosterone sulle cellule principali è piuttosto articolato, e comprende un effetto "cronico", ed effetti "acuti";

- l'effetto "**cronico**" o "**genomico**" richiede   30-60 minuti per la sintesi di proteine effettrici, che svolgono il loro effetto massimo per un certo numero di ore ed hanno **lunga durata**, che perdura sino a che le proteine non vengano denaturate o inattivate: questo fatto risulta **molto importante per la clinica** e deve essere tenuto in debita considerazione.

L'**effetto cronico** si manifesta dopo il legame della molecola dell'aldosterone ai siti recettoriali intracellulari nel citoplasma o "cytosol" delle cellule principali [16] (**recettori MR)**

- **Legame con il recettore**: il meccanismo del legame dell'aldosterone con i recettori MR è stato approfondito da molti recenti studi e risulta piuttosto complesso; si riportano a seguito gli aspetti principali della fisiologia del legame e dell'attivazione dei meccanismi attuatori.

- I complessi aldosterone-MR dimerizzati attraversano la membrana lipidica e traslocano nel nucleo dove si legano nel DNA in una sede specifica

- I **fattori di trascrizione   di segmenti di mRNA** codificano nel citoplasma la **sintesi** delle pompe Na^+/K^+ ATP_{asi} e dei canali cellulari del sodio (14-15) [17] e la sintesi di **proteine effettrici** che svolgono a loro volta funzioni di attivazione:

---

[16] I diuretici anti-aldosteronici recettoriali (spironolattone e canrenone) per analogia di struttura chimica con l'aldosterone agiscono competitivamente con quest'ultimo spiazzandolo dai siti recettoriali MR.

[17] E' stata identificata l'attività di stimolare la sintesi sia dei canali NCC localizzati nel tubulo contorto distale, sia la sintesi delle subunità α, β e γ dei canali ENaCs localizzati nei dotti collettori renali.

- stimolano la pompa ionica baso-laterale Na^+/K^+ **ATPasi**, indispensabile per creare il **gradiente sodico** necessario per il riassorbimento dal lume

- stimolano l'**attività** dei canali apicali del sodio **NCC nel tubulo distale** ed anche maggiormente i canali **ENaCs** (16) nel segmento **DCT2 del tubulo distale e nel dotto collettore** (vedasi **Figura 10** e **Figura 11**)

- stimolano i **mitocondri** che forniscono energia sotto forma di **ATP**, necessaria per il pieno funzionamento delle pompe sodiche Na^+/K^+ ATP_{asi}.

- Stimolano l'escrezione di potassio attraverso ai canali **ROMK**, inducendo la trascrizione di alcune chinasi che agiscono fosforilando dei residui specifici localizzati sulla coda citoplasmatica dei canali **ROMK** facilitandone quindi il "traffico molecolare" verso la superficie apicale della cellula tubulare, su cui si vanno a collocare, in questo modo facilitando la secrezione di potassio, tipica dell'effetto dei mineralcorticoidi.

Accanto all'effetto "cronico" classico, noto da molti anni, legato alla sintesi proteica, sono state identificati effetti **"acuti"** (17), dovuti ad una serie di fosforilazioni dirette.

Oltre all'azione sul rene l'aldosterone esercita altri effetti utili alla conservazione del sodio e del patrimonio idro-salino, del volume extracellulare e della pressione arteriosa:

- sul **sistema nervoso centrale** aumenta il senso di appetito per il salato ed il **senso della sete**

- stimola l'ipotalamo al rilascio di **ormone antidiuretico** o vasopressina AVP (vedasi Capitolo: **"Fisiologia renale: concentrazione e diluizione delle urine"**)

Inoltre è fondamentale per l'organismo la funzione dell'aldosterone legata al processo di **acidificazione urinaria** e di **rigenerazione dei bicarbonati** per il mantenimento dell'equilibrio acido-base. Questa azione si verifica grazie ai meccanismi di regolazione che l'aldosterone esercita sulle **cellule intercalate** del tubulo distale, del tubulo connettore e del dotto collettore incrementando due funzioni essenziali:

- l'azione enzimatica dell'**anidrasi carbonica** [18].

- l'azione della **pompa protonica (proton-translocating ATP-ase)**;

---

[18] L'anidrasi carbonica è una metallo proteina enzimatica contenente zinco che catalizza la reazione di inter-conversione di diossido di carbonio (o anidride carbonica) in bicarbonato e viceversa.

- la deplezione potassica indotta dall'aldosterone inoltre è un importante fattore di stimolazione alla produzione di **ammoniaca** nel **tubulo contorto prossimale**, che svolge anch'essa un importante ruolo nel processo di acidificazione urinaria (vedasi capitolo: "**Fisiologia renale: acidificazione urinaria**").

Riferimenti bibliografici.

1. Williams GH, Durhy RG. Regulation of aldosterone secretion. In: Genest J, Künchel O, Hamet P, et Al. Eds. Hypertension: Physiology and Treatment. 2nd ed. New York. McGraw-Hill, pp320-7, 1983.

2. Arai K, Chrousos GP. Aldosterone Deficiency and Resistance. Endotext [Internet]. Last Update: May 11, 2016.

3. Kominami S, Ochi H, Kobayashi T, et Al. Studies on the steroid hydroxylation system in the adrenal cortex microsomes: purification and characterization of the cytochrome P450 specific for steroid 21 hydroxylation. J Biol Chem 1980; 255: 3386-94.

4. Rainey RE. Adrenal zonation: clues from 11b-hydroxylase and aldosterone synthase. Mol Cell Endocrinol 1999; 151: 151-69.

5. Linas SL, Peterson LN, Anderson RJ et Al. "Mechanism of renal potassium conservation in the rat". Kidney Int 1979; 15 (6): 601–11.

6. Gann DS, Cruz JF, Casper AG, Bartter FC. Mechanism by which potassium increases aldosterone secretion in the dog. Am J Physiol 1962; 202: 991–6.

7. Quinn SJ, Williams GH. Regulation of aldosterone secretion. Ann Rev Physiol 1988; 50: 409-29.

8. Copstead EC, Banasik JL. Pathophysiology 2010 (4th ed.). St. Louis, Mo: Saunders Elsevier.

9. Marieb E N. Human anatomy and physiology 2004 (6th ed) San Francisco: Pearson Benjamin Cummings.

10. Gann DS Mills, Bartter IH. On the hemodynamic parameter mediating increase in aldosterone secretion in the dog. Fed. Proceedings 1960; 19: 605–10.

11. Venning EH, DyrenfurthY I, Beck JC. Effect of anxiety upon aldosterone excretion in man. J Clin Endocrinol Metab. 1957; 17 (8): 1005–8.

12. Elman R, Shatz BA, Keating RE, Weichselbaum TE. Intracellular and Extracellular Potassium Deficits in Surgical Patients. Annals of Surgery 1952; 136 (1): 111–31).

13. Palmer, LG; Frindt, G. Aldosterone and potassium secretion by the cortical collecting duct. Kidney International 2000; 57 (4): 1324–8.

14. Ikeda U, Hyman R, Smith TW, et Al. Aldosterone-mediated regulation of Na+, K+-ATP ase gene expression in adult and neonatal rat cardiocytes. J Biol Chem 1991; 266: 12058-66.

15. Oguchi A, Ikeda U, Kanbe T, et al. Regulation of Na-K-ATP ase gene expression by aldosterone in vascular smooth muscle cells. Am J Physiol 1993; 265: H1167-72.

16. Soundararajan R, Pearce D, Ziera T. The role of the ENaC-regulatory complex in aldosterone-mediated sodium transport. Mol Cell Endocrinol 2012; 350: 242-7.

17. Ko B, Mistry AC, Hanson L et Al. Aldosterone acutely stimulates NCC activity via a SPAK-mediated pathway. American Journal of Physiology. Renal Physiology 2013; 305 (5): F645–52.

Il sistema dei Peptidi Natriuretici

Diverse sostanze sono state identificate in questa classe di mediatori peptidici: il peptide natriuretico atriale, il peptide natriuretico cerebrale ed il peptide di tipo C.

Il peptide natriuretico atriale o "Atrial Natriuretic Peptide - **ANP**"
- [Chimicamente si tratta di un peptide formato da 28 aminoacidi
- ANP è prodotto dalle cellule muscolari cardiache atriali
- ANP è contenuto nei granuli secretori del tessuto atriale cardiaco]

L'ANP viene rilasciato in risposta alla **distensione atriale** causata dall'aumento della **pressione arteriosa** o da **espansione di volume del VEC** da sovraccarico idro-salino, o da **lesione** (di tipo infartuale miocardico).
- Esso agisce con attività endocrina prevalentemente inibendo il rilascio di aldosterone, riducendone l'azione sodio-ritentiva.
- Sono stati identificati almeno tre recettori per ANP: ANPA, ANPB, ANPC.
- I primi due ANPA e ANPB sintetizzano GMP-ciclico (cGMP) attivando l'enzima guanilato-ciclasi (1).
- Il legame con i recettori causa **riduzione della volemia** e di conseguenza causa **riduzione della pressione sanguigna sistemica**.

Questo effetto è dovuto principalmente alla diminuzione del riassorbimento renale di sodio, all'incremento della diuresi e della eliminazione urinaria di sodio o **natriuresi**, e l'effetto generale complessivo dell'ANP nell'organismo è di contrastare l'aumento di pressione e volume sanguigni causati dal Sistema Renina-Angiotensina-Aldosterone (SRAA o RAS), agendo a diversi livelli:
- mediante un'azione di vasodilatazione dell'arteriola glomerulare afferente, e di vasocostrizione dell'arteriola glomerulare efferente, e di rilassamento delle cellule mesangiali si verifica **aumento della filtrazione glomerulare** (glomerular filtration rate, GFR), risultandone maggiore escrezione di sodio e acqua.
- ANP **diminuisce il riassorbimento di sodio** nel tubulo distale e nel dotto collettore renale (2).

[L'azione dell'ormone natriuretico ANP, con funzione di antagonista dell'aldosterone, è piuttosto complessa.

L'**azione principale** consiste nell'attivazione dell'enzima guanilato-ciclasi, che converte il guanosin-trifosfato GTP in guanosin-monofosfato-ciclico cGMP

- Il mediatore cGMP inibisce l'azione dell'aldosterone sui canali del sodio apicali sia a livello del tubulo distale (**"thiazide-sensitive sodium-chloride co-transporters o NCC" e "Amiloride-sensing-Epithelial Na Channels o ENaC) (Figura 12)** sia, con analogo meccanismo, esercitando il suo effetto a livello del dotto collettore, con azione sui canali apicali del sodio ENaC. (vedasi Capitolo: **"Fisiologia renale del sodio"** ed il Capitolo: **"Il sistema Renina Angiotensina Aldosterone (SRAA o RAS)"**).

- Il secondo sistema d'azione dei peptidi natriuretici atriali ANP consiste nell'inattivazione dell'enzima **adenilato ciclasi - AC**
- L'adenilato ciclasi è un importante enzima localizzato sulle membrane cellulari [19] con funzione di trasformazione dell'ATP in adenosina-monofosfato ciclico (cAMP)

- L'ANP stimola inoltre la **fosfodiesterasi**, enzima che inattiva il cAMP rompendo il legame che determina la sua conformazione ciclica.
- Ad entrambe le azioni precedenti consegue un **decremento dei livelli di cAMP** che contribuisce a contrastare l'azione dell'aldosterone

Complessivamente quindi l'ANP antagonizza l'azione dell'aldosterone sia aumentando i livelli di cGMP, sia diminuendo i livelli di cAMP].

Il **peptide natriuretico cerebrale** (Brain Natriuretic Peptide, o B-type natriuretic peptide, **BNP**)
- Il BNP è <u>così denominato</u> perché originariamente isolato dall'**encefalo** di maiale.
- Chimicamente ha lo stesso anello di aminoacidi al centro della molecola, come ANP.
- Il peptide BNP viene sintetizzato soprattutto negli atri e nel ventricolo sinistro e da alcuni neuroni encefalici, con effetti simili all'ANP.
- BNP agisce sul recettore ANPA.

---

[19] La **caffeina** deve i suoi effetti stimolanti ai livelli elevati di cAMP derivanti dalla sua capacità di attivare l'adenilciclasi e inibire la fosfodiesterasi e incrementare la disponibilità energetica di glucosio.

- Questo peptide risulta particolarmente utile nella clinica per la disponibilità di semplice dosaggio, con diverse finalità, fra cui ad esempio:
  - per la diagnosi differenziale della dispnea nei casi acuti, insieme ad altre informazioni cliniche, per discriminare la genesi cardiogena da quella respiratoria polmonare.
  - come marcatore ed indicatore prognostico dello scompenso cardiaco congestizio
  - come indice predittivo della mortalità cardiaca e del rischio di eventi avversi a livello cardiaco
  - per il monitoraggio terapeutico dei pazienti affetti da scompenso cardiaco congestizio e da altre malattie cardiache

Il peptide natriuretico di tipo C (C-type natriuretic peptide, **CNP**),
  - chimicamente ha lo stesso anello di aminoacidi al centro della molecola, come ANP e BNP;
  - è di origine endoteliale;
  - agisce sul recettore ANPB, con azione prevalente di vasodilatazione

Riferimenti bibliografici.

1. Kaarin Mäkikallio, ANP, in Placental insufficiency and fetal heart: Doppler ultrasonographic and biochemical markers of fetal cardiac dysfunction, Oulu, Oulun yliopisto, 2002.
2. Curry F-RE. Atrial natriuretic peptide: an essential physiological regulator of transvascular fluid, protein transport, and plasma volume. Journal of Clinical Investigation. 2005; 115(6): 1458-61.

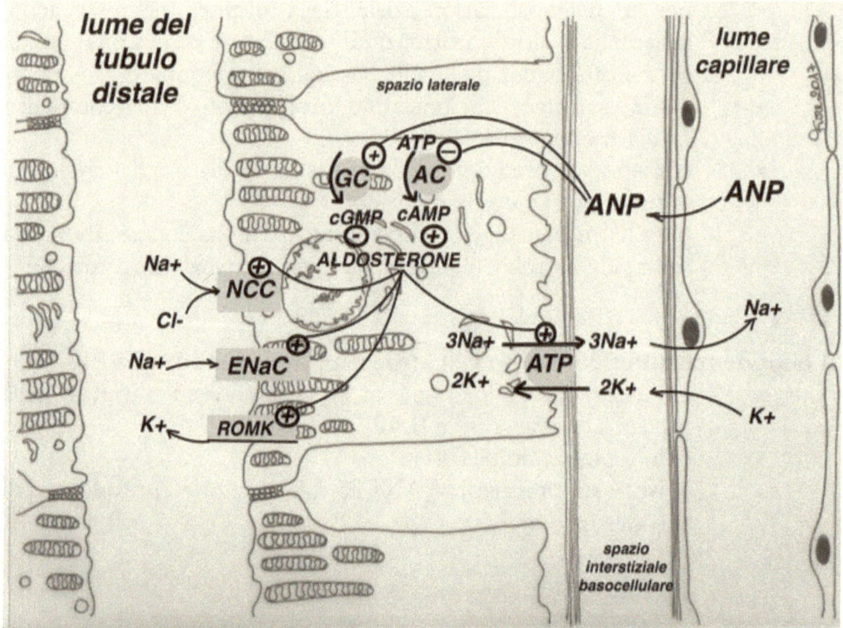

Figura 12. Schematica illustrazione del complesso meccanismo inibitorio dei Peptidi Natriuretici Atriali (ANP) sul trasporto ionico mediato dall'effetto dell'aldosterone a livello del **tubulo contorto distale.**

In sintesi il meccanismo inibitorio sull'aldosterone può essere così riassunto:

- inattivazione dell'enzima Adenilato-Ciclasi AC; a questo effetto consegue **diminuzione** dei livelli di cAMP, attivatore dell'aldosterone
- attivazione dell'enzima Guanilato-Ciclasi GC; a questo effetto consegue **aumento** dei livelli di cGMP, inibitore dell'aldosterone.
- L'inibizione dell'azione dell'aldosterone comporta riduzione del riassorbimento di sodio, e quindi natriuresi, per inibizione dei canali apicali NCC ed ENaC e della pompa Na^+/K^+ ATP$_{asi}$ baso-laterale.
- L'inibizione dell'azione dell'aldosterone comporta riduzione dell'escrezione di potassio, per inibizione dei canali apicali ROMK e della pompa Na^+/K^+ ATP$_{asi}$ baso-laterale.

[Analogo il meccanismo inibitorio del peptide natriuretico ANP che si svolge a livello dei **dotti collettori**, dove peraltro non sono espressi canali del sodio del tipo NCC ma soltanto canali ENaC].

Il sistema delle Prostaglandine e Bradichinina

Il sistema delle Prostaglandine (PG) è costituito da un gruppo di sostanze derivate chimicamente dall'acido prostanoico; il numero nella sigla delle varie PG indica i doppi legami.

All'origine biochimica delle PG vi è la liberazione di acido arachidonico, presente nei fosfolipidi di membrana a seguito di vari stimoli sulla membrana cellulare;

Successivamente l'acido arachidonico viene modificato dall'enzima **ciclossigenasi** (COX) [20] per formare PG.

- L'azione dell'enzima ciclossigenasi viene **inibita da ASA e FANs**, che riducono principalmente la quantità di PGI2 e PGE2 prodotte (1).

I prodotti finali sono molecole con attività di tipo ormonale, svolta però solo localmente nei tessuti in cui vengono prodotte o contigui, ed emivita brevissima

- **trombossano TXA2** (prodotto dall'enzima TxA2-sintetasi), con attività pro-aggregante piastrinica e contratturante sulla muscolatura liscia
- **prostaglandina PGI2** o **prostaciclina**, prodotta dall'enzima PGI2-sintetasi, con azioni antagoniste a quelle del TXA2, con effetti di **vasodilatazione**, ed **inibisce la contrazione cellulare mesangiale**, favorendo la filtrazione glomerulare
- **prostaglandina PGE2**.

Gli effetti della prostaglandina PGI2 o prostaciclina sono dovuti alla sua azione sull'enzima **adenil-ciclasi** ed alla formazione conseguente di

---

[20] La COX-1, è un enzima sempre presente nell'organismo e necessario per la produzione di derivati dell'acido arachidonico, mentre la COX-2 è presente solo durante i processi infiammatori nei tessuti colpiti da infiammazione. Le COX sono inibite dai farmaci antinfiammatori non steroidei (**FANs**) mentre i Coxib sono inibitori selettivi delle COX-2.

adenosina-monofosfato-ciclico (cAMP) mediante la regolazione effettuata sulle proteine G:

A livello renale i maggiori stimoli per la produzione di prostaglandine sono costituiti dagli **ormoni vasocostrittori**, come angiotensina II, vasopressina, endotelina e norepinefrine (1-3).
- [L'incremento della sintesi renale di PG vasodilatatrici è importante per contrastare gli effetti della vasocostrizione renale]

La sintesi renale di PGI2 e PGE2 è anche stimolata dall'**ischemia renale**, da nefropatie reno-vascolari e reno-parenchimali, e da insulti di natura immunologica, come anche dalla nefroangiosclerosi e dall'**aterosclerosi** cardiovascolare, dallo **scompenso cardiaco congestizio** e dalle **epatopatie severe** (1, 4).
- [I farmaci antinfiammatori non steroidei o **FANs** esplicano quindi **effetti nefrotossici** particolarmente accentuati quando vengano impiegati in situazioni di scompenso cardiaco, epatopatie o condizioni di ischemia -vasocostrizione renale, a causa della riduzione del flusso ematico e della filtrazione glomerulare comportata dall'inibizione dell'effetto compensatorio delle prostaglandine vasodilatatrici].

Nel rene la funzione prevalente delle prostaglandine, oltre all'effetto di vasodilatazione, si esplica a livello di due distretti:
- nella branca ascendente spessa dell'ansa di Henle (mTAL) il riassorbimento del sodio è potenziato dal cAMP, rimanendo impermeabile all'acqua
- nel dotto collettore l'azione dell'ormone antidiuretico vasopressina AVP è mediata dal cAMP
- la prostaglandina PGE2 bloccando l'**adenil-ciclasi** riduce quindi la formazione di **cAMP**, ed in tal modo riduce sia il **riassorbimento di sodio nel mTAL**, sia il **riassorbimento di acqua nel dotto collettore**, agendo come **antagonista** a livello intra-cellulare dell'ormone antidiuretico AVP e favorendo la diuresi.

Bradichinina

La **bradichinina** è un peptide composto da nove aminoacidi con forti capacità di vasodilatazione. Viene sintetizzata prevalentemente dai tessuti in corso di fenomeni infiammatori.

- L'infiammazione o flogosi causa generazione di **callicreina**, un enzima proteolitico che agendo sulle alpha 2 globuline genera a sua volta **callidina**, che viene poi convertita in **bradichinina** dagli enzimi presenti nei tessuti

- nel rene la bradichinina agisce a livello emodinamico locale **incrementando il flusso ematico** (5-6) ed inoltre favorendo **l'escrezione di sodio** (5-6).

- L'effetto della bradichinina e di altri fattori locali è quella di indurre vasodilatazione e di contrastare e modulare localmente l'azione di vasocostrizione (determinata ad esempio dal sistema nervoso ortosimpatico, dall'angiotensina II o altri mediatori).

- La bradichinina agisce anche aumentando la produzione di **ossido nitrico (NO)** ad azione vasodilatatrice, e interagendo con le prostaglandine.

- La bradichinina viene degradata da vari enzimi, fra cui l'Angiotensin Converting Enzyme (ACE) [21].

Riferimenti bibliografici.

1. Dunn MJ. Prostaglandin I2 and the kidney. Arch Mal Coeur Vaiss. 1989; 82 (4): 27-31.

2. Edwards RM. Effects of prostaglandins on vasoconstrictor action in isolated renal arterioles. Am J Physiol. 1985; 248 (6): F779-84.

3. Inokuchi K, Malik KU. Attenuation by prostaglandins of adrenergically induced renal vasoconstriction in anesthetized rats. Am J Physiol. 1984; 246 (2): R228-35.

4. Dunn MJ. Clinical effects of prostaglandins in renal disease. Hosp Pract 1984; 19: 99-103, 109-13

5. Granger JP, Hall JE. Acute and chronic actions of bradykinin on renal function and arterial pressure. Am J Physiol. 1985; 248 (1): F87-92.

6. Siragy HM. Evidence that intrarenal bradykinin plays a role in regulation of renal function. Am J Physiol. 1993; 265 (4): E648-54.

---

[21] I farmaci **ACE-inibitori** pertanto potenziano l'attività vasodilatatrice della bradichinina ed anche i suoi effetti sul rene.

Fisiologia renale: concentrazione e diluizione delle urine

Il rene interviene nel mantenimento dell'omeostasi del bilancio idrico nell'organismo grazie alla sua capacità di regolare l'eliminazione di acqua indipendentemente dall'eliminazione dei soluti, regolando la concentrazione dell'urina entro un range molto ampio, con osmolalità finale delle urine eliminate compresa fra ≈50÷1200 mOsm/Kg.

- [Esempio in condizioni fisiologiche: se il quantitativo di acqua è proporzionato all'introito di soluti osmoticamente attivi il rene non avrà necessità di concentrare né di diluire le urine, che saranno iso-osmotiche con il plasma].

- [Esempio in condizioni patologiche: nella fase avanzata dell'insufficienza renale cronica i nefroni perdono la capacità di concentrare o diluire le urine, che risulteranno pressoché iso-osmotiche].

Clearance dell'acqua libera

La "clearance" dell'acqua libera (C_{H2O}) rappresenta il quantitativo di acqua presente nelle urine libero da soluti

- C_{H2O} esprime il **volume di plasma** completamente depurato di **acqua** nell'unità di tempo

- Il volume di urine escreto nell'unità di tempo è costituito dalla somma della "clearance" osmolare + la "clearance" dell'acqua libera

$$V = C_{osm} + C_{H2O}$$

-

Un valore **positivo** della "clearance" dell'acqua libera (**$C_{H2O} > 0$**) significa maggiore eliminazione di acqua libera, ed **urine diluite** come conseguenza del minore riassorbimento di acqua nel nefrone.

- La "clearance" **positiva** dell'acqua libera può essere vista come il volume di acqua pura **sottratto** dal plasma nell'unità di tempo.

- Come conseguenza della sottrazione di acqua dal plasma la concentrazione del sodio tenderà ad aumentare, con tendenza all'**ipernatremia.**

Un valore **negativo** della "clearance" dell'acqua libera (**$C_{H2O} < 0$**) indica all'opposto minore eliminazione di acqua libera, ed **urine concentrate** come conseguenza del maggiore riassorbimento di acqua nel nefrone.

- La "clearance" **negativa** dell'acqua libera può essere vista come il volume di acqua pura **aggiunto** al plasma nell'unità di tempo.

- Come conseguenza dell'aggiunta di acqua nel plasma la concentrazione del sodio tenderà a diminuire, con tendenza all'**iponatremia.**

Fisiologia degli osmorecettori

Questa ampia capacità regolatoria è governata principalmente da un sistema di feed-back ad alta sensibilità che comprende l'**ipotalamo, la neuroipofisi ed i reni.**

- **La neuroipofisi** si può considerare un prolungamento dell'ipotalamo che aderisce alla superficie dorsale e caudale dell'ipofisi anteriore (anche denominata adenoipofisi) **(Figura 13).**

- Nell'ipotalamo gli **osmorecettori**, costituiti da neuroni specializzati con capacità di sensori per l'osmolarità ("osmosensing neurons", contenenti dei canali permeabili ai Ca^{++} cationi) (1) rilevano quando l'osmolalità plasmatica sale oltre il valore fisiologico (entro un range variabile fra 275 e 290 da un soggetto ad un altro)

- L'attivazione degli osmorecettori è dovuta all'aumento di osmolalità che determina fuoriuscita di acqua dalle loro cellule e si ritiene che la deformazione del loro volume "neuronal cell shrinking" come conseguenza della disidratazione cellulare costituisca lo stimolo **meccanico** per l'attivazione dei meccanismi della concentrazione urinaria e della sete (per quest'ultima funzione vedasi Capitolo: **"Fisiologia del meccanismo della sete"**).

Viceversa la diminuzione dell'osmolalità al di sotto del valore soglia determina rigonfiamento cellulare degli osmorecettori "neuronal cell swelling" e quindi soppressione dei segnali per i meccanismi di concentrazione urinaria, con livelli bassissimi o non misurabili di AVP nel plasma, e abolizione della sete.

- I neuroni degli osmorecettori, oltre a rilevare direttamente le variazioni di osmolalità, ricevono anche afferenze da altri osmorecettori localizzati in prossimità del terzo ventricolo cerebrale.

- Gli osmorecettori attivano nei nuclei sopraottico e paraventricolare la produzione, partendo da un precursore pre-ormonale, dell'ormone peptidico **arginina vasopressina AVP** (detto anche **ormone antidiuretico o ADH**).

- Oltre che per la stimolazione degli osmorecettori determinata dalle variazioni dell'osmolarità la liberazione di AVP si può verificare come conseguenza di svariati stimoli [22] [23], come riportato nella **Tabella 5**.

tipologia	situazioni attivanti la secrezione di AVP
osmotica	aumento dell'osmolarità >280 mOsm circa
ipovolemia vera	emorragie, diuretici, perdite gastroenteriche GE
ipovolemia **"efficace"**	scompenso cardiaco, cirrosi epatica, sindrome nefrosica
ipotensione	ortostasi, farmaci ipotensivi, reazione vasovagale
altri	nausea, vomito, dolore severo, stress chirurgico, morfina, nicotina, angiotensina II

Tabella 5. Elenco delle principali situazioni fisiopatologiche che inducono stimolo alla secrezione di ormone antidiuretico AVP.

---

[22] La stimolazione degli osmocettori ipotalamici è la più fine e sensibile in quanto è sufficiente come stimolo un aumento dell'osmolarità anche solo del 1%; essa regola le piccole variazioni quotidiane; la stimolazione da parte dei recettori di volume ("atrial stretch receptors" o "volocettori") e di pressione (barocettori aortici e carotidei) ha una sensibilità inferiore in quanto sono necessarie variazioni del 10-15% per avere un effetto sulla produzione di AVP e questi meccanismi intervengono in situazioni particolari, come gravi emorragie e condizioni patologiche significative.

[23] Gli ormoni natriuretici atriali ANP (2) e BNP ed anche l'**alcol etilico** (3) possiedono effetto inibitorio alla secrezione di vasopressina, con conseguente tendenza poliurica.

Arginina-vasopressina (AVP) od Ormone antidiuretico (ADH)
La vasopressina è nota anche come ormone antidiuretico per la sua funzione primitivamente identificata; in molte specie contiene arginina, per cui viene anche comunemente denominata arginina-vasopressina o AVP, o argipressina.

- [La produzione di AVP avviene nei neuroni magnocellulari dei nuclei sopraottico e paraventricolare dell'ipotalamo (**Figura 13**).

- Il complesso formato da AVP legato al suo "carrier" **neurophisina II** viene incamerata entro vescicole neuro-secretorie e trasportata assonalmente fino alla terminazione nervosa nella neuroipofisi dove viene accumulata oppure secreta nel torrente circolatorio. il precursore viene attivato durante in tragitto di trasporto assonale alla neuroipofisi.

- La vasopressina AVP è un importante ormone neuroipofisario che possiede, oltre alla funzione primitivamente riconosciuta di trattenere acqua in qualità di ormone antidiuretico, anche altre azioni importanti per l'organismo (**Tabella 6**).

tipologia d'azione	modalità d'azione
segmento ascendente spesso (mTAL) dell'ansa di Henle renale	creazione e potenziamento del gradiente osmolare dell'interstizio midollare con il meccanismo di moltiplicazione controcorrente
sistema dei dotti collettori renali	incremento della permeabilità epiteliale all'**urea**, e sua partecipazione al meccanismo di concentrazione e moltiplicazione controcorrente
sistema dei dotti collettori renali	incremento della **permeabilità idrica** dell'epitelio mediante l'inserzione delle acquaporine (vedasi testo per i dettagli)
tubulo contorto distale e dotti collettori	stimolo funzionale dei canali NCC ed ENaC al maggior riassorbimento distale di sodio per il potenziamento dell'azione antidiuretica
incremento pressione arteriosa	vasocostrizione dei vasi arteriosi periferici
effetti neurofisiologici	sui processi cognitivi, adattamento e comportamenti sociali legati alla sfera sessuale e alla maternità

Tabella 6. Riassunto delle principali azioni svolte nell'organismo dall'ormone neuroipofisario vasopressina AVP.

Gli effetti della vasopressina AVP sono dovuti all'azione sui suoi recettori (V1a, V1b, e V2), che hanno una varietà di funzioni:
- i recettori V1a e V2 sono espressi nei tessuti periferici e sono coinvolti, rispettivamente, nella modulazione **della pressione arteriosa** e della **funzione renale**.
- I recettori V1A e V1B sono anche espressi nel sistema nervoso centrale (SNC).
- Nel rene la vasopressina agisce sui recettori **V1a** (codificati dal gene AVPR1A) che mediano gli effetti vasopressina sul **flusso renale** (4), regolando principalmente il flusso renale nei "vasa recta" della zona midollare renale;
- fondamentale per la funzione di concentrazione urinaria è l'azione di AVP sui recettori **V2** (codificati dal gene AVPR2) [24] (5) che si trovano sulle cellule del tratto ascendente spesso dell'**ansa di Henle** mTAL,

---

[24] Il gene AVPR2 che codifica la produzione del recettore V2 si trova sul cromosoma X; una sua mutazione è responsabile del **diabete insipido nefrogenico** (forma **X-linked**).

sulle cellule principali del **tubulo convoluto distale**, del **tubulo connettore** e del **dotto collettore.**

- Nel tratto ascendente spesso dell'ansa di Henle mTAL la stimolazione da parte dell'AVP dei recettori V2 incrementa il trasporto di sodio mediato dai **"Na$^+$/2Cl$^-$/K$^+$ bumetanide-furosemide sensitive co-transporters":** questo è l'effetto principale per la creazione ed il potenziamento del sistema di **moltiplicazione controcorrente** che aumenta il gradiente osmolare dell'interstizio midollare (vedasi Capitolo: **"Fisiologia renale: meccanismo di moltiplicazione controcorrente"**).

- Nelle cellule principali del tubulo contorto distale la stimolazione dei recettori V2 incrementa il trasporto di sodio attraverso i canali **"thiazide-sensitive sodium-chloride co-transporters" o NCC,** la cui attività è anche regolata dall'aldosterone e svolge un ruolo primario nella regolazione dell'equilibrio idro-elettrolitico.

- L'azione di stimolare il riassorbimento del sodio è stata riconosciuta anche più distalmente sino al sistema dei dotti collettori, dove la stimolazione dei canali **ENaC** per il sodio fornisce un importante contributo per il mantenimento del gradiente osmotico assiale cortico-midollare necessaria per il riassorbimento idrico massimale (6).

L'effetto antidiuretico non può prescindere tuttavia dall'azione fondamentale della vasopressina AVP di incrementare la permeabilità all'acqua delle cellule principali del tubulo connettore e del dotto collettore, mediante la stimolazione dei recettori V2 , che causa l'attivazione di un meccanismo piuttosto complesso. In estrema sintesi:

- nel citoplasma della cellula avviene la **fosforilazione** dell'acquaporina che ne consente l'inserimento per **esocitosi** sul versante tubulare apicale (luminale) della cellula principale, e contemporaneamente ne inibisce **l'endocitosi.**
- L'AQP2 inserita sulla membrana costituisce un canale aperto attraverso il quale l'acqua può essere assorbita dal lume tubulare nella cellula principale

- nel nucleo della cellula principale la vasopressina induce la sintesi di acquaporina favorendo la **trascrizione** del gene AQP2 [25], con effetti quindi più lenti e di maggiore durata.
- Le acquaporine AQP3 e AQP4 sono dei canali molecolari dell'acqua che si trovano nella superficie basolaterale delle cellule principali del tubulo connettore e del dotto collettore, rivolta verso l'interstizio peri-tubulare.

Attraversando le acquaporine l'acqua può fluire verso l'interstizio della midollare richiamata dalla forza del gradiente osmotico della midollare, e quindi viene riassorbita nei capillari peritubulari che costituiscono i "vasa recta" (vedasi **Figura 14**).

- Il riassorbimento di acqua determina quindi produzione di urina più concentrata;
- l'effetto sul bilancio idrico è quindi di una maggiore conservazione di acqua;
- mediante la cooperazione fra meccanismo renale di risparmio di acqua e maggior introito dovuto al meccanismo della sete si ripristina la normale osmolarità, chiudendo il meccanismo di feed-back.

I canali dell'acqua formatisi mediante l'esocitosi di AQP2 non sono tuttavia permanenti: in assenza di ulteriori stimoli da parte dell'AVP il processo inverso di **endocitosi** ne determina inattivazione con chiusura dei canali dell'acqua della membrana luminale della cellula principale: in questo modo si riduce la permeabilità idrica e quindi il riassorbimento di acqua dai dotti collettori consentendo, quando necessario, la produzione di urine diluite.

Una delle funzioni fondamentali della vasopressina AVP nel meccanismo di concentrazione dell'urina riguarda la sua capacità di aumentare nell'epitelio dei dotti collettori nella porzione profonda della midollare la **permeabilità all'urea** regolando l'espressione dei suoi specifici carriers di superficie (7), facilitando il suo riassorbimento nello spazio interstiziale e partecipando in modo molto significativo al meccanismo di moltiplicazione controcorrente (vedasi Capitolo: **"Fisiologia renale: meccanismo di moltiplicazione controcorrente"**).

---

[25] La mutazione del gene che codifica la produzione di AQP2 è responsabile del **diabete insipido nefrogenico autosomico.**

Fisiologia renale: meccanismo di moltiplicazione controcorrente
Questo fondamentale meccanismo è indispensabile per creare le condizioni fisiologiche che consentono di concentrare e diluire delle urine variando l'osmolarità dello spazio interstiziale peritubulare. Per ottenere la massima concentrazione urinaria possibile nella specie umana si raggiungono valori osmolari di 1200 mOsm nella parte più profonda della midollare, il valore più elevato rispetto a tutti i tessuti dell'organismo, consentendo quindi di ottenere la massima concentrazione osmolare urinaria. Va precisato che tale capacità differisce anche nella sola specie dei mammiferi, a seconda della disponibilità di acqua: ad esempio il castoro non avendo grandi necessità di "risparmiare" acqua arriva ad un'osmolalità intorno a 500 mOsm, mentre all'opposto gli animali del deserto riescono a concentrare molto di più le urine (il cammello fino a circa 3200 mOsm), sino agli estremi del ratto del deserto ed il ratto canguro che raggiungono estremi di oltre 9000 mOsm, molto superiori alla specie umana.

Il meccanismo stesso dipende da svariati fattori:

- i nefroni della zona corticale corticale dispongono di una breve ansa che si ferma alla giunzione tra zona midollare interna ed esterna, poco efficaci per il meccanismo di concentrazione urinaria, mentre i nefroni iuxta-midollari hanno **lunghe anse di Henle** che penetrano profondamente nella midollare anche per tutta la sua lunghezza e negli animali del deserto la lunghezza di queste anse e lo spessore della midollare interna sono proporzionalmente molto maggiori;

- la particolare **configurazione anatomica del nefrone** e dalla struttura **"ad ansa" sia** del tubulo **sia** dei vasi ematici che lo circondano originati dall'arteriola glomerulare efferente, che costituiscono il circolo capillare peritubulare ("vasa recta": vedasi **Figura 5**): mediante l'inversione di flusso discendente-ascendente si realizza il circolo controcorrente;

- dalla **differente permeabilità all'acqua ed ai soluti** (sodio e urea) nei diversi segmenti dell'epitelio tubulare:
  - il tratto discendente sottile dell'ansa di Henle è impermeabile a NaCl e urea ma permeabile all'acqua;
  - il tratto ascendente spesso mTAL è impermeabile all'acqua ma permeabile a NaCl ed urea, per la presenza nella matrice della sua parete della glicoproteina di Tamm Horsfall (THP) o Uromodulina (8), prodotta dalle cellule stesse del mTAL [26]

---

[26] La THP è la principale proteina presente nelle urine del soggetto sano (da 20 a 100 mg/die), e tende a precipitare quando il pH urinario diventa acido, formando cilindri ialini. Svolge un ruolo protettivo dalle infezioni e dalla nefrolitiasi.

- L'epitelio capillare dei "vasa recta" è molto permeabile e consente rapidi scambi di acqua e soluti con l'interstizio della midollare.
- Il tubulo distale e collettore sono normalmente impermeabili all'acqua ma in presenza di AVP diventano permeabili grazie alla formazione dei canali di acquaporina.

Il **meccanismo di concentrazione controcorrente** prevede diverse tappe:
- il "primum movens" del meccanismo è costituito dal **riassorbimento attivo del sodio** nella branca ascendente spessa dell'ansa di Henle **mTALH.**
- I soluti si accumulano nella midollare grazie alla ricchezza di pompe per il sodio che trasportano attivamente cloruro di sodio nell'interstizio elevandone l'osmolalità e creando un gradiente osmotico verticale;
- l'aumentata osmolalità interstiziale richiama acqua dalla branca discendente dell'ansa di Henle aumentando l'osmolalità nel liquido tubulare.

Il ciclo 1-2-3 si ripete ed il flusso controcorrente nei tratti discendente-ascendente tubulare e vascolare ne moltiplica l'effetto **(moltiplicazione contro-corrente).**

Un'altra condizione fondamentale per realizzare l'iper-concentrazione osmolare dell'interstizio midollare è il **ricircolo dell'urea.**
- Nel **dotto collettore** della midollare interna la vasopressina AVP incrementa rapidamente ed in modo reversibile la permeabilità trans-epiteliale all'urea, che può fuoriuscire e rimanere intrappolata nel sistema di scambio controcorrente;
- la permeabilità all'urea nel dotto collettore è regolata dalla presenza di due canali per l'urea (UT-A1 e UT-A3), entrambi codificati dallo stesso gene SLC14A2;
- la regolazione dell'espressione di questo gene da parte della vasopressina AVP come per le acquaporine dipende da un meccanismo di fosforilazione in più sedi del gene, con il risultato di incrementare il numero di canali di membrana per l'urea nel dotto collettore.
- Un canale (UT-A2) viene espresso con canali per l'urea nel tratto discendente sottile dell'ansa di Henle: il trasporto di urea in questo segmento del nefrone è importante per consentire il **ricircolo dell'urea** che viene riassorbita dal tubulo collettore e qui rientra nel lume tubulare;

L'accumulo di urea nell'interstizio della midollare contribuisce al raggiungimento dell'alta osmolalità all'apice della papilla renale che dipende al 50% circa dal sodio ed al 50% dall'urea (7).

La vasopressina AVP svolge quindi in sintesi almeno un triplice ruolo per la concentrazione dell'urina:

- regola ed incrementa il meccanismo di concentrazione controcorrente, **potenziando il riassorbimento di sodio nel mTALH;**
- interviene nel ricircolo dell'urea: l'azione congiunta sul sodio e sull'urea consentono di creare nello spazio interstiziale peritubulare della zona midollare più interna l'osmolalità massimale, in condizioni di anti-diuresi;
- regola ed incrementa la **permeabilità** all'acqua nell'epitelio del dotto collettore midollare, mediante l'azione delle acquaporine, consentendo all'urina che sta per essere emessa nel calice renale di equilibrare la propria osmolarità con quella dell'interstizio peritubulare;
- in assenza di AVP l'epitelio del dotto collettore è **impermeabile all'acqua,** e l'osmolalità della midollare non viene stimolata a raggiungere il suo grado massimale di 1200 mOsm ma sarà **limitata a circa 600 mOsm.**

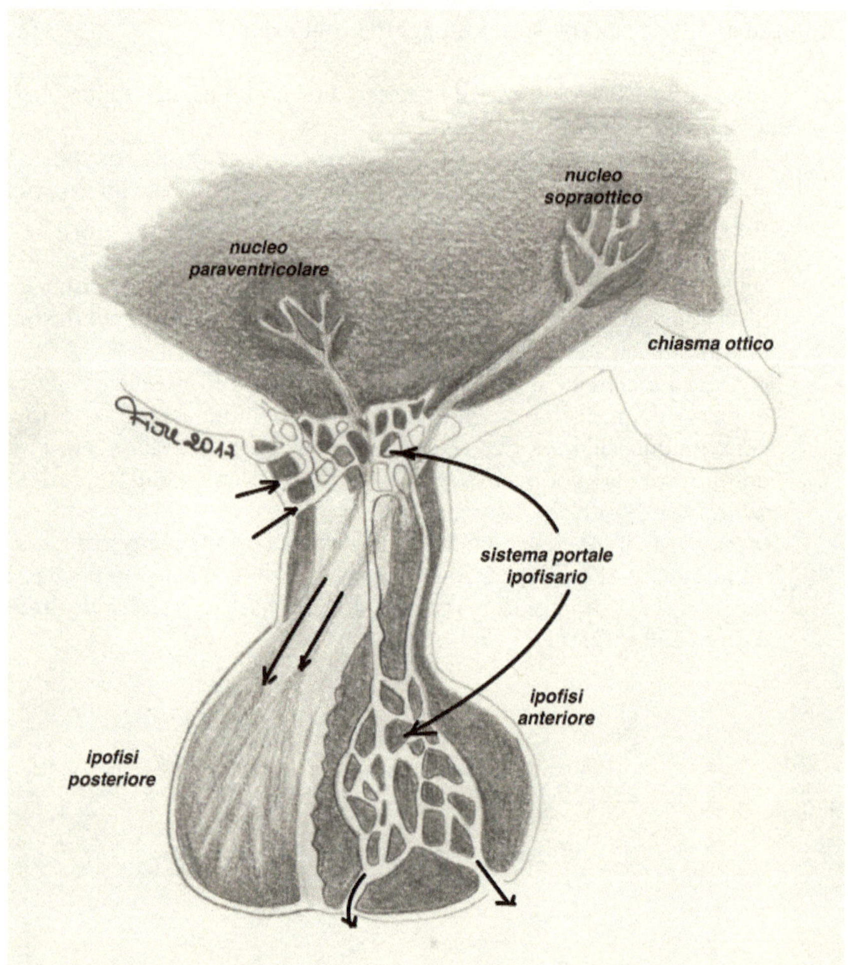

Figura 13. Schema anatomico del sistema ipotalamico-ipofisario, sede anatomica di sintesi e produzione di ormone antidiuretico AVP e di altri neuropeptidi (5).

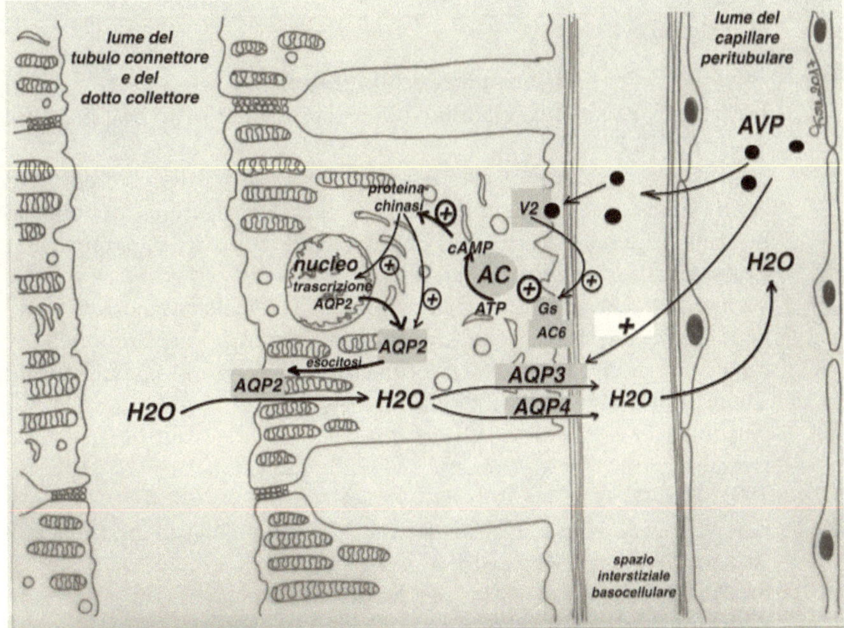

Figura 14. Schema della cascata di effetti della vasopressina sulle cellula principali. Il meccanismo piuttosto complesso può essere così riassunto:

- La vasopressina AVP attiva il recettore V2 che a sua volta stimola la sub-unità Gs, attivando l'enzima **adenil-ciclasi 6** che genera cAMP
- il cAMP attiva le **proteina-chinasi**
- nel nucleo della cellula principale la proteina-chinasi induce la sintesi di acquaporina favorendo la **trascrizione** del gene AQP2
- nel citoplasma la proteina chinasi determina **fosforilazione** dell'AQP2 che ne consente l'inserimento per **esocitosi** sul versante tubulare apicale (luminale) della cellula principale, attraverso cui l'acqua può essere assorbita dal lume tubulare.
- Attraversando le acquaporine AQP3 e AQP4 che si trovano nella superficie basolaterale delle cellule principali l'acqua può fluire verso l'interstizio della midollare, richiamata dal gradiente osmotico della midollare, e quindi viene riassorbita nei capillari peritubulari che costituiscono i "vasa recta".

Riferimenti bibliografici.

1. Danziger J, Zeidel MI. Osmotic homeostasis. Clin J Am Soc Nephrol 2104 July 30 E-Pub

2. Matsukawa T, Miyamoto T. Angiotensin II-stimulated secretion of arginine vasopressin is inhibited by atrial natriuretic peptide in humans. American Journal of Physiology. Regulatory, Integrative and Comparative Physiology 2011; 300 (3): R624–9.

3. Wang XM, Dayanithi G, Lemos JR et Al. "Calcium currents and peptide release from neurohypophysial terminals are inhibited by ethanol". The Journal of Pharmacology and Experimental Therapeutics 1991; 259 (2): 705–11.

4. Nakanishi K, Mattson DL, Gross V et Al. Control of renal medullary flow by vasopressin V1 and V2 receptors. Am J Phisiol 1995; 269: R193-R200.

5. Knepper MA, Kwon TW, Nielsen S. Molecular Physiology of Water Balance. N Engl J Med 2015; 372 (14): 1349-58.

6. Stockand JD. Vasopressin regulation of renal sodium excretion. Kidney Int 2010; 78 (9): 849-56

7. Sands JM, Blount MA, Klein JD. Regulation of renal urea transport by vasopressin. Transactions of the American Clinical and Climatological Association 2011; 122: 82–92.

8. Rampoldi L, Scolari F, Amoroso A et Al: The rediscovery of uromodulin (Tamm-Horsfall protein): From tubulointerstitial nephropathy to chronic kidney disease. Kidney Int 2011; 80: 338–47.

Fisiologia del meccanismo della sete

Negli animali terrestri il meccanismo della sete svolge un ruolo fondamentale, accanto al feed-back renale basato sull'azione dell'ormone antidiuretico vasopressina (AVP), nella regolazione del bilancio idrico.

- Nell'ipotalamo gli osmorecettori che determinano il senso della sete (detti anche **dipsogenici**) si trovano nella zona antero-ventrale adiacente al III ventricolo cerebrale (in prossimità degli osmorecettori che inducono il rilascio di vasopressina ma non sono propriamente gli stessi).
- Anche la loro attivazione è dovuta all'aumento di osmolalità (sono sufficienti incrementi del 2-3%) ed alla deformazione di volume conseguente alla disidratazione cellulare.

Gli osmorecettori dipsogenici rilevano quando l'osmolalità plasmatica sale **oltre il valore di ≈295 mOsm** ed agiscono attivando il meccanismo della sete;

- in questa situazione in condizioni normali la stimolazione di AVP è già attivata in modo quasi massimale a creare la massima concentrazione urinaria, poiché la soglia osmolare per lo stimolo alla sete è ben al di sopra della soglia per la stimolazione al rilascio di AVP (che si attiva mediamente a circa 280 mOsm):
- quindi l'emoconcentrazione attiva **prima** il meccanismo che conduce al risparmio renale di acqua e successivamente il meccanismo della sete, e quando interviene la sete il meccanismo renale dovuto all'ormone antidiuretico è già attivato in modo pressoché massimale.

La sete viene peraltro stimolata anche da altre situazioni (**Tabella 7**).

- Fra queste alcune possono intervenire più precocemente, quali la **secchezza delle fauci e delle mucose**, e sono indipendenti dal meccanismo legato agli osmorecettori.
- La sete viene anche stimolata in situazioni di compromissione emodinamica che causano l'attivazione dei **barocettori carotidei ed aortici** e dei **volocettori** cardiaci,
- L'angiotensina II costituisce un potente stimolo per la sete.

Viceversa sono stimoli inibitori per la sete:
- la diminuita osmolalità plasmatica
- il sovraccarico di volume extracellulare VEC
- l'aumento pressorio
- la diminuzione dei livelli di angiotensina II
- la distensione gastrica

tipologia	situazioni attivanti la sete
osmotica	aumento dell'osmolalità (>295mOsm/Kg H2O)
ipovolemia vera	emorragie, diuretici, perdite GE
ipovolemia efficace	scompenso cardiaco, cirrosi, sindrome nefrosica
ipotensione	ortostasi, farmaci ipotensivi, reazione vasovagale
altri	angiotensina, aldosterone; secchezza delle fauci e delle mucose

Tabella 7. Principali fattori stimolanti della sete, distinti per tipologie.

Fisiologia renale: acidificazione urinaria

In un libro sul sodio non si può prescindere dal prendere in considerazione il concetto dell'equilibrio acido-base, in particolare il ruolo svolto dal rene.

- Il **sodio** svolge un ruolo importante nel mantenimento dell'equilibrio acido-base in quanto l'**energia** necessaria per le funzioni di riassorbimento del bicarbonato e per la secrezione di idrogenioni deriva prevalentemente dall'attività della **pompa del sodio Na$^+$/K$^+$ ATP$_{asi}$** che crea il gradiente di concentrazione fra citoplasma della cellula e lume tubulare.

- La conoscenza di molti aspetti del metabolismo idro-elettrolitico sono strettamente legati agli scambi che riguardano l'equilibrio acido-base: basti pensare agli effetti dell'aldosterone e delle sostanze ad attività mineralcorticoide, agli effetti di molti farmaci come diuretici, ACE inibitori, sartani ed altri che nel compimento della loro azione influenzano l'omeostasi salina ed acido-base.

Il rene svolge sostanzialmente due grandi ruoli nel meccanismo di acidificazione urinaria, fondamentale per il mantenimento dell'equilibrio acido-base: il **riassorbimento** a livello del tubulo prossimale dei bicarbonati filtrati dal glomerulo, e nel tubulo collettore la **rigenerazione** dei bicarbonati consumati dai processi metabolici extra-renali, per tamponare l'acidità prodotta dal metabolismo, soprattutto quello proteico. Il meccanismo fisiologico generale è il medesimo, ovvero l'acidificazione del fluido tubulare: nel tubulo prossimale il riassorbimento del bicarbonato riduce il pH approssimativamente da 7.25 a 6.7; nel tubulo distale e collettore avviene il processo finale di acidificazione mediante l'escrezione di ioni ammonio, insieme ai fosfati ed altri sali acidi che costituiscono la cosiddetta acidità titolabile; ad ogni idrogenione eliminato nelle urine corrisponde uno ione bicarbonato rigenerato nel plasma.

Anidrasi Carbonica

L'anidrasi carbonica (o "carbonic anhydrase" - **CA**): si tratta di uno zinco-enzima fondamentale per molte funzioni biologiche tissutali vegetali ed animali, con attività di catalizzatore della reazione chimica per la formazione di acido carbonico mediante idratazione del diossido di carbonio (o anidride carbonica), e della reazione inversa.

$$CO_2 + H_2O \rightleftharpoons H_2CO3 \rightleftharpoons H^+ + HCO3^-$$

La direzione della reazione verso destra o verso sinistra dipende dalle concentrazioni degli elementi presenti, ad esempio in abbondanza di anidride carbonica ed acqua tenderà a destra e viceversa nel caso di abbondanza di bicarbonati ed idrogenioni. In natura esistono diverse isoforme di anidrasi carbonica che catalizzano la stessa reazione chimica ma in tessuti e con localizzazioni cellulari differenti. Per quanto riguarda il ruolo di questo enzima nelle funzioni di acidificazione urinaria i ruoli chiave vengono svolti dalle seguenti isoforme:

- CA II o citosolica si trova nel **citoplasma** delle cellule tubulari, particolarmente delle cellule intercalate, ma anche negli altri segmenti del tubulo (1)
- CA IV è localizzata a livello della membrana plasmatica cellulare delle cellule epiteliali del tubulo prossimale, sia sulla superficie ricca in microvilli detta "**orletto a spazzola**" o "brush border" apicale, sia nella loro **superficie baso-laterale**; catalizza la reazione chimica responsabile del riassorbimento della maggior parte del bicarbonato filtrato dai glomeruli.
- CA XII si trova sulla **membrana** delle cellule della branca spessa dell'ansa di Henle (mTAL) e del tubulo distale, con funzione di riassorbimento del bicarbonato residuo dopo il passaggio nel tubulo prossimale.

Le pompe protoniche

Le pompe protoniche svolgono un ruolo fondamentale nella fisiologia cellulare: il pH intracellulare viene regolato da diversi sistemi di scambio.

Nelle cellule intercalate A la pompa protonica si trova sulla superficie apicale della cellula e serve per l'escrezione di protoni nel fluido tubulare (2-3), mentre sul versante basolaterale si trovano i canali di scambio $Cl^-/HCO3^-$ che consentono il riassorbimento di bicarbonato nel capillare.

Viceversa nelle cellule intercalate B la pompa protonica si trova sul versante basolaterale e svolge la sua funzione in condizione di alcalosi, in cui protoni vengono riassorbiti e le urine alcalinizzate.

- **L'aldosterone** svolge un ruolo importante sui meccanismi di acidificazione urinaria stimolando sia il riassorbimento tubulare prossimale di bicarbonato, sia stimolando la pompa protonica nel tubulo distale e dotti collettori.

Riassorbimento di bicarbonati nel tubulo prossimale

Nel **tubulo contorto prossimale** il riassorbimento del bicarbonato avviene nei primi segmenti S1 e S2 con un riassorbimento netto di bicarbonato (vedasi anche Capitolo:"**Fisiologia renale del sodio - Il tubulo prossimale**").

Lungo tutto il tubulo prossimale nella membrana luminale esistono dei canali di scambio Na^+/H^+ dal nome **Sodium Hydrogen Antiporter 3** o **NHE3** (4), fondamentali per l'equilibrio acido-base dell'organismo.

L'**energia** per il passaggio attraverso questi canali apicali Na^+/H^+ deriva, come si è detto, dal gradiente di concentrazione sodica creato dalla **pompa ionica Na^+/K^+ ATP**_{asi} localizzata sul versante basolaterale della cellula e che utilizza energia fornita da ATP: il processo di acidificazione urinaria che avviene nel tubulo prossimale si dice **"sodio-dipendente"**.

- [Nella **Figura 14** è schematizzato il processo di riassorbimento tubulare del bicarbonato, qui riassunto a seguito.
- Nel lume del tubulo prossimale l'idrogenione H^+ secreto reagisce con lo ione bicarbonato per formare acido carbonico H_2CO_3 che, mediante reazione chimica catalizzata dall'enzima **anidrasi carbonica IV** presente sulla superficie **luminale** della cellula, si dissocia in anidride carbonica ed acqua;
- l'anidride carbonica diffonde nella cellula dove viene nuovamente idratata con l'intervento dell'**anidrasi carbonica II** citosolica;
- l'acido carbonico nel citoplasma si dissocia in idrogenioni H^+, e ioni bicarbonato $HCO3^-$:
- gli idrogenioni H^+ possono essere **riciclati** dal canale NHE3
- gli ioni bicarbonato $HCO3^-$ possono essere riassorbiti nei capillari peritubulari (prevalentemente tramite un co-trasportatore **NBCn1** (symporter $Na^+/HCO3^-$) (gene SLC4A4) oppure mediante un contro-trasporto o "antiporter" $Cl^-/HCO3^-$).
- Il risultato netto è il trasporto di NaHCO3 nel sangue capillare peritubulare ed un'iniziale acidificazione urinaria, dovuta al fatto che non tutti gli idrogenioni secreti si combinano con il bicarbonato e quindi quelli residui nel lume ne incrementano l'acidità].

Il riassorbimento di ioni $HCO3^-$ è regolato dalla concentrazione peritubulare di bicarbonato: in condizioni di eccessiva concentrazione di bicarbonato, detta anche **alcalosi metabolica**, il **riassorbimento viene inibito** ed il tubulo è anche in grado di effettuare la **secrezione attiva** ulteriore di bicarbonato (in scambio con il cloro) e l'eliminazione di urine alcaline tende a migliorare e compensare l'alcalosi metabolica. All'opposto, in condizione di **acidosi metabolica** e quindi di bassa concentrazione peritubulare di bicarbonato il riassorbimento di HCO_3^- viene stimolato in modo massimale (5).

Nel tubulo contorto prossimale avviene anche un processo metabolico fondamentale ai fini dell'omeostasi acido-base, ovvero la **sintesi di ammoniaca (NH3)** che viene escreta nel lume tubulare.

- [L'ammoniaca escreta nel lume del tubulo prossimale viene successivamente riassorbita durante il suo passaggio nell'ansa di Henle, da cui passa nello spazio interstiziale (6-7), tramite i canali NHE4 baso-laterali di contro-trasporto $Na^+/NH4^+$ (8), da cui raggiunge per diffusione non-ionica secondo gradiente lo spazio interstiziale circostante i dotti collettori
- da qui tramite carriers apicali dell'ammoniaca NH3 raggiunge il lume dei dotti collettori della midollare renale (9)].

Acidificazione delle urine nel tubulo distale e nel dotto collettore
Nella parte **distale del nefrone** avviene il riassorbimento del $\approx 5\%$ di bicarbonato residuo non riassorbito nei tratti precedenti del nefrone; oltre al riassorbimento completo del bicarbonato in condizioni fisiologiche si rende necessario un ulteriore processo di generazione di nuovo bicarbonato per tamponare i ≈ 70 mEq di acidi prodotti giornalmente dal metabolismo, principalmente quello proteico.

Le cellule intercalate sono le principali artefici dell'equilibrio acido-base; ne esistono di due tipi principali (vedasi anche **Tabella 8**).

Cellule intercalate A (oppure α, alpha) hanno funzione di acidificazione urinaria ed operano in condizioni di **acidosi metabolica;** si trovano in tutto il sistema del nefrone distale dal tubulo connettore corticale ai dotti collettori, dove sono più numerose, sino alla zona midollare (10).
Le cellule intercalate A secernono idrogenioni H^+ (generati con l'intervento dell'enzima anidrasi carbonica II citosolica) nel lume tubulare essenzialmente mediante due sistemi :
- una pompa protonica apicale (**"vacuolar" vH^+-ATP_{asi}**) (2-3)
- una pompa apicale di scambio mediante controtrasporto (o antiporto) H^+/K^+ ATP_{asi}.

Gli idrogenioni espulsi nel lume dei dotti collettori si legano all'ammoniaca che qui è giunta per diffusione non-ionica dopo essere stata riassorbita nella branca ascendente spessa mTAL dell'ansa di Henle. L'ammoniaca NH_3 viene acidificata con aggiunta di un idrogenione H^+ e si forma ione ammonio NH_4^+ che non è più solubile e non essendo in grado di attraversare la membrana viene intrappolato nel lume tubulare per essere quindi eliminato nelle urine definitive.

Inoltre gli idrogenioni nel lume tubulare convertono il fosfato disodico HPO_4^{--} in fosfato monosodico $H_2PO_4^-$ (vedasi **Figura 16**).
Contemporaneamente la cellula riassorbe bicarbonato HCO_3^- dal versante basolaterale, attraverso i canali di scambio Cl^-/HCO_3^-, detti "Band 3/ AE1" (**11**, ex44). Inoltre sulla membrana cellulare delle cellule intercalate tipo A sono espressi altri canali:
- una pompa ionica per il cloro codificata come A11 si trova sulla membrana apicale delle cellule intercalate A (codifica genica SLC26a11) e consente il passaggio elettrogenico di solo cloro o di contro-trasporto $C^-/HCO3^-$.
- Nelle cellule intercalate sono espressi sulla membrana apicale i canali "BK channels" che consentono l'escrezione di potassio in condizioni di iperpotassiemia.

- Una caratteristica tipica delle cellule intercalate è la pressoché totale assenza di pompe Na^+/K^+ ATP_{asi}. Per compensare il carente ingresso di sodio che ne potrebbe derivare sono espressi sulla membrana basolaterale i canali di co-trasporto Na-K-Cl (NKCC1) (10)].

Cellule intercalate B (oppure β, beta), localizzate dal tubulo connettore sino al dotto collettore corticale, operano prevalentemente in condizioni di **alcalosi metabolica,** con modalità schematicamente opposta rispetto alle cellule intercalari tipo A.

- [Le cellule intercalate B secernono nel lume tubulare bicarbonato $HCO3^-$ (generato con l'intervento dell'enzima anidrasi carbonica citosolica CAII) attraverso il canale apicale di scambio $Cl^-/HCO3^-$ noto come "**Pendrina**". L'alcalosi stimola la funzionalità del canale Pendrina, mentre l'acidosi la inibisce.
- Contemporaneamente la cellula secerne idrogenioni H^+ dal versante basolaterale, mediante la pompa protonica **basolaterale vacuolare** H^+ **APT**$_{asi}$ e mediante il canale NHE1 di contro-trasporto Na^+/K^+.

Nelle cellule intercalate B sono stati individuati altri sistemi di trasporto:

- Sul versante basolaterale il canale **AE4** consente il co-trasporto di sodio e bicarbonato, consentendone l'uscita dalla cellula in caso di eccessiva concentrazione intracellulare (10)
- Un canale basolaterale consente l'uscita di cloro, facilitando la funzionalità del canale "Pendrina".
- Nelle cellule intercalate B sono rappresentati sulla membrana basolaterale i canali di co-trasporto Na-K-Cl (**NKCC1**), importanti in caso di iperkaliemia per consentire l'ingresso di potassio nella cellula (data la mancanza di di pompe Na^+/K^+ ATP_{asi}) e consentirne l'estrusione attraverso ai canali BK (10)
- Un "transporter" anionico con funzione di scambio Cl-/HCO3 in sede della membrana cellulare basolaterale delle cellule intercalate B, denominato **AE4** (10, 12). **(Figura 17)**.

tipo cellule	secrezione	riassorbimento
intercalate alpha	idrogenioni **H**$^+$ (mediante pompa protonica apicale vH$^+$ APT$_{asi}$ e pompa di scambio apicale H$^+$/K$^+$ ATP$_{asi}$	bicarbonato **HCO3**$^-$ (attraverso il canale basolaterale "Band 3" di scambio Cl$^-$/HCO3$^-$)
intercalate beta	bicarbonato **HCO3**$^-$ (attraverso il canale apicale "Pendrina" di scambio Cl$^-$/HCO3$^-$)	idrogenioni **H**$^+$ (mediante pompa protonica basolaterale vH$^+$ APT$_{asi}$)

Tabella 8. Schema semplificato e riassuntivo differenziale dei principali meccanismi di trasporto delle cellule intercalate α e β.

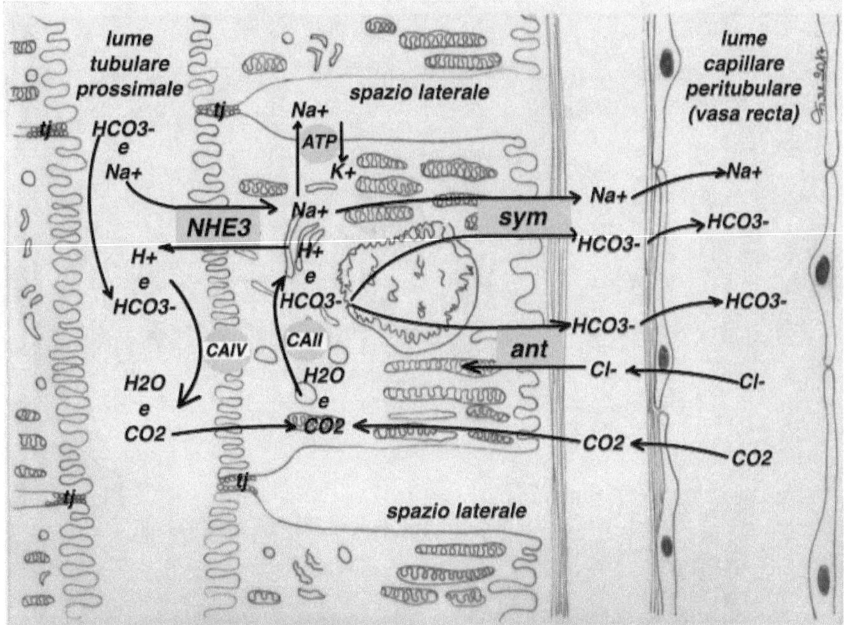

Figura 15. Schema illustrativo semplificato del modello di riassorbimento di bicarbonato nel **tubulo contorto prossimale.** Notare l'intervento dell'anidrasi carbonica "Carbonic Anhydrase IV o CAIV" localizzata sulla membrana cellulare e dell'anidrasi carbonica "CAII" intracitoplasmatica, e dei principali canali di scambio ionico collocati sulla membrana cellulare (il canale **NHE3** di contro-trasporto Na^+/H^+ localizzato sulla superficie luminale; sono invece localizzati sulla superficie baso-laterale della cellula il canale di simporto (**sym**) $Na^+/HCO3^-$, codificato come NBCn1 ed il canale di antiporto (**ant**) $HCO3^-/Cl^-$, attraverso i quali il bicarbonato può passare nello spazio interstiziale e da qui al lume ematico capillare).

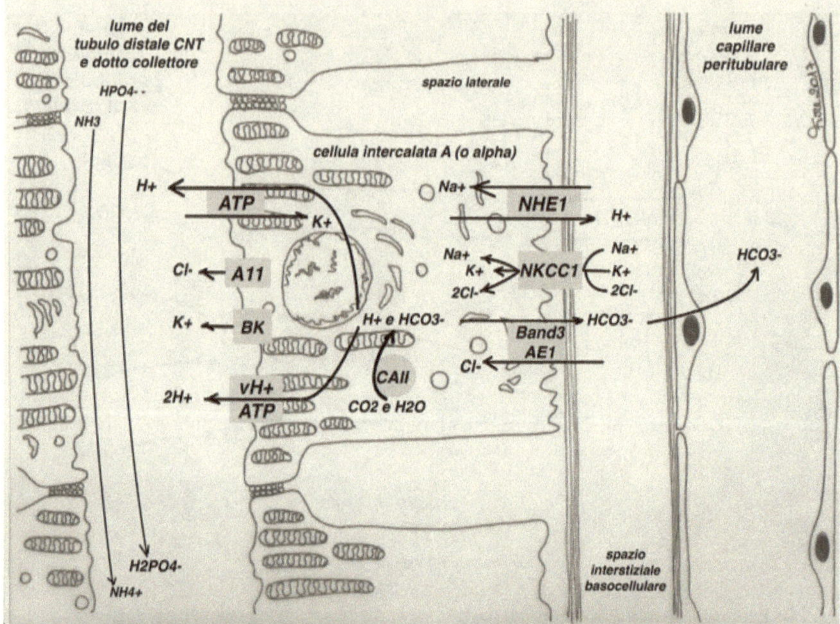

Figura 16. Schema funzionale del modello di acidificazione urinaria esercitato dalle **cellule intercalate tipo A o Alpha,** localizzate in tutto il sistema del nefrone distale sino al dotto collettore della zona midollare.

Queste cellule secernono gli idrogenioni H^+ nel lume tubulare mediante due sistemi :

- una pompa protonica apicale, denominata "vacuolar" vH^+-ATP$_{asi}$
- una pompa apicale di controtrasporto (o antiporto) H^+/K^+ ATP$_{asi}$

Contemporaneamente la cellula riassorbe bicarbonato $HCO3^-$ dal versante basolaterale, attraverso i canali di scambio $Cl^-/HCO3^-$, detti "Band 3/AE1".
Gli idrogenioni H^+ secreti nel lume convertono il fosfato monosodico $HPO4^{--}$ in fosfato disodico $H2PO4^-$ (acidità urinaria titolabile) oppure convertono l'ammoniaca $NH3$ in ione ammonio $NH4^+$ (acidità non titolabile).
Per la spiegazione relativa agli altri canali ionici rappresentati in figura vedasi testo.

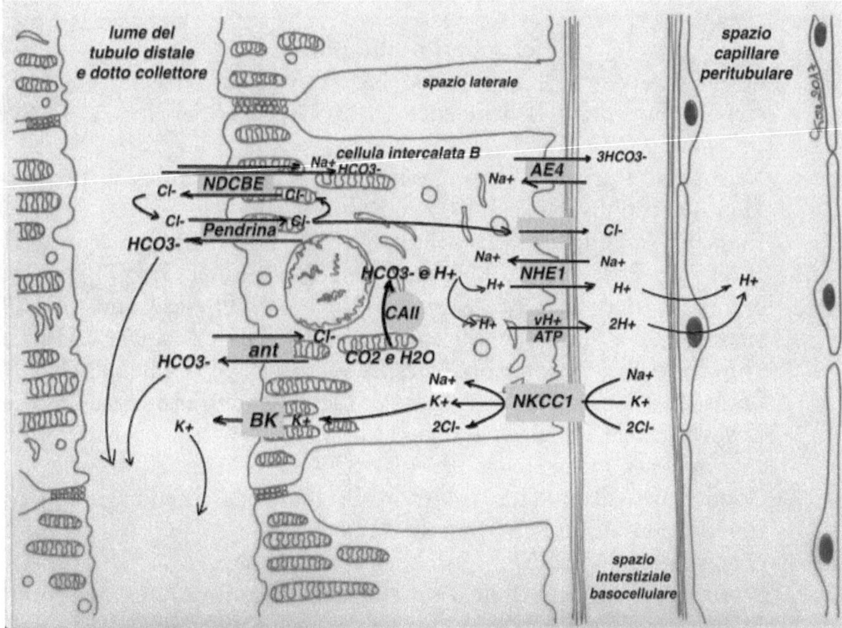

Figura 17. Schema funzionale del modello di trasporto ionico esercitato dalle **cellule intercalate tipo B o Beta, che** operano prevalentemente in condizioni di **alcalosi metabolica,** con modalità schematicamente opposta rispetto alle cellule intercalari tipo A:

- secernono nel lume tubulare bicarbonato HCO3⁻ (generato dall'anidrasi carbonica citosolica CAII) attraverso il canale apicale **"Pendrina"** . L'alcalosi stimola la funzionalità del canale Pendrina (up-regulation), mentre l'acidosi la inibisce (down-regulation) (10)].

- secernono idrogenioni H^+ dal versante basolaterale, nello spazio interstiziale da cui possono diffondere ed essere riassorbiti nei capillari peritubulari.

I canali NDCBE, localizzati sulla parete luminale delle cellule intercalate B, operano in collaborazione con il canale Pendrina con un ricircolo di cloro attraverso alla superficie apicale: per ogni due cicli funzionali si ottiene l'estrusione di due ioni bicarbonato ed il riassorbimento di una molecola di NaCl (10)]

Per la spiegazione relativa agli altri canali ionici rappresentati in figura vedasi testo.

Riferimenti bibliografici.

1. Roth DE, Venta PJ, Tashian RE et Al. Molecular basis of human carbonic anhydrase II deficiency. Proc Natl Acad Sci USA 1982; 89: 1804–8.

2. Nelson N, Harvey WR. Vacuolar and plasma membrane proton-adenosinetriphosphatases. Physiol Rev 1999; 79: 361–85.

3. Wagner CA, Finberg KE, Breton S et Al. Geibel Renal Vacuolar H +-ATPase. Physiological Reviews 2004; 84 (4): 1263-1314.

4. Brant SR, Bernstein M, Wasmuth JJ et Al. "Physical and genetic mapping of a human apical epithelial Na+/H+ exchanger (NHE3) isoform to chromosome 5p15.3". Genomics 1993; 15 (3): 668–72.

5. Capasso G, Unwin R, Ciani F, et Al: Bicarbonate transport along the loop of Henle. II. Effects of acid-base, dietary, and neurohumoral determinants. J Clin Invest 1994; 94: 830–8.

6. Good DW.: Ammonium transport by the thick ascending limb of Henle's loop. Annu Rev Physiol 1994; 56: 623–47.

7. Packer RK, Desai SS, Hornbuckle K, Knepper MA.: Role of countercurrent multiplication in renal ammonium handling: Regulation of medullary ammonium accumulation. J Am Soc Nephrol 1991; 2: 77–83.

8. Bourgeois S, Meer LV, Wootla B, Bloch-Faure M, Chambrey R, Shull GE, Gawenis LR, Houillier P.: NHE4 is critical for the renal handling of ammonia in rodents. J Clin Invest 2010; 120: 1895–1904.

9. Biver S, Belge H, Bourgeois Set Al: A role for Rhesus factor Rhcg in renal ammonium excretion and male fertility. Nature 2008; 456: 339–43.

10. Roy A, Al-bataineh MM, Pastor-Soler N. Collecting duct Intercalated Cell function and regulation. Clin Am Soc Nephrol 2015; 10 (2): 305-24.

11. Alper SL, Natale J, Gluck S et Al. Subtypes of intercalated cells in rat kidney collecting duct defined by antibodies against erythroid band 3 and renal vacuolar H+-ATPase. Proc Natl Acad Sci USA 1989; 86: 5429–33.

12. Tsuganezawa H, Kobayashi K, Iyori M et Al. A new member of the HCO3− transporter superfamily is an apical anion exchanger of beta-intercalated cells in the kidney. J Biol Chem 2001; 276: 8180–9.

Cenni di fisiopatologia dell'equilibrio acido-base

[Per poter garantire il mantenimento dei normali processi metabolici, enzimatici e le funzioni cruciali dell'organismo la concentrazione idrogenionica viene mantenuta molto stabile ed è fondamentale per molte reazioni di ossido-riduzione e per la sintesi di ATP nelle cellule, che ne costituisce la riserva energetica principale; anche l'equilibrio della concentrazione idrogenionica fra ambiente intra- ed extracellulare è cruciale: l'interno delle cellule è più elettronegativo nella maggior parte dei tessuti e la concentrazione idrogenionica intracellulare è minore, con in pH più basso rispetto ai fluidi extracellulari.

- I meccanismi molecolari di trasporto che mantengono questo equilibrio sono gli stessi utilizzati nei tubuli per la secrezione di idrogenioni nelle urine].

Il pH del sangue arterioso viene mantenuto in condizioni fisiologiche nel ristretto "range":

$$[\approx 7,38 \div 7,42]$$

La diminuzione primaria del pH del sangue arterioso, con diminuzione della concentrazione plasmatica di bicarbonato, si interpreta come acidosi metabolica:

[pH<7,38] e [HCO3⁻<21 mEq/Lt]= acidosi metabolica [27]

La variazione primaria in eccesso del pH e della concentrazione di bicarbonato HCO3⁻ si interpretano come alcalosi metabolica:

[pH>7,42] e [HCO3⁻>27 mEq/Lt]= alcalosi metabolica [28]

La diminuzione primaria del pH del sangue arterioso con aumento della pressione parziale di anidride carbonica [pCO_2] si interpretano come acidosi respiratoria:

---

[27] Alcuni AA distinguono semanticamente l'**acidemia** (caratterizzata da riduzione sia del pH, sia dei bicarbonati) dall'acidosi (sola riduzione della bicarbonatemia, condizione predisponente all'acidemia ma con pH del sangue ancora nei limiti di normalità per la presenza di processi compensatori) (1).

[28] Per lo stesso concetto della nota precedente si può distinguere l'**alcalemia** (caratterizzata da aumento sia del pH, sia dei bicarbonati) dall'alcalosi (solo aumento della bicarbonatemia, condizione predisponente all'alcalemia ma con pH del sangue ancora nei limiti di normalità per la presenza di processi compensatori) (2).

[pH<7,38] e [pCO$_2$ >45 mmHg]= acidosi respiratoria

La variazione primaria in eccesso del pH con diminuzione della pressione parziale di anidride carbonica [pCO$_2$] si interpretano come alcalosi respiratoria

[pH>7,42] e [pCO$_2$ <35 mmHg]= alcalosi respiratoria

[Una fonte di sostanze acide nell'organismo è data dalla produzione di **acido carbonico HCO3-** (circa 20mmol/die), consistente in **diossido di carbonio CO$_2$** (anche denominato anidride carbonica) ed **acqua**, in quantità equimolari (corrispondenti per l'acqua a circa 400ml/die) (3) che deriva dal metabolismo dello scheletro a base di **carbonio** dei carboidrati, dei chetoacidi, dei grassi e degli aminoacidi.

$$HCO3^- \leftrightarrows CO_2 + H_2O$$

(Il diossido di carbonio o anidride carbonica CO$_2$ è "**volatile**" e viene eliminato dalla ventilazione alveolare)].

Squilibri in **eccesso** od in **difetto** nell'eliminazione di questa acidità "volatile" (costituita da diossido di carbonio **CO$_2$**) comporteranno disordini detti "**respiratori**" dell'equilibrio acido-base; schematicamente:

- **acidosi respiratoria** nel caso dell'eliminazione in difetto ed aumento di **pCO$_2$**
- **alcalosi respiratoria** nel caso dell'eliminazione in eccesso e diminuzione di **pCO$_2$**

Altra fonte di acidi "**non-volatili**" deriva dal metabolismo di proteine, acidi nucleici e fosfolipidi, che porta alla formazione di fosfati, solfati e cloridrati, nella quantità che corrisponde mediamente a

≈1 mmol di idrogenioni/Kg/die (3)
(equivalenti a circa 70mmol/die nell'adulto, che vengono eliminati giornalmente nelle urine).

[La **composizione del cibo** è rilevante sul processo di formazione metabolica degli acidi, in quanto una dieta che a fine combustione produca "ceneri" a base di solfati, fosfati, cloruri sarà acidificante, mentre una dieta che contenga con una prevalenza di bicarbonati, lattati, acetati e citrato, come sali di sodio, potassio, calcio e magnesio determinerà un carico alcalinizzante]

Il mantenimento dell'omeostasi acido-base "steady-state" prevede che il quantitativo di acidi escreti equivalga quelli introdotti. Normalmente quindi **il rene oltre a riassorbire completamente i bicarbonati filtrati dal glomerulo deve rigenerare il quantitativo di bicarbonati consumati per tamponare gli acidi "non-volatili" prodotti dal metabolismo.**

- L'eliminazione di sostanze acide da parte del rene avviene mediante l'escrezione di anioni acidi a base di fosfato, solfato e cloruri e da ioni ammonio].

Squilibri in **eccesso** od in **difetto** nell'eliminazione dell'acidità "**non volatile**", (equivalente in modo equimolare ai bicarbonati HCO3⁻ rigenerati) comporteranno disordini detti "**metabolici**" dell'equilibrio acido-base; schematicamente:

- **acidosi metabolica** per difetto di rigenerazione del bicarbonato e diminuzione di [**HCO3⁻**]
- **alcalosi metabolica** per eccesso di rigenerazione di bicarbonato ed aumento di [**HCO3⁻**].

Riferimenti bibliografici.

1. Lezioni di Patologia Generale. Fisiopatologia dell'equilibrio Acido-Base. Capitolo 28. Università di Bologna 2015; amsacta.unibo.it.
2. Clarkson MR, Brenner MB. Pocket Companion to Brenner & Rector's THE KIDNEY. Seventh Edition 2005. Elsevier Saunders.
3. Seifter JL, Chang HY. Disorders of Acid-Base Balance: New Perspectives Kidney Dis 2016; 2: 170-86.

Fisiologia renale: omeostasi di potassio, calcio e magnesio

L'omeostasi dei **cationi monovalenti** come il potassio K^+ e dei **cationi bivalenti** come calcio Ca^{++} e magnesio Mg^{++} possiede importanti legami con la fisiologia renale del sodio:

- gli scambi attraverso alle membrane di queste sostanze sono strettamente correlate con sistemi di co-trasporto o di contro-trasporto con il sodio, essendo la maggior parte dei flussi transmembrana di questi ioni secondari al **gradiente sodico** ed al **potenziale elettrico** determinato dalla pompa del sodio.
- Anche i farmaci diuretici hanno effetti importanti sul calcio e sul magnesio, che meritano quindi alcuni cenni sui loro meccanismi fisiologici.

Omeostasi del potassio

Il potassio (K^+) costituisce il principale catione intracellulare ed il 98% circa del "pool" corporeo totale (stimabile a circa 3500 mmol) si trova all'interno della cellula.

- La distribuzione di potassio tra compartimenti intra ed extracellulari è garantita dalla pompa Na^+/K^+ **ATP**asi, che pompa attivamente il sodio fuori dalla cellula ed il potassio al suo interno, con un rapporto di due ioni potassio ogni tre ioni sodio (vedasi Capitolo: **"Fisiologia cellulare del sodio"**)
- Le maggiori concentrazioni si hanno a livello muscolare periferico e miocardico

Lo ione K^+ svolge un ruolo determinante in molti processi metabolici, tissutali e cellulari:

- processi enzimatici
- trasmissione endocrina
- equilibrio acido-base (vedasi Capitolo: **"Fisiologia renale: acidificazione urinaria"** ed equilibrio idro-elettrolitico
- potenziale di membrana, eccitabilità delle fibrocellule muscolari e miocardiche e del sistema nervoso e propagazione dei segnali elettrochimici
- tono vascolare
- motilità gastro-enterica
- metabolismo di glucosio ed insulina.

In condizioni fisiologiche esiste un bilanciamento fra introito alimentare ed escrezione secondo le diverse vie:

- renale (circa 90%)

- intestinale
- cutanea.

Fulcro per regolarne l'eliminazione sono i reni, modulati dall'azione mineralcorticoide dell'aldosterone.

- [Cenni sulla fisiologia renale del potassio.
- Dal 50 al 70% circa del potassio filtrato viene riassorbito dal **tubulo prossimale**; nel tubulo distale e nei dotti collettori corticali viene riassorbito o secreto a seconda delle necessità.
- Nelle **cellule principali** del tubulo distale, del tubulo connettore e del dotto collettore corticale le pompe ioniche baso-laterali Na^+/K^+ ATP_{asi}, stimolate dall'aldosterone ma anche sensibili all'azione dell'insulina e delle catecolamine, creano il gradiente negativo necessario per il riassorbimento di sodio dal lume, attraverso i canali NCC ed ENaC che aumentano la permeabilità della membrana transluminale al sodio (vedasi **Figura 10** e **Figura 11**).
- Le pompe ioniche contemporaneamente creano il **gradiente elettrico positivo** che consente la secrezione di potassio nel lume tubulare attraverso i suoi specifici canali
- L'aldosterone incrementa anche la permeabilità della membrana luminale al potassio.
- In condizione di carenza di potassio, ed in assenza di stimolo mineralcorticoide da parte dell'aldosterone in questa parte del nefrone non si ha secrezione ma continua il riassorbimento di potassio.
- In condizioni di carenza di potassio anche nelle **cellule intercalate tipo Alpha** il potassio viene attivamente assorbito dal lume, mediante la pompa protonica apicale di scambio H^+/K^+-ATPasi e può uscire dalla membrana basolaterale per essere riassorbito nel lume ematico capillare.
- Se invece la potassiemia è elevata il canale basolaterale sarà interrotto ed il riassorbimento di potassio ostacolato, con tendenza al ripristino della normokaliemia; nelle cellule intercalate sono espressi sulla membrana apicale i canali "BK channels" che consentono l'escrezione di potassio in condizioni di iperpotassiemia (vedasi **Figura 16**).
- Nelle **cellule intercalate tipo Beta** sono rappresentati sulla membrana basolaterale i canali di co-trasporto Na-K-Cl (**NKCC1**), importanti in caso di iperkaliemia per consentire l'ingresso di potassio nella cellula (data la mancanza di di pompe Na^+/K^+ ATP_{asi}) e consentirne l'estrusione attraverso ai canali **BK** (1) (vedasi **Figura 17**)].

La **distribuzione intra-extracellulare** di potassio dipende anche dal pH:
- in condizione di **acidosi** l'ingresso di idrogenioni H^+ nel compartimento **intracellulare** favorisce l'uscita dalla cellula del K^+, per mantenere l'elettro-neutralità, aumentando la potassiemia;
- l'ingresso di potassio nelle cellule è invece facilitato dalla condizione opposta (**alcalosi**);
- la variazione dell'osmolalità plasmatica può influenzare la potassiemia, a causa della modificata idratazione cellulare;
- la **lisi cellulare** (ad esempio emolisi, rabdomiolisi, esercizio fisico eccessivo, lisi di tessuto neoplastico) liberando potassio dalle cellule causa aumento della potassiemia;
- **l'insulina** stimola l'attività della pompa sodio-potassio e l'assorbimento di potassio da parte delle cellule muscolari ed epatiche; l'iperpotassiemia costituisce uno stimolo alla produzione di insulina.
- Molti farmaci influenzano la potassiemia:
  - i diuretici tiazidici ed i i diuretici dell'ansa tendono a ridurre i livelli di potassio nel sangue
  - diuretici risparmiatori di potassio, gli ACE inibitori, sartani e FANS, tendono ad aumentare la potassiemia (vedasi: **"Capitolo 9 - I diuretici e gli effetti sul sodio"**).

Riferimenti bibliografici.

1. Roy A, Al-bataineh MM, Pastor-Soler N. Collecting duct Intercalated Cell function and regulation. Clin Am Soc Nephrol 2015; 10 (2): 305-24.

Omeostasi del calcio

Il calcio (Ca) è fondamentale per la vita in quanto interviene in numerose funzioni intracellulari ed extracellulari, ed in particolare svolge un ruolo fondamentale nei meccanismi di trasduzione di segnali per la contrazione muscolare, la conduzione dell'impulso nervoso oltre ai ruoli altrettanto fondamentali per la funzione scheletrica, il rilascio ormonale e la coagulazione del sangue. Inoltre interviene nei meccanismi di segnalazione **intracellulare** ed è coinvolto nella regolazione di numerosi enzimi.

- Nonostante il suo importante ruolo intracellulare, circa il 99% del Ca corporeo è contenuto nell'osso, dove si trova per lo più complessato con altri ioni sotto forma di cristalli di idrossiapatite e soltanto l'1% circa è liberamente scambiabile.
- Nella cellula si trova accumulato nell'ambito di organelli intracellulari (costituiti in prevalenza dai mitocondri e dal reticolo endoplasmatico) da cui viene rilasciato in condizione di fabbisogno per eventi cellulari che lo richiedano (1).
- La concentrazione plasmatica del calcio viene mantenuta molto costante in condizioni fisiologiche normali, a fronte di un apporto alimentare che può essere molto variabile.

La misurazione della concentrazione di calcio standard è la **calcemia totale**.

- Il suo **"range" fisiologico normale** è **8,8÷10,4** mg/dL,
- [corrispondenti a 4,4÷5,2 mEq/Lt
- e corrispondenti a 2,2÷2,6 mmol/Lt].

Circa il 40% del calcio plasmatico totale è **legato** alle **proteine plasmatiche**, e prevalentemente all'albumina; il rimanente 60% comprende il Ca^{++} ionizzato e il Ca complessato con il fosfato e il citrato.

- Il Ca^{++} ionizzato corrisponde quindi approssimativamente al 50% del Ca plasmatico totale.
- Il range fisiologico normale del Ca^{++} ionizzato è **1,17÷1,3** mmol/l [29]
- La quota ionizzata è la forma fisiologicamente attiva e sebbene non venga determinata di routine e **consigliabile misurarla**, mediante elettrodi ione-specifici, in tutti i casi in cui si sospettino alterazioni del legame proteico del Ca plasmatico.
- Il legame del Ca alle proteine è influenzato dalle variazioni del pH del sangue.

---

[29] <u>Mnemonicamente</u> è più semplice ricordare che un valore normale di calcemia totale di ≈10mg/dL corrisponde a 5mEq/Lt ed a 2,5mmol/Lt, ed a ≈1,25 mmol/Lt di calcio ionizzato

- [**L'acidosi** è associata con un aumento del Ca^{++} ionizzato dovuto alla diminuzione del legame con le proteine.
- **L'alcalosi** è associata con una diminuzione del Ca^{++} ionizzato dovuta all'aumento del legame proteico].

Le variazioni di concentrazione delle proteine plasmatiche influenzano la frazione di Ca^{++} ionizzato.

- [Nell'**ipo-albuminemia**, i valori rilevati di calcio totale sono falsamente diminuiti, mentre il Ca^{++} ionizzato può essere nella norma].

Il metabolismo del Ca e del fosfato ($PO4^-$) sono strettamente correlati, ed il meccanismo che principalmente ne regola il feed-back è dovuto all'ormone paratiroideo PTH, un polipeptide costituito da 84 aminoacidi secreto dalle ghiandole paratiroidi (ed in misura minore dalla calcitonina).

- [Il PTH svolge diverse funzioni, di cui la più importante consiste nell'effetto protettivo contro l'ipocalcemia.
- Le cellule della ghiandola paratiroide sono sensibili alla diminuzione del Ca^{++} ionizzato plasmatico, attraverso un recettore specifico, e aumentano l'espressione del gene per la sintesi di PTH e contemporaneamente rilasciano PTH già preformato nella circolazione, incrementando la calcemia già nell'arco di alcuni minuti.

Il PTH, di concerto con l'azione della **vitamina D,** riesce a mantenere l'omeostasi calcica mediante l'intervento su più fronti:

- induce rapida mobilizzazione di calcio dalle superfici ossee, promuovendo l'attività osteoclastica
- incrementa il riassorbimento di calcio nel lume tubulare renale. Il calcio filtrato attraverso la membrana glomerulare è soltanto quello ionizzato, poiché la componente legata alle proteine plasmatiche e corrispondente al 40% circa del calcio totale non attraversa la membrana;
- il PTH riduce la **filtrazione glomerulare,** stimolando l'attività contrattile delle cellule mesangiali glomerulari che riducono la superficie filtrante glomerulare].

Nel **tubulo convoluto prossimale** avviene il riassorbimento del 50-60% del calcio filtrato, **indipendentemente dal PTH**, in parallelo con il riassorbimento di acqua e sodio che si verifica a questo livello, in parte con meccanismi di **contro-trasporto** con il sodio, in parte mediante una **pompa attiva "Ca^{++}ATP$_{asi}$"** che utilizza energia fornita da ATP, ed in parte mediante **trasporto passivo paracellulare,** seguendo un effetto di "solvent-drag" e di diffusione trascinata dal favorevole gradiente elettrochimico indotto dal riassorbimento sodico.

- [La funzione della pompa $Ca^{++}ATP_{asi}$ risulta fondamentale per mantenere bassa la concentrazione intracellulare di calcio ionizzato libero nelle cellule eucariote (2).
- La concentrazione di calcio intracellulare risulta **critica** per molte funzioni cellulari

Una di queste particolarmente importante è la funzione di trasmissione di segnale cellulare a seguito della depolarizzazione dovuta ad un impulso neuro-muscolare, e per questa motivazione è stata ampiamente approfondita la struttura funzionale delle pompe del calcio situate sulla membrana del **reticolo endoplasmatico** delle **cellule muscolari scheletriche** (costituito da sacchi tubuliformi che svolgono la funzione di stoccaggio del calcio).

- Quando uno stimolo nervoso con il suo potenziale d'azione sulla cellula muscolare causa depolarizzazione della sua membrana, il calcio presente nel reticolo endoplasmatico viene rilasciato nel "cytosol" determinando la contrazione della cellula muscolare
- La pompa $Ca^{++}ATP_{asi}$ - che costituisce il 90% delle proteine di membrana del reticolo sarcoplasmatico - svolge la funzione di spostare indietro attivamente il calcio dal "cytosol" al reticolo endoplasmatico della cellula muscolare, nella fase del rilasciamento muscolare]

Il riassorbimento che si verifica nel **tratto ascendente spesso dell'ansa di Henle (mTAL)** è passivo ed ancora **indipendente dal PTH**, ed avviene per via paracellulare, seguendo il gradiente elettrochimico indotto dalla pompa **"$Na^+/2Cl^-/K^+$ bumetanide-furosemide sensitive co-transporter - NKCC2"** (vedasi **Figura 9**).

- [I **diuretici dell'ansa** incrementano la calciuria, per inibizione della pompa sodica NKCC2, localizzata sul versante luminale delle cellule tubulari del tratto ascendente spesso dell'ansa di Henle (mTAL), per effetto della riduzione della differenza di potenziale di membrana; questo **effetto ipercalciurico** è utile nella clinica per il trattamento delle ipercalcemie].

Nel **tubulo convoluto distale**, nel **tubulo connettore** e nel **dotto collettore** corticale il trasporto di calcio avviene invece per via transcellulare, a differenza degli altri segmenti precedenti in cui segue la via paracellulare, ed è ora **strettamente dipendente dal PTH** e dalla produzione di adenosina-monofosfato ciclico (**cAMP**); nel DCT si verifica il riassorbimento del 10-15% della quota filtrata dai glomeruli. Questa quota quantitativamente meno rilevante costituisce peraltro il meccanismo di fine regolazione dell'omeostasi calcica.

La funzione di **riassorbimento di calcio** nel tubulo contorto distale dal lume avviene attraverso i **canali apicali TRPV5** (Transient receptor potential cation channel subfamily V member 5), che sono attivati dalla β-glucuronidasi **Klotho** (3-5); dopo l'ingresso nella cellula il calcio ionizzato si lega alla proteina "calcium binding protein **calbindin-D28K**, che con meccanismo tampone aiuta a mantenere bassi i livelli di calcio ionizzato libero ed a trasportarlo al versante basolaterale della cellula; il successivo passaggio dal citoplasma cellulare all'interstizio avviene attraversando il **canale di contro-trasporto (o antiporto) Na⁺/Ca⁺⁺ NCX1** e mediante la pompa attiva **Ca⁺⁺ ATP$_{asi}$** (4-5)(vedasi **Figura 18**).

Nella membrana basolaterale della cellula tubulare distale, prevalentemente nella parte meno precoce DCT2, è stata descritta la presenza di una pompa attiva diretta (analoga a quella descritta sopra a proposito del riassorbimento di calcio nel tubulo prossimale) **Ca⁺⁺ ATP$_{asi}$**, regolata anch'essa dal PTH e dalla vitamina D, che può agire direttamente sul trasporto di calcio indipendentemente dal meccanismo più complesso sopra descritto che sfrutta invece l'energia della Na⁺/K⁺ ATP$_{asi}$.

Gli effetti del **paratormone PTH** sul tubulo distale sono mediati dal legame con il suo recettore e dalla successiva fosforilazione ed attivazione dei canali del calcio e dall'induzione della loro trascrizione e sintesi proteica nelle stesse cellule tubulari; il PTH agisce anche mediante l'inibizione dell'endocitosi dei canali TRPV5 dalla superficie luminale cellulare.

Il meccanismo di riassorbimento del calcio avviene con una **modulazione** che risente di ulteriori diversi fattori:
- la **vitamina D** incrementa il riassorbimento di calcio potenziando nel tubulo distale l'azione del PTH;
- la vitamina D come 1-25 di-idrossi vitamina D3 agisce stimolando i canali **TRPV5** e l'espressione di **calbindina**
- **Klotho** è una proteina trans-membrana espressa nella superficie cellulare apicale del tubulo distale che oltre ad attivare i canali TRPV5 agisce anche stimolandone l'espressione cellulare e favorendone la permanenza sulla membrana impedendone la rimozione. Gli effetti di Klotho sono molto importanti, come dimostrato sperimentalmente dalle severe conseguenze sull'omeostasi del calcio ottenute con la sua deprivazione.

I **diuretici tiazidici** potenziano l'azione del PTH sul riassorbimento di calcio nel **tubulo prossimale,** secondario all'aumento del riassorbimento di sodio indotto dall'ipovolemia causata dal diuretico (5-6) e svolgono probabilmente anche un'azione indiretta stimolandone il riassorbimento nel **tubulo contorto distale:**
[Anche questo meccanismo d'azione dei tiazidici nel tubulo distale ha una certa complessità:

- I diuretici tiazidici inibendo il canale del sodio apicale NCC, ne riducono il riassorbimento, incrementando natriuresi e diuresi.
- L'inibizione del canale NCC apicale per l'ingresso di sodio dal lume tubulare riduce la concentrazione di Na^+ intracellulare;
- quest'azione **incrementa il gradiente** di concentrazione **sodica** fra citoplasma e spazio interstiziale, che stimola la funzionalità del canale basolaterale **NCX1** Na^+/Ca^{++}.
- L'aumentata funzionalità del canale NCX1 determina il passaggio di calcio nell'interstizio, da cui poi il calcio poi può venire riassorbito verso il lume dei capillari peritubulari, per diffusione semplice secondo gradiente di concentrazione.
- La diminuita concentrazione di calcio intracellulare ne facilita l'assorbimento, sempre per diffusione secondo gradiente, dal lume tubulare al citoplasma cellulare attraverso ai canali **apicali** del calcio **TRPV5.**
- Il blocco dei canali apicali del sodio agirebbe quindi incrementando le forze che favoriscono l'iper-riassorbimento di calcio (5), tipico dei tiazidici] (**Figura 17**)].

I diuretici **amiloride e triamterene** hanno un effetto sul calcio simile ai tiazidici, riducendo la calciuria per un incrementato riassorbimento tubulare di calcio, agendo peraltro mediante l'azione sui canali del sodio ENaCs, detti anche "amiloride sensitive" per l'azione inibitoria da parte di questo farmaco e dai suoi similari.

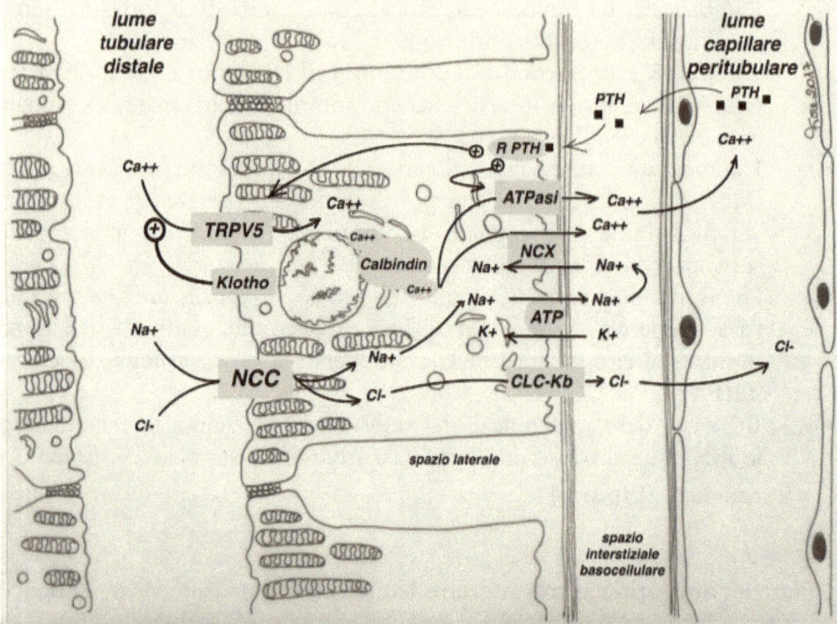

Figura 18. Meccanismo di riassorbimento del calcio nel tubulo convoluto distale. Il "primum movens" è dovuto alla pompa ionica baso-laterale **Na $^+$/K$^+$ ATP$_{asi}$,** che crea il gradiente sodico necessario per il riassorbimento di sodio, che viene richiamato sia dal lume tubulare attraverso ai canali apicali NCC, sia richiamandolo dal versante basolaterale della membrana cellulare, attraverso ai canali di contro-trasporto **NCX1 Na$^+$/Ca^{++}**.

L'aumentata funzione del canale NCX1, indotta dal gradiente elettrochimico del sodio, favorisce il passaggio di calcio nell'interstizio, da cui il calcio viene riassorbito nei capillari peritubulari per diffusione.

La diminuita concentrazione di calcio ne facilita l'assorbimento dal lume tubulare attraverso ai canali **apicali** del calcio **TRPV5**, attivati da **Klotho**.

Dopo l'ingresso nella cellula il calcio si lega alla proteina "calcium binding protein **calbindin-D28K**, che lo trasporta al versante basolaterale della cellula. Il passaggio del calcio dal citoplasma cellulare all'interstizio avviene sia attraversando il canale **NCX1**, sia mediante una pompa attiva **Ca^{++} ATP$_{asi}$** (4-5). Il **paratormone PTH** dopo legame con il suo recettore induce la trascrizione e l'attivazione dei canali del calcio e ne inibisce la rimozione(5).

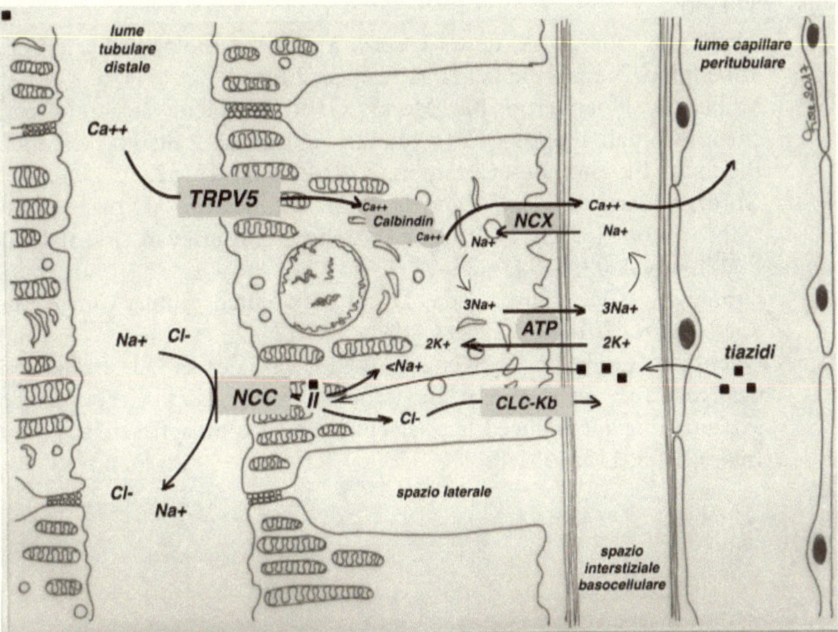

Figura 19. Schema illustrante l'effetto inibitorio dei diuretici tiazidici sui canali apicali del sodio "thiazide-sensitive Na$^+$Cl$^-$ co-transporter - **NCC**", presenti nel tubulo convoluto distale. L'inibizione di questi canali riduce il riassorbimento luminale di sodio cloruro, incrementando la diuresi, ed incrementa il **gradiente sodico** fra citoplasma cellulare ed interstizio. Tale gradiente costituisce una forza stimolante per il contro-trasporto sodio/calcio nella membrana basolaterale e quindi, come ulteriore conseguenza, per il maggiore riassorbimento di calcio dal lume tubulare sino al lume capillare peritubulare.

Riferimenti bibliografici.

1. Wilson CH, Ali ES, Scrimgeour N et Al. Steatosis inhibits liver cell store-operated Ca(2)(+) entry and reduces ER Ca(2)(+) through a protein kinase C-dependent mechanism". Biochem J. 2015; 466 (2): 379–90.

2. Alberts B, Johnson A, Lewis J, et al. Molecular Biology of the Cell. 4th edition. New York: Garland Science; 2002.

3. Müller D, Hoenderop JG, Merkx GFet Al. Gene structure and chromosomal mapping of human epithelial calcium channel. Biochem. Biophys. Res. Commun. 2000; 275 (1): 47–52.

4. Xi Q, Hoenderop JgJ, Bindels RJM. Regulation of magnesium reabsorption in DCT Pflügers Archiv - European Journal of Physiology 2009; 458 (1): 89–98.

5. Subramanya AR, Ellison DH. Distal convoluted tubule. Clin J Am Soc Nephrol 2014; 9 (12): 2147-63.

6. Nijenhuis T, Vallon V, Kemp AWCM van der et Al. Enhanced passive Ca2+ reabsorption and reduced Mg2+ channel abundance explains thiazide-induced hypocalciuria and hypomagnesemia. J Clin Invest 2005; 115: 1651-8.

Omeostasi del magnesio

Il contenuto osseo rappresenta il 50% circa del magnesio totale presente nell'organismo.

- Il magnesio è fondamentale per le ossa e i denti e per il normale funzionamento dei nervi e dei muscoli
- Anche il normale funzionamento di molti enzimi nell'organismo dipende dal magnesio

Il contenuto corporeo totale corrisponde a circa 25÷30 grammi di magnesio

- [Di cui ≈60-65% mineralizzato nell'**osso**
- ≈ 32÷35% complessato a proteine e acidi nucleici,
- ≈ l'1-2% nel plasma e in altre forme minori di deposito, nei muscoli, nell'encefalo e nei parenchimi di fegato, cuore e reni.
- La parte minoritaria di magnesio, molto importante per svariati processi biologici fra cui il fissaggio del calcio e del fosforo nel tessuto osseo e dentale, si trova nelle cellule e nel plasma.
- Il magnesio è coinvolto in particolare nelle reazioni enzimatiche in cui è coinvolta la funzione energetica cellulare dell'ATP (1), poiché in queste reazioni la forma attiva dell'ATP è complessata con lo ione magnesio Mg^{++}.
- Il magnesio interviene inoltre nella regolazione dell'eccitabilità delle membrane nervose e muscolari e nella trasmissione nelle sinapsi nervose, oltre che nell'attività ormonale insulinica].

Le fonti alimentari principali di magnesio sono i vegetali in genere

- [verdure a foglia verde, insalate, bietole, erbette, carciofi, spinaci
- legumi come piselli, lenticchie e fagioli
- frutta in guscio (noci, nocciole, pistacchi, mandorle)
- germogli di soia, cacao, semi di zucca ed altri
- cereali integrali.
- Oltre il 50% del magnesio viene perso durante la cottura, specie la bollitura, è importante preservare nei cibi questo minerale evitando cotture troppo aggressive ad alte temperatura, e preferire alimenti integrali e quando possibile crudi].

Il **fabbisogno giornaliero** di magnesio per l'uomo adulto ammonta a 300-500 mg/die.

- [E' inoltre opportuno tenere in considerazione che il fabbisogno di magnesio può essere anche superiore durante il periodo dello sviluppo, in gravidanza, in allattamento e nelle donne in menopausa].

L'**assorbimento** avviene soprattutto a livello **intestinale** ed è favorito dal contenuto plasmatico di vitamina D, mentre è inibito da elevate concentrazioni di calcio, fosfato della dieta, dalla diarrea e dall'alcolismo cronico.

Il **metabolismo** del magnesio è influenzato anche dal **PTH**, con modalità ancora non ben chiarite (1).

L'**eliminazione** del magnesio è fecale ed urinaria.
Il ruolo fondamentale nella regolazione dell'omeostasi e della concentrazione plasmatica di magnesio è svolto dal **rene** (1-2).

- [La quota di magnesio che passa nel filtrato glomerulare è pari a $\approx$80%.

- La maggior parte del magnesio filtrato a livello glomerulare viene riassorbito, e la **frazione di escrezione** è pari al 3% circa in condizioni fisiologiche.

- Circa il 15÷25% viene riassorbito passivamente nel tubulo prossimale, mentre la quota maggiore (intorno al 65%) di riassorbimento si verifica nel tratto ascendente spesso corticale dell'ansa di Henle (**cTAL**).

- Nel tubulo convoluto distale avviene il riassorbimento del 10% circa del totale riassorbito, ed è questa la sede primaria del riassorbimento attivo (3).

- Il segmento precoce **DCT1** del tubulo distale è quello più interessato al riassorbimento del magnesio (2, 4).

- Il tratto DCT1 è anche il segmento in cui trova la massima espressione di membrana la proteina "thiazide-sensitive NaCl cotransporter NCC".

- I canali NCC sono anche indirettamente coinvolti nel trasporto del magnesio, controllando l'espressione dei canali TRPM6 (2, 5).

- A livello del tubulo prossimale e del tratto ascendente spesso corticale dell'ansa di Henle (cTAL) il riassorbimento del magnesio avviene per via paracellulare, secondo meccanismi **passivi** indotti dal voltaggio transepiteliale (6).

- Nel tubulo convoluto distale il suo riassorbimento avviene per via trans-cellulare (1-2, 6-7), prevalentemente in DCT1) (2-4) (vedasi **Figura 20**), dove sono stati identificati i canali per il magnesio "**voltage-driven** transient receptor potential channel subfamily M, member 6" (**TRPM6**) localizzati sulla membrana apicale della cellula tubulare.

- Il flusso di magnesio attraverso al canale epiteliale TRPM6 è governato dalle concentrazioni luminali ed intracellulari di ioni Mg^{++} liberi, e dalla forza che induce il flusso di magnesio attraverso il canale, costituita dal **potenziale elettrico apicale** generato dal canale luminale per il potassio **Kv1.1**, che provoca estrusione di ioni K^+ (ovvero cariche elettriche positive) nel lume tubulare (3).

- La proteina **Rack1** TRPM6-associata invece inibisce l'attività del canale TRPM6 svolgendo una funzione critica per l'attività del canale.
- Dopo l'ingresso nella cellula attraverso ai canali TRPM6 lo ione magnesio viene legato e trasportato dalla proteina **MgBP** (3).
- [Il passaggio dalla cellula allo spazio interstiziale extracellulare avviene probabilmente attraverso proteine "carrier" del magnesio in sede basolaterale come la **cyclina M2** (3, 8-9) ed il "**transporter SLC41A1**" (3)]

La membrana cellulare basolaterale incorpora dei recettori "**Epidermal growth factor receptors - EGFR**".
I fattori di crescita "magnesio-tropici" EGF dopo "clivaggio" dal pro-EGF attivano gli "EGF receptors -EGFR", ed innescano una cascata di segnali intracellulari, incrementando l'**espressione di membrana dei canali TPRM6** (2-3).

La pompa Na^+/K^+ **ATP**$_{asi}$ svolge un ruolo cruciale per l'uscita dalla cellula verso lo spazio interstiziale basolaterale nel tubulo distale (10-11), generando il **potenziale elettrico basolaterale** necessario per il flusso di magnesio (3).

Il canale basolaterale **Kir4.1** consentendo il "riciclo" di potassio attraverso alla membrana basolaterale agisce favorendo la piena funzionalità della pompa Na^+/K^+ **ATP**$_{asi}$, e la mutazione inattivante questo canale riducendo il potenziale di membrana alterando il potenziale elettrico basolaterale diminuisce il trasporto transcellulare del magnesio.

Carenza di magnesio

- [I sintomi della carenza di magnesio sono abbastanza vaghi e poco specifici; i più comuni sono:
- stanchezza generale, debolezza muscolare, irritabilità, alterazioni dell'umore, agitazione, crampi muscolari.
- Nei casi più gravi crampi addominali e alterazioni del battito cardiaco].

La terapia cronica con **diuretici**, ad esempio nei pazienti con ipertensione arteriosa, scompenso cardiaco o altre patologie può determinare eccessiva eliminazione di magnesio, come anche un uso cronico dei **lassativi**. Particolarmente in questi casi è opportuno effettuare periodicamente controlli della magnesiemia, su prescrizione del medico curante, per escludere una carenza di magnesio.

- [I **diuretici dell'ansa** svolgono un'azione inibitoria sul suo riassorbimento nell'ansa di Henle, tendendo ad incrementare la

magnesiuria; tuttavia il riassorbimento di magnesio che si verifica nella parte distale del nefrone tende ad annullare questo effetto.
- I **diuretici tiazidici** riducono il riassorbimento di magnesio e incrementano la magnesiuria.
    - Il meccanismo con cui questo effetto si verifica sarebbe **diretto**, mediante **riduzione dell'espressione dei canali TRPM6** a livello del **tubulo distale DCT1** (2-3, 5).
    - L'effetto dei tiazidici sul magnesio risulta opposto rispetto al loro effetto sul calcio (di cui i diuretici tiazidici favoriscono il riassorbimento: vedasi Capitolo: "**Omeostasi del calcio**"].

Il **paratormone PTH** influenza il riassorbimento renale di magnesio
- L'ipomagnesemia stimola la produzione di PTH che ne riduce l'eliminazione, aumentando la quota riassorbita dai tubuli renali, agendo verosimilmente sulla pompa ionica "Ca-Mg-ATP$_{asi}$.

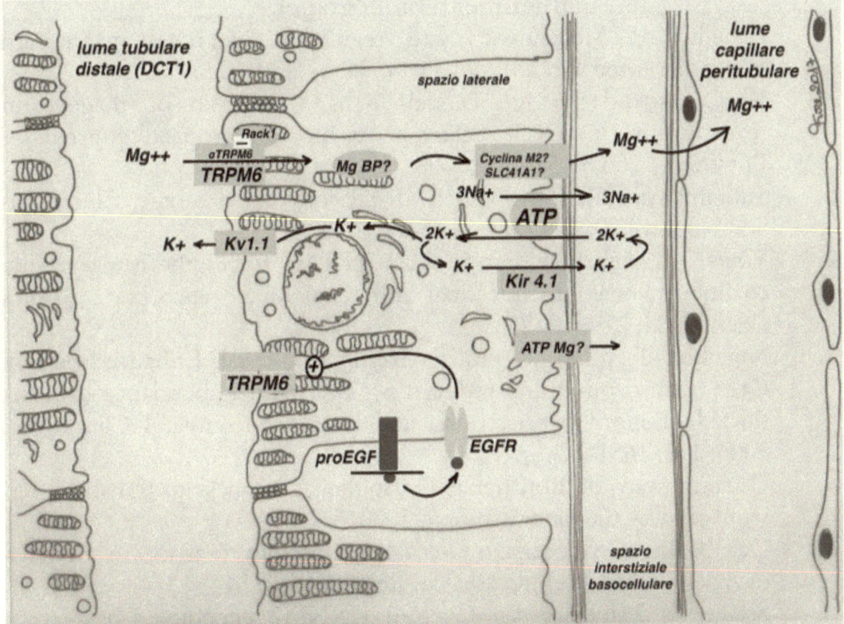

Figura 20. Modello di riassorbimento del magnesio nel tubulo contorto distale precoce (DCT1).

Nel segmento DCT1 il riassorbimento avviene attraversando i canali per il magnesio "**voltage-driven** transient receptor potential channel subfamily M, member 6 (TRPM6)" localizzati sulla membrana apicale della cellula tubulare.

La proteina Rack1 TRPM6-associata inibisce l'attività del canale legandosi al "domain α-kinase" che svolge una funzione critica per l'attività del canale.

Il flusso di magnesio attraverso al canale epiteliale TRPM6 è dovuto al **potenziale elettrico** generato dal canale luminale per il potassio **Kv1.1**, che provoca estrusione di ioni K^+ nel lume tubulare.

Dopo l'ingresso nella cellula lo ione magnesio viene probabilmente legato e trasportato dalla proteina MgBP.

Il passaggio dalla cellula allo spazio interstiziale extracellulare avviene probabilmente attraverso canali di scambio **passivi** (Cyclina M2? transporter SLC41A1?) od **attivi** (Mg^{++}-ATP_{asi}?).

Il passaggio passivo del magnesio nello spazio interstiziale è dovuto al **potenziale elettrico basolaterale** creato dalla pompa Na^+/K^+ ATP_{asi} che opera in collaborazione con i canali Kir4.1 per il "riciclo" di potassio.

I recettori "EGFR" attivati dai fattori di crescita EGF producono un aumento nel flusso di magnesio soprattutto incrementando l'espressione dei canali di membrana TPRM6.

Riferimenti bibliografici.

1. Houillier P. Mechanisms and regulation of renal magnesium transport. Annu Rev Physiol. 2014; 76: 411-30.
2. Xi Q, Hoenderop JgJ, Bindels RJM. Regulation of magnesium reabsorption in DCT Pflügers Archiv - European Journal of Physiology 2009; 458 (1): 89–98.
3. Subramanya AR, Ellison DH. Distal convoluted tubule. Clin J Am Soc Nephrol 2014; 9 (12): 2147-63.
4. Voets T, Nilius B, Hoefs S et Al. TRPM6 forms the Mg2+ influx channel involved in intestinal and renal Mg2+ absorption. J Biol Chem 2004; 279: 19–25.
5. Nijenhuis T, Vallon V, van der Kemp AW et Al. Enhanced passive Ca2+ reabsorption and reduced Mg2+ channel abundance explains thiazide-induced hypocalciuria and hypomagnesemia. J Clin Invest 2005; 115: 1651–8.
6. Quamme GA, de Rouffignac C. Epithelial magnesium transport and regulation by the kidney. Biosci. 2000; 5: D694-711.
7. Dai LJ, Ritchie G, Kerstan D et Al. Magnesium transport in the renal distal convoluted tubule. Physiol Rev 2001; 81: 51–84.
8. Stuiver M, Lainez S, Will C, et Al. CNNM2, encoding a basolateral protein required for renal Mg2+ handling, is mutated in dominant hypomagnesemia. Am J Hum Genet 2011; 88: 333–43.
9. de Baaij JH, Stuiver M, Meij et Al. Membrane topology and intracellular processing of cyclin M2 (CNNM2). J Biol Chem 2012; 287: 13644–55.
10. Meij IC, Koenderink JB, De Jong JC et Al. Dominant isolated renal magnesium loss is caused by misrouting of the Na+,K+-ATPase gamma-subunit. Ann N Y Acad Sci 2003; 986: 437–43.
11. Meij IC, Koenderink JB, van Bokhoven H et Al. Dominant isolated renal magnesium loss is caused by misrouting of the Na+,K+-ATPase gamma-subunit. Nat Genet 2000; 26: 265–6.

CAPITOLO 3 - ECCESSIVO INTROITO DI SODIO - GENERALITÀ'

"Abundare melius quam deficere"
Un vecchio detto latino di incerta attribuzione e che intende esprimere il
concetto secondo cui piuttosto che rischiare di non raggiungere la giusta
misura sia preferibile superarla ed eccedere non si addice alla situazione che
riguarda l'introito di sale nel mondo moderno e nei paesi occidentali, in cui
piuttosto sarebbe maggiormente appropriata la frase di Orazio (Satire 1, 1,
106-107)
"Est modus in rebus".
Con questa frase si intende sostenere che la moderazione, evitando gli
eccessi, rispettando il giusto mezzo, costituisca un'ottima filosofia di vita,
anche in riferimento al consumo di **sale**.

Negli ultimi anni è stato sempre più largamente riconosciuto il rischio
legato ad un'eccessivo consumo di sale nella genesi dell'ipertensione e di
altre patologie. Molti enti ed istituzioni scientifiche e sanitarie (World Health
Organization (WHO), US Department of Agricolture, Australian National
Health and Medical Research Council ed altre) raccomandano l'importanza
di un ridotto introito giornaliero di sodio per la prevenzione di svariate
patologie.

- In uno studio svolto in 32 paesi, il consumo medio è risultato **9,9 g** al
  giorno (1).
- In Italia uno studio del 1997 aveva indicato un consumo medio
  giornaliero di **10,8 g** di sale, come confermato anche in una revisione
  successiva (2), ampiamente superiore rispetto al fisiologico
  fabbisogno.
- Dati derivati dal monitoraggio di circa 3000 adulti condotto
  dell'Osservatorio Epidemiologico Cardiovascolare dell'Istituto
  Superiore di Sanità in collaborazione con l'Associazione Nazionale
  dei Medici Cardiologi Ospedalieri ANMCO [30], indicano che in Italia

---

[30] In Italia è stato avviato un Programma MINISAL-GIRCSI sostenuto dal
Ministero della Salute nell'ambito del programma "Guadagnare Salute" e
del Gruppo di Lavoro per la Riduzione del Consumo di **Sale** in Italia
(**Menosalepiusalute**) in collaborazione con l'Osservatorio Epidemiologico
Cardiovascolare/Health Examination Survey dell'Istituto Superiore di
Sanità e ANMCO-Associazione Nazionale Medici Cardiologi Ospedalieri.

oltre il 95% degli uomini e ≈85% delle donne consumano nettamente di più di 5 grammi di sale al giorno (nella popolazione maschile tutti hanno superato i 9gr/die e nella popolazione femminile tutte hanno superato i 7gr/die) e presentano un'elevata sodiuria; sono state rilevate anche differenze fra le regioni: in Sicilia, Calabria; Puglia e Basilicata il consumo medio di sale è risultato superiore a 11gr/die, contro valori intorno a 10gr/die nelle altre regioni italiane. Sono dati particolarmente significativi, in quanto sono derivati da studi condotti su una **popolazione generale**, che quindi include soggetti ipertesi, nefropatici e cardiopatici, categorie che comprendono soggetti a maggiore rischio clinico di complicanze che possano derivare da un eccesso di sodio.

Un'eccessiva introduzione di sale facilita lo sviluppo di **ipertensione arteriosa** e dei **danni cardiovascolari** attribuibili all'ipertensione, come **l'ipertrofia ventricolare sinistra** e lo **scompenso cardiaco**, la **cardiopatia coronarica ischemica**, la **cerebropatia ischemica** e **l'ictus cerebrale**, la comparsa e l'evoluzione del **danno renale nefroangiosclerotico**, le **arteriopatie periferiche**; inoltre l'eccesso di sale favorisce la **calcolosi renale**, ed anche l'**osteoporosi** (3).

Un eccessivo introito di sale è stato anche associato al rischio di sviluppare **neoplasia gastrica**, come evidenziato da una ricerca dell'Università cinese di Zhejiang (4) che ha revisionato ben 76 studi prospettici sull'associazione tra dieta e rischio di tumore allo stomaco, eseguiti su oltre 6 milioni di pazienti: un incremento di 5 grammi al giorno di sale è risultato associato ad un **maggior rischio statistico di tumore allo stomaco** del 12%.

Anche l'**obesità** è favorita dall'eccessivo introito di sale poiché i cibi salati inducono bisogno di cibi dolci; inoltre secondo una recente ricerca condotta in 766 adolescenti il consumo elevato di sodio risulta associato all'obesità ed alla produzione di citochine che contribuiscono all'infiammazione cronica ed al danno vascolare (5).

Riferimenti bibliografici

1. Intersalt Cooperative Research Group. Intersalt: An international study of electrolyte excretion and blood pressure. Results for 24 hour urinary sodium and potassium excretion. Br Med J 1988; 297:319–28.
2. Ministero delle politiche agricole e forestali, Istituto Nazionale di Ricerca per gli Alimenti e la Nutrizione. Linee guida per una sana alimentazione italiana (revisione 2003) http://www.inran.it
3. Breslau NA, McGuire JL, Zerwekh JE, Pak CYC. The role of dietary sodium on renal excretion and intestinal absorption of calcium and on vitamin D metabolism. J Clin Endocrinol Metab 1982; 55: 369–73.
4. Fang X, Wei J, An P et Al. Landscape of dietary factors associated with risk of gastric cancer: A systematic review and dose-response meta-analysis of prospective cohort studies. Eur J Cancer 2015; 51 (18): 2820-32.
5. Adolescents' salt intake correlates with obesity, inflammation"; Pediatrics, Georgia Regents University di Augusta (USA), feb 2014.

Introito sodico alimentare raccomandato: livelli massimi

Un consumo giornaliero di sodio **inferiore a 2300mg/die**
- corrispondenti a **100 mmol di sodio,**
- e corrispondenti a **5,9 gr di sale** da cucina

è **raccomandato da importanti organizzazioni scientifiche** come la WHO, l'US Department of Agricolture, US Department of Health and Human Services, Canadian Hypertension Education Program (CHEP), Australian National Health and Medical Research Council (NHMRC) e "New Zealand Ministry of Health (MoH).

In Italia, l'Istituto Nazionale di Ricerca per gli Alimenti e la Nutrizione (INRAN) raccomanda di non superare l'introito di 6 g al giorno.

Nei **soggetti ipertesi** e con **patologie cardiovascolare e renale** l'introito sodico raccomandato è **inferiore a 1500mg/die**
- corrispondenti a **65 mmol di sodio**
- e corrispondenti a **3,8 gr di sale.**
- Le stesse raccomandazioni sono valide anche per i soggetti che tendono a formare edemi o calcoli renali, ed in generale l'American Heart Association indica questo target come importante per tutta la popolazione.

[Negli USA e in Canada un calcolo della dose-risposta ha indicato l'opportunità di un'ulteriore riduzione a **1200mg/die** (1).

In Canada, la "Dietary Reference Intakes for "adequate sodium intake" indica un range ottimale da 1000 mg/d sodium per bambini da 1–3 anni sino a 1500 mg/d per gli adulti (2)].

In Australia e Nuova Zelanda i valori di riferimento indicano per gli adulti:
- un introito sodico raccomandato "adequate intake (AI)" o "estimated average requirement (EAR)" in un "range" fra 460 e 920 mg/die
- un livello massimo "**upper level (UL**)" di 2300mg/die, denominato anche "no observed adverse effect level (NOAEL)"
- precisano che, in considerazione del numero considerevole nella popolazione australiana e neozelandese di individui ipertesi e sovrappeso, un beneficio ulteriore deriverebbe dalla riduzione dell'introito sodico massimale (UL) ad almeno **1600mg/die** (**≈70mmol/die**) (3).

Le recenti Linee Guida Europee **2016 "Cardiovascular Disease Prevention"** riportano i seguenti dati (4):

- Nei paesi occidentali l'introito di sale è elevato (~9–10 g/die)
- L'introito massimo raccomandato è di **5gr/die**
- **L'introito ottimale** di sale dovrebbe essere così basso come **~3 g/die** (equivalenti a **≈1200mg/die** o **51 mmol/die** di sodio)

Riferimenti bibliografici

1. He FJ, MacGregor GA. How far should salt intake be reduced? Hypertension 2003; 42: 1093–9.
2. Institute of Medicine. Dietary reference intakes: water, potassium, sodium chloride, and sulfate. 1st ed. Washington (DC): National Academy Press; 2004.
3. Nutrient Reference Values (NRVs) of "Australian National Health and Medical Research Council (NHMRC)" and of "New Zealand Ministry of Health (MoH)".
4. Piepoli MF, Hoes AW, Agewall S et Al. 2016 European Guidelines on cardiovascular disease prevention in clinical practic. European Heart Journal. First published online: 23 May 2016; 2315-81.

Introito sodico alimentare raccomandato: livelli minimi

Esiste un livello minimo nel quantitativo di sale da assumere giornalmente?

Mentre sul livello massimo da non superare "**upper level (UL)**" esiste un discreto accordo fra gli esperti, per quanto riguarda la soglia minima non si trovano molte chiare indicazioni.

- [A differenza della specie umana nel mondo animale ci sono invece specie in cui un buon introito di sale costituisce un importante componente alimentare.

- Ad esempio negli ungulati - probabilmente per l'accrescimento delle corna e delle unghie - è connaturato un istinto che li induce a procurare il sale: le capre leccano i muri, camosci e stambecchi ricercano licheni e rocce saline; negli animali d'allevamento come le capre, impossibilitate ad approvvigionarsi autonomamente, il sale viene aggiunto al foraggio].

Risulta ormai ben noto quindi come autorevoli linee guida scientifiche e molte organizzazioni sanitarie ufficiali, come sopra riportato, raccomandino una riduzione dell'apporto di sale nella dieta.

Peraltro, è stata segnalata da alcuni Autori la **possibilità teorica** di un **potenziale rischio** derivante da un apporto sodico insufficiente.

- In uno studio prospettico randomizzato su 3681 individui il rischio di ipertensione e di eventi cardiovascolari non è risultato correlato all'introito di sale, misurato con la sodiuria, mentre la **bassa** escrezione sodica è risultata correlata alla mortalità cardiovascolare (1).

- Un altro studio condotto su 28.880 partecipanti, ha dimostrato inoltre che sia l'assunzione di sale superiore a 7gr/die, sia livelli inferiori a 3gr/dei risultavano associati ad un aumentato rischio di mortalità cardiovascolare, suggerendo la presenza di una curva "U-shaped" di aumentato rischio sia per bassi sia per alti livelli di introito sodico (2).

- Una metanalisi sui più recenti studi ha rilevato un simile comportamento, con una mortalità associata sia ad un eccesso sia a livelli troppo bassi di introito salino (3).

[Durissima la **replica** con lettera all'Editore sullo stesso "American Journal of Hypertension" da parte di He e MacGregor (4), che hanno contestato pesantemente la metanalisi di Graudal giudicandola non valida a causa di severi difetti metodologici. La conclusione rimarca l'importanza di ridurre l'introito sodico dagli attuali 9÷2gr/die a <5÷gr/die con grandi effetti benefici sulla salute insieme al risparmio sui costi in tutti i paesi del mondo, come raccomandato dalla WHO come una delle tre "top priority actions" per contrastare la crisi globale delle malattie non trasmissibili. «La totalità delle evidenze, includendo studi epidemiologici, studi su animali, "trials randomizzati", e studi di "outcome" ha mostrato il beneficio sostanziale della riduzione del sale. I risultati della metanalisi di Graudal con i suoi difetti metodologici non debbono distrarci dal ridurre l'introito sodico nella popolazione. La maggior parte dei paesi stanno adottando politiche di riduzione dell'introito di sale persuadendo le industrie a riformulare cibi con meno sale, come sta accadendo con successo nel Regno Unito, con un concomitante calo della pressione arteriosa e della mortalità per "stroke" e cardiopatia ischemica»].

Recentemente è stato pubblicato su "The Lancet" uno studio canadese della McMaster University sull'associazione tra apporto alimentare di sodio, in alcuni campioni di popolazione, ed incidenza di eventi e morti cardiovascolari (5):

- [Lo studio sostiene che i livelli di consumo di sale raccomandati dall'OMS/WHO (6) sarebbero **troppo bassi** e addirittura dannosi per molte persone, mentre sarebbero corretti consumi giudicati eccessivi dall'OMS e dalle Linee Guida per una sana alimentazione di molti Paesi.
- La rivista è stata immediatamente oggetto di una serie di repliche e critiche da varie fonti, inclusa l'American Heart Association, per aver pubblicato un lavoro frutto di una ricerca di scarsa qualità e dalle conclusioni infondate e potenzialmente pericolose per la salute pubblica, potendo causare confusione e incertezze tra i cittadini.
- Tra i commenti all'articolo si segnala la presa di posizione della Società Italiana di Nutrizione Umana (SINU) e del Gruppo di Lavoro Intersocietario per la Riduzione del Consumo di Sale in Italia (GIRCSI) che hanno espresso e motivato un giudizio negativo sulla qualità dello studio.

[Il **Ministero Italiano della Salute** (7) ha ritenuto opportuno fare alcune precisazioni a tutela della salute pubblica, ribadendo che un consumo eccessivo di sale è fra le cause dell'insorgenza di gravi patologie dell'apparato cardiovascolare, quali l'infarto del miocardio e l'ictus, correlate all'ipertensione arteriosa ed è anche un fattore predisponente per la Malattia Renale Cronica.

La riduzione del sale nell'alimentazione è una delle priorità anche dell'OMS e dell'Unione Europea, nell'ambito delle strategie di prevenzione delle malattie croniche non trasmissibili.

- Nel nostro Paese i dati più recenti indicano un consumo di sale quotidiano pari a **11 grammi per i maschi e 9 per le donne, oltre il doppio dei livelli raccomandati dall'OMS**.
- Anche il Piano Nazionale della Prevenzione 2014-2018 ha previsto nell'ambito del macro obiettivo "Ridurre il carico prevenibile ed evitabile di morbosità, mortalità e disabilità delle malattie croniche non trasmissibili" lo sviluppo di interventi volti a ridurre nella popolazione il consumo di sale con l'alimentazione. Tutte le Regioni, pertanto, sono impegnate per il conseguimento di tale importante obiettivo di salute pubblica attraverso interventi nei setting previsti (scuola, luoghi di lavoro, comunità e strutture sanitarie).

L'esistenza di un rischio legato ad un apporto di sale troppo basso è stata contestata anche da altri Autori (8) ed al momento si ritiene che questi rischi non siano scientificamente provati].

Pur in presenza di alcuni dati che indicherebbero un potenziale rischio per la salute in conseguenza di una dieta **troppo povera di sale -** che risulterebbe associata ad aumentata incidenza di eventi cardiovascolari ed aumentata mortalità - sarebbe tuttavia prioritario distinguere se il basso introito di sodio ne è veramente la causa, o piuttosto un suo **epifenomeno**.

- [Il basso apporto sodico potrebbe essere la conseguenza dell'ipoalimentazione tipica dei soggetti affetti da gravi patologie, clinicamente molto fragili e predisposti a complicanze cardiovascolari ed elevata mortalità.
- In questo caso la maggiore morbilità e mortalità riscontrate non sarebbero da attribuire al carente introito salino quanto piuttosto alla patologia di base ed all'ipoalimentazione stessa].

[Altra possibile ipotesi è l'induzione in certi casi da parte di una terapia diuretica eccessiva di una deplezione sodica, e conseguente attivazione di meccanismi compensatori mediante attivazione del sistema nervoso autonomo (SNA) ortosimpatico e del sistema renina-angiotensina-aldosterone (SRAA) per mantenere i valori pressori (9): gli stessi meccanismi compensatori potrebbero comportare a loro volta un danno sull'organismo mediante ipertofia ventricolare cardiaca, danno vascolare, proteinuria e peggioramento della funzione renale (10-11)].

Secondo alcune fonti autorevoli l'organismo degli adulti sani si può adattare bene ad un apporto estremamente ridotto di sale, anche meno di 10 mmol di sodio al giorno (12), equivalente ad <u>un decimo</u> della soglia massima da non superare secondo la WHO.

- Molte popolazioni sane vivono con un apporto inferiore a 40 mmol/ die, sino al caso estremo degli indigeni della tribù amazzone Yanomami (13), che sopravvivono con un apporto sodico estremamente più basso.

Nei paesi industrializzati peraltro un apporto così basso è quasi impensabile da ottenere per le abitudini alimentari ormai piuttosto consolidate per cui generalmente il consumo di sale eccede largamente le necessità fisiologiche. Pertanto generalmente - almeno per i paesi occidentali - il problema **non** si pone in termini di **carenze** quanto piuttosto in termini di **eccessivo introito** con rischio di sovraccarico idro-salino, come già è stato ribadito all'inizio di questo capitolo.

Tuttavia, come in ogni situazione gli eccessi possono avere conseguenze negative ed una privazione troppo esasperata di sali potrebbe essere deleteria.

- Ad esempio nel caso di **pratiche sportive** in ambienti caldi con elevata sudorazione, oppure in alta montagna: in questi casi il mancato ripristino con bevande con contenuto salino equilibrato può indurre una vera deplezione sodica con malessere e conseguenze negative [31] (vedi capitolo 4).
- La protratta riduzione dell'apporto di sodio a valori molto inferiori ai limiti raccomandati può avere conseguenze negative sul sistema cardio-circolatorio e renale, specie in concomitanza con eventi intercorrenti che possano causare un aumento delle **perdite idro-saline** (ad esempio **febbre, vomito, diarrea**), e più esposte a questo rischio sono le persone **anziane** con difficoltà a mantenere un'alimentazione adeguata e ripristinare le perdite, in cui un ridotto apporto di sale può contribuire alterando il gusto del cibo ad incrementare il rischio di malnutrizione (14), o le persone con **malattie renali** quali ad esempio le nefropatie interstiziali croniche in cui la capacità tubulare di riassorbimento del sodio può essere compromessa.
- L'apporto salino non deve essere eccessivamente limitato durante la **gravidanza** poichè è necessario per l'espansione di volume extracellulare fisiologica nelle gravide e secondo alcuni autori durante l'**accrescimento** analogamente l'apporto di sale non deve essere eccessivamente ristretto.

---

[31] Vedasi il caso estremo di un'atleta morta per encefalopatia iponatremica dopo aver bevuto 15 litri di liquidi a Boston durante una maratona della durata di 5-6 ore.

Riferimenti bibliografici

1. Stolarz-Skrzypek K, Kuznetsova T, Thijs L et Al. Fatal and nonfatal outcomes, incidence of hypertension, and blood pressure changes in relation to urinary sodium excretion. JAMA 2011; 305: 1777–85.

2. O'Donnel MJ, Yusuf S, Mente A et Al. Urinary sodium and potassium excretion and risk of cardiovascular events. JAMA 2011; 306 (20): 2229-38.

3. Graudal N., Jürgens G., Baslund B., Alderman M. H. Compared with usual sodium intake, low- and excessive-sodium diets are associated with increased mortality: a meta-analysis. Am. J. Hypertens 2014; 27: 1129–37.

4. He FJ, MacGregor GA. Salt intake and mortality. Am J Hypertens 2014; 27 (11): 1424

5. Mente A, O'Donnell M, Rangarajan S et Al. Associations of urinary sodium excretion with cardiovascular events in individuals with and without hypertension: a pooled analysis of data from four studies. Lancet 2016; 388 (10043): 465-75.

6. Department of Nutrition for Health and Development World Health Organization 2012 (reprinted 2014).

7. Ministero della Salute-Direzione Generale per l'igiene e la sicurezza degli alimenti - www.salute.gov.it

8. Cook NR, Appel LJ, Whelton PK. Lower levels of sodium intake and reduced cardiovascular risk. Circulation 2014; 129: 981–9.

9. Graudal NA, Hubeck-Graudal T, Jürgens G. Effects of low-sodium diet vs. high-sodium diet on blood pressure, renin, aldosterone, catecholamines, cholesterol, and triglyceride (Cochrane Review). Am J Hypertens 2012; 25: 1–15.

10. Pimenta E, Gaddam KK, Pratt-Ubunama MN et Al. Relation of dietary salt and aldosterone to urinary protein excretion in subjects with resistant hypertension. Hypertension 2008; 51: 339–44.

11. du Cailar G, Fesler P, Ribstein J et Al. Dietary sodium, aldosterone, and left ventricular mass changes during long-term inhibition of the renin-angiotensin system. Hypertension 2010; 56, 865–70.

12. Nutrient Reference Values for Australia and New Zealand Including Recommended Dietary Intakes - NHMRC 2005 © Commonwealth of Australia 2006.

13. Intersalt Cooperative Research Group (1988). "Intersalt: an international study of electrolyte excretion and blood pressure. Results for 24 hour urinary sodium and potassium excretion". Br Med J 1998; 297 (6644): 319–28.

14. Zeanandin G, Molato O, Le Duff F et Al. Impact of restrictive diets on the risk of undernutrition in a free-living elderly population. Clin Nutr 2012; 31: 69–73.

Introito sodico alimentare: raccomandazioni pratiche individuali
Il dibattito sulle indicazioni quantitative dei limiti da non superare per quanto riguarda l'introito di sodio è certamente molto interessante sul piano teorico ed assolutamente corretto dal punto di vista scientifico, essendo basate su un numero molto ampio di studi sull'argomento e sulle raccomandazioni di esperti fondate sull'analisi dei risultati di numerosissime ricerche. Tuttavia sul **piano pratico** è opportuno fare dei riferimenti alla "routine" quotidiana per avere delle indicazioni concrete su come comportarsi per garantire un apporto di sodio che sia in linea con le raccomandazioni teoriche.

- In linea generale vale il principio di avere bene in mente di moderare il consumo di sale - per rimanere nei limiti suggeriti dalle diverse autorevoli fonti, come indicato nei precedenti paragrafi - in primo luogo **educando il proprio palato**, diminuendo gradualmente il consumo di sale e di prodotti ad alto contenuto di sodio.

- E' opportuno iniziare già dall'**età pediatrica** ad abituare il bambino ad educare il palato al gusto non troppo dolce né troppo salato, e l'assuefazione a mangiare cibi meno salati deve essere progressiva, per dare modo alle papille gustative di adattarsi alle nuove abitudini.

- Generalmente è necessario un periodo di diverse settimane per **abituarsi** ai cibi meno salati, dopo il quale l'esigenza di aggiungere sale non si fa più sentire, anzi subentra un senso quasi di fastidio quando si avverte il sapore salato.

- E' importante imparare a ridurre od **evitare il sale "nascosto"** dentro cibi pronti, surgelati, prodotti in scatola, salumi, formaggi stagionati, snack salati, dadi per brodo, salse pronte, salamoie, paste ripiene, od anche cibi apparentemente meno "sospettabili", come i biscotti ed i cereali da colazione, in cui non avvertiamo il gusto salato perché è nascosto dallo zucchero, anch'esso presente in quantità elevate.

- I prodotti industriali molto spesso contengono sodio come conservante: glutamato monosodico, sodio citrato, sodio alginato, idrossido di sodio o fosfato di sodio, per cui una valida raccomandazione è quella di fare uso il meno possibile dei **cibi conservati**, privilegiando invece quelli freschi, in particolare quelli a base di verdura e frutta, poveri di sale e ricchi in fibre vegetali, oligoelementi preziosi, vitamine ed antiossidanti (almeno cinque porzioni al giorno di verdure e frutti "colorati", come suggerito dalla maggior parte dei nutrizionisti).

- E' molto importante abituarsi a **leggere le etichette** nutrizionali e rivolgersi eventualmente ad un dietologo o ad un nutrizionista esperto per ricevere le dovute indicazioni: la **Tabella 9** riporta alcuni esempi del contenuto di sodio degli alimenti, con lo scopo di indicare alcuni esempi per imparare a memorizzare quelli che hanno un apporto elevato, che deve essere riferito alla porzione media di quel dato alimento.

Un aiuto nel ridurre l'uso del sale da cucina senza rinunciare al sapore dei cibi può venire dall'impiego di **erbe aromatiche e spezie** (salvia, origano, prezzemolo, basilico, aglio, cipolla, erba cipollina, rosmarino, dragoncello, o l'uso del limone e dell'aceto di vino o di mele, per marinare ed insaporire).

- [Le **erbe aromatiche** e le spezie oltre ad insaporire il cibo arrecano alcune preziose proprietà e possono contribuire al nostro benessere, con la cautela peraltro di non eccedere, poiché alcune erbe possono avere effetti negativi se assunte in quantità eccessive o per il rischio di assumere insieme ad esse impurità o sostanze indesiderate;
- se prodotte in proprio è opportuno curare le modalità di preparazione e conservazione, se acquistate verificare la certificazione di provenienza sicura].

Utilizzare poco sale o evitare quando possibile nella **cottura** di pasta o di verdure.

- Dare la preferenza in genere per la propria alimentazione ai cibi sani, come frutta fresca e verdure fresche, cibi come pasta, pane o riso **integrali** a base di grano intero e ricchi di fibre vegetali, sali minerali, vitamine ed antiossidanti.
- Consumare come "snacks" fuori pasto preferibilmente frutta fresca o secca, yogurt, frutta disidratata non dolcificata.

Mantenere un buon introito **idrico** quotidiano con almeno otto bicchieri d'acqua al giorno (salvo diverse indicazioni mediche quando necessiti una restrizione idrica insieme alla restrizione salina, come nei casi di severa insufficienza cardiaca, insufficienza renale, insufficienza epatica (Vedasi Capitolo: "**Limitazione dell'introito idrico**").

**Introito sodico alimentare: raccomandazioni dalle Linee Guida
Italiane**

Il **Ministero della Salute**, nel Programma "**Guadagnare Salute - rendere
facili le scelte salutari**" indica i seguenti punti:

- Il sapore e le proprietà biologiche del sale comune (NaCl o cloruro di
sodio) sono legate principalmente al sodio (Na), un elemento
indispensabile per il nostro organismo, ma per il quale, a differenza di
altri nutrienti, difficilmente si presentano problemi di carenza.
- Per cercare di prevenire le patologie correlate ad un eccessivo
consumo di sodio, l'OMS ha sviluppato un'intensa attività di studio
che ha portato, tra l'altro, a raccomandare un **introito giornaliero
pro capite di sale inferiore a 5 grammi.**
- Il sale è utilizzato per conservare e insaporire gli alimenti.

«LE PRINCIPALI FONTI DI SODIO SONO:

- il sodio contenuto naturalmente negli alimenti (frutta, verdura, acqua,
carne, ecc.) rappresenta appena il 10% dell'apporto totale
- il sodio aggiunto durante la cottura dei cibi o a tavola rappresenta in
media il 35% dell'assunzione totale
- il sodio contenuto nei prodotti trasformati sia artigianali che
industriali e nei cibi consumati fuori casa è pari quindi a circa il 55%
del totale (1)

POCO SALE PER... GUADAGNARE SALUTE.
COME RIDURRE IL **SALE**?

La diminuzione dell'apporto di sale può essere effettuata:

- attraverso una riduzione dell'**apporto discrezionale** di sale, cioè
quello aggiunto manualmente come condimento dei cibi
(nell'insalata, nell'acqua di cottura della pasta, ecc)
- attraverso una riduzione dell'**apporto non discrezionale** di sale, cioè
quello contenuto negli alimenti.
- Non è difficile ridurre l'apporto giornaliero di sale, soprattutto se la
riduzione avviene lentamente, facendo sì che il nostro palato si adatti
in modo graduale.
- Molti sono gli alimenti che hanno un'elevata concentrazione di sale
ma non tutti, fortunatamente, sono presenti quotidianamente nella
dieta.
- Tra i prodotti trasformati, il **pane**, alimento fondamentale, è una
delle principali fonti di sale. Rispetto ad altri prodotti con più alto
contenuto di sale, come i formaggi e gli insaccati, il pane, infatti, è
presente tutti i giorni sulla nostra tavola ed è consumato dagli adulti e
dai bambini.

E' BENE PERTANTO, COME RACCOMANDANO GLI ESPERTI (1):

- ridurre progressivamente l'uso di sale sia a tavola che in cucina, preferendo il sale iodato
- evitare l'aggiunta di sale nelle pappe dei bambini, almeno per il primo anno di vita
- limitare l'uso di altri condimenti contenenti sodio (dadi da brodo, salse, maionese, ecc.)
- ridurre il consumo di alimenti trasformati ricchi di sale (snacks salati, patatine in sacchetto, alcuni salumi e formaggi, cibi in scatola)
- preferire linee di prodotti a basso contenuto di sale
- leggere con attenzione le etichette dei prodotti
- preferire spezie, erbe aromatiche, succo di limone o aceto per insaporire ed esaltare il sapore dei cibi».

Le **"Linee Guida per una sana alimentazione"**, a cura del Ministero delle Politiche Agricole e Forestali e di INRAN (1-2) hanno preso in considerazione in dieci capitoli i molteplici aspetti della sana alimentazione:

1. Controlla il peso e mantieniti sempre attivo
2. Più cereali, legumi, ortaggi e frutta
3. Grassi: scegli la qualità e limita la quantità
4. Zuccheri, dolci bevande zuccherate: nei giusti limiti
5. Bevi ogni giorno acqua in abbondanza
6. Il Sale? Meglio poco
7. Bevande alcoliche: se sì, solo in quantità controllata
8. Varia spesso le tue scelte a tavola
9. Consigli speciali per persone speciali
10. La sicurezza dei tuoi cibi dipende anche da te

Nel sesto capitolo **"Il sale? Meglio poco"** vengono fornite importanti indicazioni sul suo consumo abituale. Se ne riprendono a seguito i punti principali:

- «L'aggiunta di sale ai cibi non è necessaria, in quanto già il sodio contenuto in natura negli alimenti è sufficiente normalmente a coprire le necessità dell'organismo
- Ogni giorno l'adulto italiano ingerisce in media circa 10 g di sale (cioè 4 g di sodio), quindi molto più (quasi dieci volte) di quello fisiologicamente necessario.
- Un consumo eccessivo di sale può favorire l'instaurarsi dell'ipertensione arteriosa, soprattutto nelle persone predisposte. Elevati apporti di sodio aumentano il rischio per alcune malattie del cuore, dei vasi sanguigni e dei reni, sia attraverso l'aumento della pressione arteriosa che indipendentemente da questo meccanismo.

- Un elevato consumo di sodio è inoltre associato ad un rischio più elevato di tumori dello stomaco, a maggiori perdite urinarie di calcio e quindi, probabilmente, ad un maggio- re rischio di osteoporosi.

- Di conseguenza, ridurre gli apporti di sale può essere un'importante misura sia preventiva che curativa per molte persone.

- Studi recenti hanno confermato che un consumo medio di sale al di sotto di 6 g al giorno, corrispondente ad una assunzione di circa 2,4 g di sodio, rappresenta un buon compromesso tra il soddisfacimento del gusto e la prevenzione dei rischi legati al sodio.

- Tra i prodotti trasformati, la principale fonte di sale nella nostra alimentazione abituale è rappresentata dal pane e dai prodotti da forno (biscotti, crackers, grissini, ma anche merendine, cornetti e cereali da prima colazione). Si tratta di alimenti che comunemente **non** vengono considerati come possibili apportatori di sale, ma che invece ne contengono più di quanto pensiamo (vedasi **Tabella 9**).

- Ridurre la quantità di sale che si consuma giornalmente non è difficile, soprattutto se la riduzione avviene gradualmente. Infatti il nostro palato si adatta facilmente, ed è quindi possibile rieducarlo a cibi meno salati. Entro pochi mesi, o addirittura settimane, questi stessi cibi appariranno saporiti al punto giusto, mentre sembreranno troppo salati quelli conditi nel modo precedente.

- Le spezie e le erbe aromatiche possono sostituire il sale o almeno permettere di utilizzarne una quantità decisa- mente minore, conferendo uno specifico aroma al cibo e migliorandone le qualità organolettiche.

- Il succo di limone e l'aceto permettono di dimezzare l'aggiunta di sale e di ottenere cibi ugualmente saporiti, agendo come esaltatori di sapidità.

- Il sale iodato .... non è un prodotto dietetico destinato a particolari categorie di individui, ma un alimento che dovrebbe diventare di uso corrente.

- .. l'**Organizzazione Mondiale per la Sanità che il Ministero della Salute** italiano ne consigliano l'uso a tutta la popolazione, al fine di prevenire o correggere quella carenza di iodio che anche in Italia è piuttosto diffusa..

- .. Il sale iodato ha lo stesso sapore e le stesse caratteristiche del sale comune, e può essere utilizzato, anzi va utilizzato, a tutte le età e in tutte le condizioni fisiologiche in sostituzione del sale normale, ma con la **stessa moderazione** raccomandata per il sale non iodato».

Riferimenti bibliografici

1. Istituto Nazionale di Ricerca per gli Alimenti e la Nutrizione (INRAN).
2. Ticca M et Al. Linee Guida per una Sana Alimentazione Italiana - Ministero delle Politiche Agricole e Forestali e di INRAN - Revisione 2003

alimento*	contenuto in sodio mg/100gr di alimento**
pane bianco	640
pane integrale	550
pane di segale	580
pane "sciapo"	tracce
grissini	610
"crackers" salati	879
"brioches"	390
cereali da colazione	1080
cornetto semplice	400
"pop corn" naturali	3
"pop corn" salati	1940
latte vaccino intero	50
latte materno	16
bistecca	60
bistecca surgelata	1300
pollo	50
uova	140
prosciutto cotto	725
prosciutto crudo	2570

alimento*	contenuto in sodio mg/100gr di alimento**
salame crudo	1690
salsiccia	1300
fontina	686
formaggio grana	700
parmigiano grattugiato	600
pecorino stagionato	1800
provolone	860
"feta" greca	1400
mozzarella	200
ricotta vaccina	78
tonno fresco	43
tonno sott'olio (sgocciolato)	316
sgombro	137
salmone fresco	48
salmone affumicato	520
salmone affumicato salato	1880
aringa salata	4096
aringa affumicata	918
pomodoro fresco	2
pomodoro passata	160
ketchup	1040

alimento*	contenuto in sodio mg/100gr di alimento**
salsa di soia	5660
senape	2928
maionese	500
dado per brodo	16600
fagioli freschi	2
zucchine	1
carote	95
patate	3
patatine fritte salate	1070
patatine a ridotto contenuto di sale	360
piselli freschi	1
piselli in scatola	230
olive da tavola conservate	1314
verdure sott'aceto	800
cavoli	20
crauti	750
mele	2
arachidi non salate	2
burro di arachidi	60

Tabella 9. Contenuto di sodio in alcuni alimenti comuni.

*: per molti alimenti il dato è puramente indicativo, poiché dipende dalle modalità di preparazione e da diverse variabili. Bisogna inoltre tenere conto del fatto che la porzione media può essere molto diversa fra i vari alimenti (ad esempio di una salsa o di un condimento tipo il dado per brodo se ne usano abitualmente solo pochi grammi).
**: Fonti : tabelle INRAN, Altroconsumo, Etichette nutrizionali dei prodotti, Altre dal WEB.

Introito sodico alimentare: interventi pubblici auspicabili

La quantità maggiore di sodio che consumiamo è contenuta negli alimenti prodotti dall'industria. Numerosi interventi pubblici con programmi e normative volte ad ottenerne una riduzione sono stati effettuati negli ultimi anni (1-2).

In **Finlandia**, dove sin dal 1970 esiste un approccio sulla popolazione diminuire l'apporto di sodio, un intervento statale ha ottenuto una diminuzione da 12 a 9 g pro die con un calo di 10mmHg della pressione arteriosa importanti risultati sulle malattie cardiovascolari, con riduzione del 70% di mortalità da stroke e patologie coronariche (3-4).

- In **Portogallo** uno studio del 1989 uno studio sulla comunità aveva evidenziato riduzione della pressione arteriosa con l'intervento comunitario sul consumo di sale (5) ed anche in Cina ne è stato confermato il beneficio (6).

- In **Canada**, dove il consumo di sodio è più che doppio rispetto ai massimi livelli raccomandati (7) è stato avviato un programma "Ottawa Charter for Health Promotion" per ridurre l'introito sodico, stimando un risparmio "2 billion dollars annually" ed un calo di eventi cardiovascolari dell'8,6% (8).

- In **Gran Bretagna** fra il 2003 ed il 2011 la diminuzione del consumo di sale di soli 1,4gr/dei ha comportato benefici su pressione arteriosa ed eventi cardiovascolari, ma con la concomitanza di altri parametri migliorati dai provvedimenti intrapresi sul fumo, colesterolo e migliorato apporto dietetico di potassio (9).

- Uno studio **Australiano** ha dimostrato che il 94% degli uomini ed il 64% delle donne introduce troppo sale, e che quando le aziende alimentari hanno controllato la quantità di sale secondo le regole del governo, l'incidenza di malattie cardiovascolari è diminuita del 18% (10).

- A livello mondiale è stata stimata la possibilità di evitare 8,5 milioni di morti in 10 anni (2006-2015) mediante interventi sulla popolazione per ridurre l'introito di sodio (11).

In **Italia**, il programma "Guadagnare Salute" del Ministero della Salute ha tra gli obiettivi principali quello di ridurre l'apporto di sale alimentare. Nel provvedimento è prevista una graduale riduzione, sino al **30%**, del sale utilizzato per la **panificazione**:

- Il Ministro della Salute Beatrice Lorenzin ha firmato lo scorso ottobre un **protocollo d'intesa** tra il Ministero della Salute e l'Associazione Italiana Industrie Prodotti Alimentari (AIIPA) - Settore surgelati per la riduzione del contenuto di sale in alcuni prodotti surgelati (zuppe e passati di verdura). L'intesa, risultato di un intensa collaborazione tra il Ministero e l'Associazione, si aggiunge agli impegni sottoscritti dall'AIIPA, a partire dal 2009, che hanno portato alla riduzione del sale aggiunto nel **pane industriale** e in alcuni **primi piatti pronti surgelati**

- L'accordo, siglato il 13 ottobre 2014, coinvolge sei aziende leader del settore (Bofrost Distribuzione Italia S.p.A., C.S.I. - Findus S.r.l., Eismann S.r.l., Gias S.p.A., Industrie Rolli Alimentari S.p.A. e Orogel Surgelati Soc.Coop.p.A) con l'obiettivo di pervenire, entro 18 mesi dalla sottoscrizione, a una riduzione di almeno il 10% del contenuto di sale in un totale di 28 prodotti (12).

La riduzione del consumo di sale è uno degli obiettivi perseguiti dal Ministero della Salute con il **programma Guadagnare Salute**, rendere facili le scelte salutari, condiviso anche dall'OMS e dall'Unione Europea

- Il programma prevede l'impegno dei panificatori. Si citano i vari punti, come segue:

GUADAGNARE SALUTE RIDUCENDO IL SALE: L'IMPEGNO DEI PANIFICATORI - Ministero della Salute

- Nei forni artigianali e nei supermercati, accanto al pane sciapo della tradizione umbra e toscana, sarà disponibile pane che, mantenendo inalterate fragranza e sapore, avrà comunque un ridotto contenuto di sale, a beneficio della nostra salute.

IL SALE? Poco è meglio!

- In Italia il consumo medio di sale pro- capite è circa 10-15 grammi giornalieri, cioè 2- 3 volte superiore a quanto raccomandato dall'Organizzazione Mondiale della Sanità (OMS)

Numerosi studi hanno dimostrato che vi è uno stretto legame tra quantità di sale assunta con la dieta e pressione arteriosa. L'eccessivo consumo giornaliero di sale è, infatti, uno dei principali responsabili dell'insorgenza di ipertensione arteriosa che causa patologie dell'apparato cardio e cerebrovascolare.

- La riduzione progressiva del consumo di sale ha un effetto positivo sulla salute:

- riduce la pressione arteriosa; •migliora la funzionalità di cuore, vasi sanguigni e rene;

- aumenta la resistenza delle ossa

Poiché il pane è una delle principali fonti di sale nella nostra alimentazione, i panificatori italiani, attraverso le principali Associazioni di categoria hanno sottoscritto accordi con il Ministero della Salute per la riduzione progressiva del sale nel pane.

Pertanto diverse associazioni si sono impegnate ad apportare una graduale riduzione del contenuto di sale nel pane:

- Federazione Italiana Panificatori Pasticceri e affini
- ASSIPAN Confcommercio
- Assopanificatori Fiesa Confesercenti
- Associazione Italiana Industrie Prodotti Alimentari (AIIPA).

Il **programma Guadagnare Salute del Ministero della Salute** fra i vari obiettivi persegue anche quello della riduzione del consumo di sale, condiviso anche dall'OMS e dall'Unione Europea.

- Per cercare di prevenire le patologie correlate ad un eccessivo consumo di sodio, l'**OMS** ha sviluppato un'intensa attività di studio che ha portato, tra l'altro, a raccomandare un introito giornaliero pro capite di sale inferiore a 5 grammi:
- il "Global Action Plan for the Prevention and Control of Noncommunicable Diseases 2013-2020" dell'**OMS** mira, infatti, alla riduzione del 30% del consumo di sale nella popolazione, per raggiungere il raccomandato consumo giornaliero di meno di 5 grammi al giorno per persona.

Anche l'**Unione Europea**, nelle Conclusioni del Consiglio su nutrizione ed attività fisica del giugno scorso, sottolinea l'importanza di misure atte a raggiungere tale obiettivo e sta lavorando alla definizione di una strategia comune, che attraverso azioni di salute pubblica in tutti i Paesi membri, conduca, tra l'altro, ad una riduzione del contenuto di sale nei principali alimenti.

In un recente "meeting" informale dei Ministri della Salute dell'Unione Europea è stato ribadito che per la prevenzione delle principali malattie croniche è necessario continuare ad intraprendere azioni atte a modificare i fattori di rischio noti, favorendo l'adozione di **stili di vita** corretti:

- "favorire una dieta varia ed equilibrata, ispirata ai principi di quella "Mediterranea" e, nell'ambito di un approccio integrato alla prevenzione, il Ministero della Salute incoraggia il settore agroalimentare alla riformulazione degli ingredienti di alcuni alimenti, al fine di ridurre il livello dei grassi totali, dei grassi saturi, degli zuccheri e, in particolare, del sale.

Le **strategie** da adottare possono essere molteplici.

Formulare le indicazioni per la preparazione dei cibi ad **industria e artigianato**, avviando una "partnership" di collaborazione e controllo, come è stato effettuato in Finlandia (3), in UK (13) ed in Francia (la riduzione del sale nel settore delle pasticcerie non ha dimostrato ripercussioni negative sulla percezione del gusto da parte dell'utenza) (14). In Svizzera è stata adottata una strategia similare, e le autorità hanno deciso di avviare un "dialogo costruttivo" con l'industria ed i produttori di cibo (produttori di pane, di pasticceria, di carne e formaggi..) con lo scopo di ridurre il sale nei cibi su base volontaria piuttosto che ricorrere a vincoli di legge. E' stata avviata inoltre una campagna di informazione alla popolazione contemporaneamente ad un'etichettatura dei cibi per migliorare la capacità di scegliere prodotti a basso contenuto di sale; contemporaneamente sono stati avviati con supporto finanziario diversi progetti per verificare la fattibilità di ridurre il contenuto di sale di alcuni prodotti base senza compromettere il gusto del cibo e per verificare se fosse un approccio pertinente quello di ridurre il sale nella ristorazione collettiva (15).

- L'Unione Europea ha impostato una strategia comune per una progressiva riduzione del contenuto di sale, per raggiungere il 16% in quattro anni. La strategia europea si basa sulla definizione con i produttori del contenuto di sale negli alimenti, sull'educazione sanitaria della popolazione, a mezzo di campagne di comunicazione; etichettatura dei prodotti alimentari chiara e comprensibile; monitoraggio del contenuto di sodio negli alimenti; il monitoraggio del consumo di sale nella popolazione attraverso il dosaggio della sodiuria/24h (16).
- migliorare la disponibilità di **cibi a basso contenuto salino.**
- migliorare la leggibilità e la chiarezza delle **etichette** sui cibi preparati
  - In USA ad esempio etichette rosse, gialle e verdi "Consumer-friendly" indicano rispettivamente un contenuto di sodio elevato, medio e basso (13).

Sostituzione del sale comune con prodotti iposodici.
  - In Finlandia è stato avviato l'uso di sale a basso contenuto di sodio, arricchito in potassio (Oriola Oy);
  - in Cina l'uso di sale iposodico ha comportato diminuzione di 5,4mmHg della pressione media (17);
  - a Taiwan su una popolazione anziana il sale iposodico ha dimostrato una marcata riduzione degli eventi cardiovascolari (2);

Educare i consumatori, informare adeguatamente sui rischi dell'eccesso di sodio alimentare e in generale migliorare **l'informazione** sul cibo, in modo da intervenire anche sulle corrette scelte alimentari è un intervento che si è dimostrato molto efficace, specie sulla **consapevolezza** dei consumatori dell'opportunità di ridurre l'apporto di sodio.

- Le abitudini moderne e l'urbanizzazione, in particolare l'alimentazione legata alle necessità lavorative, hanno comportato un maggiore consumo di snacks e di cibi veloci pronti, con minore consumo di frutta e vegetali più salutari (18-20).

- Il problema è inversamente correlato disponibilità economica, ed è stato dimostrato che le persone che vivono in sobborghi più poveri ed affollati sono maggiori consumatori di cibo poco sano ricco di sale e calorie, e che questi prodotti sono più accessibili rispetto a cibi più salutari e meno ricchi di sale (21).

- Il miglioramento dell'educazione alimentare si può ottenere con programmi culturali d'informazione, utilizzando i mezzi di comunicazione di massa, con campagne di **informazione pubblica** rivolti ai consumatori ed anche ai ristoranti ed ai negozi di generi alimentari, per promuovere maggiormente un'alimentazione più moderata nel consumo di sale;

- anche **l'informazione dei medici e degli operatori sanitari** è fondamentale per poter informare capillarmente gli utenti dei rischi di una dieta ed abitudini di vita scorrette e per poter fornire adeguate indicazioni preventive, incorporando nei curricula formativi le strategie per la prevenzione delle patologie cardiovascolari (14) (Health organizations, Blood Pressure Canada, e Canadian Stroke Network and Dieticians of Canada hanno realizzato del materiale educazionale standardizzato per pazienti e professionisti della sanità sui rischi degli eccessi di sodio e sulla sua prevenzione).

Monitoraggio della situazione, con sorveglianza sull'uso di sale nella popolazione, definizione dei "targets" e dei tempi per i risultati che si vogliono ottenere, valutazione dei progressi e dell'efficacia della comunicazione.

Infine, secondo una recente analisi statistica condotta su 183 Nazioni (22) una politica di "soft regulation" che combini obiettivi di riduzione del sale alimentare concordati con l'**industria, monitoraggio governativo**, ed **educazione pubblica** a ridurre il consumo di sale - modellata sulla recente favorevole esperienza del programma UK - una riduzione del consumo di sale anche soltanto del 10% in 10 anni consentirebbe di ottenere risultati molto favorevoli:

- salvare ≈ 5,8 milioni di anni "DALY" [32]/anno

La valutazione statistica di questi 5,8 milioni ne stima la distribuzione:
- ≈40% attribuibili ad ictus,
- ≈ 42% a malattia coronarica
- ≈ 18% ad altre malattie cardiovascolari.

Lo studio ha comparato l'aspetto **economico** relativo al rapporto:
costi del programma / risparmio sanitario.
- Il costo del programma dipende dagli investimenti in risorse umane, progetti formativi, attrezzature e costi dei mezzi di comunicazione.
- Il risparmio è stato valutato sulla base degli anni di disabilità evitati dall'applicazione del programma.

Il risparmio medio stimato ammonta a ≈204 $ per ogni anno "DALY" di vita salvato, con una differenza fra paesi meno sviluppati e quelli a reddito elevato.
- Per l'Europa Centrale la stima complessiva del risparmio medio stimato è risultata ancora più favorevole, pari a ≈324 $ / "DALY".

---

[32] "Disability-Adjusted Life Year - DALY" è un'unità di misura che si riferisce alla somma degli anni di vita persi a causa di morte prematura e di quelli vissuti in condizione di malattia (23-24).

Riferimenti bibliografici

1. Cook NR, Cutler JA, Obarzanek E, et Al. Long term effects of dietary sodium reduction on cardiovascular disease outcomes: observational follow-up of the trials of hypertension prevention (TOHP). Br Med J 2007; 334: 885.

2. Chang HY, Hu YW, Yue CS, et Al. Effect of potassium enriched salt on cardiovascular mortality and medical expenses of elderly men. Am J Clin Nutr 2006; 83: 1289–96.

3. Karppanen H, Mervaala E. Sodium intake and hypertension. Prog Cardiovasc Dis. 2006; 49: 59-75.

4. Laatikainen T, Pietinen P, Valsta L et Al. Sodium in the Finnish diet: 20-year trends in urinary sodium excretion among the adult population. Eur J Clin Nutr 2006; 60: 965–70.

5. Forte JG et Al. Salt and blood pressure: a community trial. Journal of Human Hypertension, 1989; 3: 179-84.

6. Tian HG et Al. Changes in sodium intake and blood pressure in a community-based intervention project in China. Journal of Human Hypertension, 1995; 9: 959-68.

7. Garriguet D. Sodium consumption at all ages. Health Rep 2007; 18: 47–52.

8. Mohan S, CampbellNRC, Willis K: Effective population-wide public health interventions to promote sodium reduction. CMAJ 2009; 181 (9): 605–609.

9. He FJ, Pombo-Rodrigues S, Macgregor GA. Salt reduction in England from 2003 to 2011: its relationship to blood pressure, stroke and ischaemic heart disease mortality. Br Med J Open 2014 4:e004549.

10. Webster J, Dunford e, Huxley R et Al. The development of a national salt reduction for Australia. Asia Pac J Clin Nutr 2003; 18 (3): 303-9.

11. Asaria P, Chisholm D, Mathers C, et Al. Chronic disease prevention: health effects and financial costs of strategies to reduce salt intake and control tobacco use. Lancet. 2007; 370: 2044–53.

12. Riduzione del sale nei surgelati, accordo tra Ministero della Salute e Aziende produttrici. Programma "guadagnare salute; rendere facili le scelte salutari". Ministero della Salute.

13. He FJ, MacGregor GA. A comprehensive review on salt and health and current experience of worldwide salt reduction programmes. J Hum Hypertens 2009; 23: 363–84.

14. Reducing salt intake in populations: report of a WHO forum and technical meeting; 2006 October 5–7; Paris (France): WHO Forum on Reducing Salt Intake in Populations.

15. Burnier M, Wuerzner G, Bochud M (Swiss Working Group on Salt and Health. Salt, blood pressure and cardiovascular risk: what is the most adequate preventive strategy? A Swiss perspective Front Physiol 2015; 6: 227.

16. European Commission. Collated information on salt reduction in the EU. February 2008.

17. China Salt Substitute Study Collaborative Group. Salt substitution: a low-cost strategy for blood pressure control among rural Chinese. A randomized, controlled trial. J Hypertens 2007; 25: 2011–8.

18. Nielsen SJ, Popkin BM. Patterns and trends in food portion sizes, 1977–1998. JAMA. 2003; 289: 450–3.

19. Zizza C, Siega-Riz AM, Popkin BM. Significant increase in young adults' snacking between 1977–1978 and 1994–1996 represents a cause for concern! Prev Med 2001; 32: 303–10.

20. Jahns L, Siega-Riz AM, Popkin BM. The increasing prevalence of snacking among US children from 1977 to 1996. J Pediatr 2001; 138: 493–8.

21. Papas MA, Alberg AJ, Ewing R, et al. The built environment and obesity. Epidemiol Rev 2007; 29: 129–43.

22. Webb M, Fahimi S, Singh GM et Al. Cost effectiveness of a government supported policy strategy to decrease sodium intake: global analysis across 183 nations. BMJ 2017; 356: i6699

23. WHO. Health Statistics and information system. Classification and indicators.

24. Murray CJ, Vos T, Lozano R, et Al. Disability-adjusted life years (DALYs) for 291 diseases and injuries in 21 regions, 1990-2010: a systematic analysis for the Global Burden of Disease Study 2010. Lancet 2012; 380: 2197-223.

I vari tipi di sale

Sale comune

Il "sale comune" o "sale da cucina" può essere di provenienza dalle saline marine,

- come **sale marino raffinato** (di formato fino o grosso) che ha un titolo in cloruro di sodio NaCl in media del 99,5%,
- o come **salgemma**, bianchissimo e naturalmente iper-raffinato, scavato in miniera e originato da antichi depositi marini derivanti dalla deposizione di sale ed evaporazione dell'acqua nel corso di anche milioni di anni, che possiede una purezza in NaCl ancora superiore rispetto al sale marino, fino al 99,9% in NaCl.

I processi di raffinazione chimica del sale hanno lo scopo di eliminare le impurezze, compresi quei contaminanti potenzialmente pericolosi per la salute (arsenico, piombo, cadmio, rame, mercurio);

- il sale viene dapprima diluito in salamoia, quindi trattato con sostanze chimiche, per far precipitare le impurità, ed infine essiccato.
- Al sale raffinato vengono inoltre aggiunti additivi con effetto anti-igroscopico, in modo da evitare l'assorbimento di umidità.
- La legge impedisce la commercializzazione del cloruro di sodio ottenuto come sottoprodotto dei processi industriali.

Sale iodato

E' un tipo di sale che può essere sia sale marino, sia salgemma a cui viene aggiunto ioduro o iodato di potassio.

* In Italia la quantità di iodio che viene aggiunto al sale per ottenere il sale iodato è pari mediamente a **30 mg di iodio** per chilogrammo di sale, corrispondenti quindi a 30 microgrammi per ogni grammo di sale [33](secondo i parametri previsti da Decreto Ministeriale (1).

Il **Programma Ministeriale** (2) - ricorda diversi elementi importanti.

* La riduzione dei disturbi da carenza alimentare di iodio è indicata come obiettivo primario per la salute pubblica dall'Organizzazione Mondiale della Sanità (OMS) e dalla Food and Agricolture Organization (FAO).
* A tal fine il Ministero della salute ha promosso una nuova Legge (3) al fine di migliorare gli interventi di sanità pubblica in tema di carenza iodica.

Lo iodio.

Lo iodio è un minerale che contribuisce allo sviluppo e al funzionamento della ghiandola tiroidea.

* Ha un ruolo importante nel regolare la produzione di energia dell'organismo; favorisce la crescita e lo sviluppo, stimolando il metabolismo basale e aiutando l'organismo a bruciare il grasso in eccesso. L'acutezza mentale, la parola, la condizione di capelli, unghie, pelle e denti dipendono dal buon funzionamento della tiroide. Il corpo umano, normalmente, ne contiene dai 20 ai 50 mg.
* Tutti i tipi di fauna e vegetazione marina assorbono iodio dall'acqua di mare e sono ottime fonti di questo minerale. In particolare, sono buone fonti il pesce di acque profonde, le alghe kelp, l'aglio, i fagioli, i semi di sesamo, i fagioli di soia, gli spinaci, le bietole, le zucchine bianche e le cime di rapa. In misura minore lo iodio si trova nelle uova,
* nei prodotti lattiero-caseari, nei cereali e nella carne.
* La quantità assunta con gli alimenti non è, però, sufficiente a garantirne l'adeguato apporto giornaliero.

Come viene assorbito

* Lo iodio viene assorbito attraverso la pelle e nel tratto gastro-intestinale e viene trasportato, attraverso il flusso sanguigno, alla tiroide che ne trattiene circa il 30%.
* La parte restante viene assorbita dai reni ed eliminata, prevalentemente, con le urine. Una piccola parte viene eliminata anche con il sudore, le lacrime, la saliva e la bile.

---

[33] In Giappone, dove viene fatto generalmente un uso quotidiano di alghe ricche di iodio, la quantità di iodio aggiunta è minore.

Cos'è la iodoprofilassi

- Consiste nell'integrazione di iodio nell'alimentazione per assicurarne la giusta quantità giornaliera.
- Il metodo più efficace ed economico per prevenire le malattie da carenza di iodio consiste nell'usare il sale iodato al posto del comune sale da cucina.

Chi può usare il sale iodato

- Tutti possono usare il sale iodato. La quantità di iodio che si assume con il sale è fisiologica.
- Il sale iodato non è un farmaco ma un naturale complemento della dieta.

Dosi consigliate

Il sale iodato va utilizzato come il normale sale da cucina e nelle stesse quantità. L'assunzione giornaliera di iodio consigliata è di 150 microgrammi per gli adulti, 175 microgrammi per le donne incinte e 200 microgrammi per le donne che allattano.

- **Ricordare sempre che mangiare molto salato è dannoso per la salute e aumenta il rischio di patologie cardiovascolari.**

Che caratteristiche possiede e come si conserva

- Il sale iodato è bianco e non altera il gusto degli alimenti. Si conserva al riparo dalla luce e dall'umidità proprio come il comune sale da cucina.

Dove si acquista

- Per legge il sale iodato deve essere disponibile in tutti i punti vendita di generi alimentari.

Come si individua all'interno del punto vendita

- Tutti i punti vendita devono esporre sugli scaffali con sale iodato la locandina informativa del Ministero della Salute. Inoltre, possono comparire i loghi approvati dal Ministero sulle confezioni del sale iodato e dei prodotti che lo contengono come ingrediente (4).

La riduzione dei disturbi da carenza alimentare di iodio è indicata come obiettivo primario per la salute pubblica dall'Organizzazione Mondiale della Sanità (OMS) e dalla Food and Agricolture Organization (FAO).

- A tal fine il Ministero della salute ha promosso la legge n. 55 del 21 Marzo 2005 concernente "Disposizioni finalizzate alla prevenzione del gozzo endemico e di altre patologie da carenza iodica" al fine di migliorare gli interventi di sanità pubblica in tema di carenza iodica.

Lo iodio non è sintetizzato dall'organismo e come tale dev'essere necessariamente assunto con la dieta.

- A seconda delle caratteristiche del terreno, lo iodio viene assorbito in maniera diversa e quindi se ne trova una quantità diversa negli animali o nella vegetazione appartenenti a differenti posti della terra
- Non tutti gli alimenti contengono iodio e quindi, se non si segue una dieta ricca e varia, generalmente si tende ad avere una carenza di iodio nel proprio organismo,
- La carenza di iodio può determinare nei bambini **ritardi nello sviluppo** sia **fisico** che **mentale**, mentre negli adulti alcuni problemi come il **gozzo**, l'**ipotiroidismo** e il rischio di **aborto** nelle donne in gravidanza.
- Lo iodio si può trovare in alcuni pesci e crostacei, in alcune verdure come zucchine bianche, spinaci, bietole, cime di rapa, nei fagioli e nei fagioli di soia, in alcune alghe marine (alga kelp, laminaria japonica, laminaria digitata), e in quantità inferiori anche nel latte latticini, uova, carne e cereali.
- Sarebbe preferibile consumare gli alimenti contenenti iodio "a crudo" perché la cottura può compromettere le proprietà di questo minerale.

Il **fabbisogno giornaliero** di iodio del nostro organismo è stimato pari a
- **150** microgrammi per gli adulti,
- 175 microgrammi per donne in stato di gravidanza,
- 200 microgrammi per le donne che allattano.
- Questi quantitativi si raggiungono facilmente se si segue una dieta varia, ricca di vegetali e cibi integrali, mentre un'alimentazione eccessivamente ricca in cibi raffinati (come zucchero e farina bianca e loro derivati) come anche una dieta vegetariana stretta priva di pesce e carni animali possono indurre una carenza di iodio.

L'Organizzazione Mondiale della Sanità (5-6) ed altre istituzioni, come anche molti esperti nel campo della salute e dell'alimentazione consigliano di **sostituire** il normale sale da cucina (sia quello per uso casalingo, sia quello usato per la preparazione industriale) con quello **iodato**, per prevenire i deficit funzionali della tiroide e ridurre l'incidenza di tumori della tiroide, perché in questo modo è possibile garantire una dose minima giornaliera di iodio nella propria alimentazione.

Il quantitativo suggerito dall'OMS:
- varia in relazione al **consumo di sale stimato** in gr/die,
- e tiene conto dell'introito nutrizionale raccomandato "recommended nutrient intake (RNI) + perdite stimate;
- le perdite stimate sono intorno al 30% dal momento della produzione al consumo finale (dipendono dal processo di supplementazione di iodio, dal confezionamento, dalla qualità del sale e dalle condizioni climatiche)

- per 3 gr di consumo stimato: aggiungere 65 mg di iodio /Kg di sale
- per 3 gr di consumo stimato: aggiungere 49 mg di iodio /Kg di sale
- per 5 gr* di consumo stimato: aggiungere 39 mg di iodio /Kg di sale
  (*= 5gr/die di sale è l'introito giornaliero massimo di sale secondo le raccomandazioni WHO).
- Le LG WHO raccomandano inoltre alle Autorità Nazionali di controllare periodicamente l'escrezione urinaria di iodio e la sua concentrazione urinaria per escludere carenza od eccesso di iodio (5).

In Italia in alcune aree il gozzo è ancora una patologia endemica ed esiste ancora il rischio di carenza di iodio ed il ministero della sanità promuove campagne informative sull'importanza del sale iodato nell'alimentazione umana.

- Lo iodio si può trovare in maggiore quantità nei pesci di mare e crostacei, in alcune verdure come zucchine bianche, spinaci, bietole, cime di rapa, nei fagioli e nei fagioli di soia, in alcune alghe marine e anche nel latte, uova, carne e cereali.
- Nell'acqua e nel terreno possono essere presenti quantitativi differenti di iodio a seconda della provenienza (anticamente in alcune zone della Francia provenzale e nelle zone occitane della provincia di Cuneo era frequente la malattia del "cretinismo endemico" derivante dalla carenza di iodio, che si manifestava con lo "struma", o rigonfiamento del collo detto anche "gozzo" negli adulti, oltre che frequentemente con ritardo fisico e mentale già dalle fasi della crescita nei bambini ("cretinismo" è un termine di origine popolare, inizialmente privo di significato denigratorio, che indica una deficienza mentale e fisica permanente, causata solitamente dall'ipotiroidismo dovuto alla carenza di iodio in quelle zone (significato dell'aggettivo "endemico").
- La scoperta della connessione fra cretinismo, iodio e funzione tiroide valse nel 1909 il premio Nobel per la Medicina al medico svizzero E.T. Kocher, e la malattia particolarmente diffusa anche nelle regioni alpine svizzere fu debellata a partire dal 1922 quando si rese obbligatoria in Svizzera la somministrazione di sale iodato.
- Ormai il cretinismo dei neonati è quasi scomparso nei paesi industrializzati mentre permane in quelli sottosviluppati del terzo mondo.

E' precauzionalmente **sconsigliato** l'uso del sale iodato alle persone soggette ad **ipertiroidismo**, perché lo iodio stimola l'attività della tiroide. L'organizzazione mondiale della sanità (OMS) ha comunque stabilito che un uso quotidiano massimo di 4-5 grammi non comporta problematiche per chi ha una patologia tiroidea in atto.

- Un consumo eccessivo di sale iodato potrebbe favorire l'insorgenza di alcune malattie cardiovascolari, perché il sale provoca un aumento della pressione: è opportuno non eccedere nella quantità, e rilevare dall'etichetta l'eventuale presenza di additivi (aggiunti allo scopo di evitare la formazione di grumi), quali E535 ed E 536 o ferricianuro di potassio, che pur essendo tollerato dalla normativa vigente e dalla UE se si mantiene nei limiti di sicurezza di 20mg/Kg di sale, non è certamente consigliabile per il rischio di liberare nell'organismo gas acido cianidrico HCN.

Sale iposodico o dietetico

Il sale iposodico viene consigliato nella dietoterapia per i soggetti ipertesi ed in generale per i regimi alimentari a basso tenore di sodio.

- Secondo le Linee Guida del Ministero della Salute i prodotti possono essere considerati dietetici se possiedono una composizione appositamente ideata solo per una fascia particolare di consumatori che possa trarre beneficio dal loro consumo, ad esclusione quindi dell'intera popolazione: infatti, pur essendo comune all'intera popolazione l'esigenza di contenere l'apporto alimentare di sale, l'impiego di succedanei del sale con un tenore basso o bassissimo di sodio continua ad apparire indicato solo per fasce particolari della popolazione (ad esempio gli ipertesi).

- Il sale iposodico deve avere un contenuto di cloruro di sodio compreso tra il 20 e il 35%, corrispondente ad un tenore di sodio compreso tra 7,8 g e 13,6 gr%; il rapporto potassio/sodio non deve essere inferiore a 1,5:1; talvolta contiene additivi, allo scopo di migliorare il sapore del prodotto.

- L'etichetta deve riportare il tenore di potassio; le indicazioni devono fare riferimento all'uso in diete richiedenti globalmente una riduzione dell'apporto di sodio, come ad esempio in caso di ipertensione arteriosa;

- occorre riportare una avvertenza sulla opportunità di sentire il consiglio del medico per l'uso, soprattutto in caso di insufficienza renale.

- Non è quindi un prodotto indicato indiscriminatamente per tutti, per la presenza del potassio che lo rende inadatto ai soggetti che soffrono di patologie renali o in trattamento con farmaci che riducono l'eliminazione del potassio (come ACE-inibitori, sartani, diuretici risparmiatori di potassio).

Sale marino integrale

Il sale marino integrale, più costoso rispetto al sale comune (poiché viene prodotto mediante evaporazione dell'acqua di mare   seguita da diversi processi di purificazione e lavaggio senza utilizzare la più economica raffinazione chimica), contiene meno NaCl (90-95% circa) a favore di altri sali minerali presenti nell'acqua di mare, come calcio, magnesio, potassio, manganese, solfati, ferro, zinco, iodio e rame ed altri oligoelementi.

- Va precisato che rispetto al sale iodato (vedi paragrafo specifico) il contenuto iodico del sale marino integrale è normalmente inferiore rispetto a quello del prodotto iodato in cui lo iodio viene materialmente aggiunto (come specificato dall'Istituto Superiore della Sanità, secondo cui il contenuto in iodio del sale marino integrale è trascurabile).

- Il sale marino integrale, generalmente privo di additivi anti-igroscopici, ha l'aspetto più umido e grumoso del sale tradizionale.

Sale alle erbe

Si tratta di una mescolanza di sale marino integrale ed erbe aromatiche essiccate. È molto gustoso e lo si può preparare anche in casa. Non va trascurato il fatto che insieme alle erbe possiamo assumere delle impurità, quindi è importante verificarne la qualità e la provenienza, e qualora le erbe per la preparazione di questo sale siano coltivate e preparate in proprio seguire delle buone norme igieniche ed essere bel certi della tipologia e sicurezza del vegetale impiegato.

Vari tipi di sale nel mondo

Esistono numerosi tipi di sale da cucina di provenienza da tutto il mondo, alcuni reperibili nei supermercati, oppure con acquisti on-line nei siti specializzati. Segue nei prossimi paragrafi la descrizione dei più noti.

Gomasio

E' originario del Giappone, ed è costituito da una miscela di sale marino, alghe e semi di sesamo tostati. Viene apprezzato per la ricchezza in sali minerali, in particolare calcio, magnesio e fosforo e per il contenuto in **antiossidanti**: sesamina, sesamolina e sesamolo, utili nella protezione del fegato e dell'apparato vascolare dai danni provenienti dallo stress ossidativo. Esistono anche una variante rossa che invece viene estratta da fondali di argilla rossa ricchi di ferro, ed una verde che deve il suo colore alle foglie di bambù con il quale il sale viene combinato.

Sale di soia

È un condimento liquido scuro, molto usato nella cucina orientale specialmente in abbinamento alle verdure ed al pesce; il sale di soia viene ricavato dalla fermentazione della soia, legumi o cereali. Il **miso** è un condimento asiatico derivato dalla soia gialla arricchito con altri tipi di cereali. Ha un gusto deciso e peculiare, che varia in base alla stagionatura. Oltre che per condire zuppe e cibi in genere viene anche usato per preparare salse, marinate e biscotti.

Sale dolce di Cervia

È un sale fine integrale che non subisce processi di essiccazione artificiale né trattamento con additivi; è anche soprannominato "il sale del Papa", poiché pare venisse utilizzato alla Sua mensa. Commercializzato a grana grossa o a grana fine (Salfiore di Romagna), o come fior di sale (Salfiore di Cervia); quello della riserva Camillone viene ricavato da una particolare salina di Cervia dove si esegue ancora oggi la raccolta quotidiana.

Fiore di sale di Trapani

Raccolto nei mesi estivi, rigorosamente a mano e senza processo di raffinazione, è un sale integrale molto ricco di minerali, di iodio, di potassio e di magnesio.

"Garum di tonno" e Colatura di alici di Cetara

Si tratta di prelibate salse tradizionali, la prima siciliana e la seconda campana, che prendono origine dal "Garum" degli antichi Romani (vedasi Capitolo: **Funzioni ed uso del sale. Cenni storici e culturali**)

Fleur de sel de Guerande, o sale grigio bretone (Francia)

Guerande è situata sulla costa atlantica della Bretagna. Questo sale integrale è molto raro, viene raccolto solo nei mesi estivi, da giugno a settembre, secondo un metodo artigianale basato sull'azione del sale e del vento di tradizione celtica, ed appare di colore grigio poiché non subisce alcuna raffinazione.

Fiori di sale di Camargue (Francia)

Camargue è una zona umida e paludosa al sud della Francia; è considerato raro e prezioso, e soprannominato il "caviale del mare" per la sua capacità di esaltare il gusto dei cibi.

Sale di Halen Mon (Inghilterra)

Viene raccolto sulla costa orientale del Galles. Ha un colore bianco neve e si adatta bene alle carni crude.

Sale di Maldon (Inghilterra)

Proviene da questa città dell'Essex, sulla costa sud-orientale, e la sua peculiarità consiste nella lavorazione in scaglie friabili, adatto ad insaporire cibi, come ad esempio le carni, in cui si voglia sentire direttamente in bocca il sapore del sale.

"Flor de sal" dell'Algarve (Portogallo)

Detto anche la "crema del sole", considerato molto pregiato dagli chef di tutto il mondo, presenta consistenza croccante, sapore delicato e colore bianco avorio.

Sale nero Black Lava o Sale nero delle Haway

Il sale nero delle Haway è un sale marino integrale povero di sodio, il cui caratteristico colore deriva dall'estrazione da fondali ricchi in carbone vegetale nei pressi dell'isola vulcanica di Molokai: la lava e il carbone vegetale conferiscono colore e lo arricchiscono di minerali con proprietà disintossicanti e regolarizzanti l'intestino con un sapore aromatico.

Sale rosso Alaea (Hawaii)

L'Alea è l'argilla rossa depositata sulle coste a causa dei frequenti uragani. Il sale viene ottenuto per evaporazione nelle pozze contenenti argilla rossa, e possiede un'alta percentuale di **ferro** presente nell'argilla, con sapore molto intenso.

Sale nero di Cipro (Grecia)

Estratto per evaporazione è anche questo un tipo di sale molto ricco di carbone vegetale, consigliato per problemi intestinali; caratterizzato da colore nero intenso e dai granelli con forma piramidale e consistenza croccante.

Sale Aguni (Giappone)

Un sale poco conosciuto, integrale, non raffinato, di colore bianco con consistenza vellutata e sapore aromatico ma delicato, dovuto al processo di essiccazione che viene effettuato sopra legni di bambù.

Sale rosa Murray River (Australia)

Estratto dalle acque del fiume nel suo estuario al mare. Di sapore molto originale, e di colore rosa pesca, dovuto alla presenza del carotene, dovuto alle alghe fluviali, e di consistenza particolare, in fiocchi.

Sale rosa dell'Himalaya

Anche questo è un sale integrale naturale, tipo salgemma. Raccolto nelle grandi miniere di sale di Kewra, che risalgono a circa 200 milioni di anni fa nel periodo giurassico e quindi considerato da molti come il sale più puro del mondo, ancora incontaminato. Il colore rosa è dato dall'elevata quantità di minerali naturali, in particolare, magnesio, potassio, zinco e calcio.

- Viene consigliato oltre che per uso alimentare anche per la preparazione di bagni anticellulite o strofinato sulla pelle con azione di "peeling", oltre che per inalazioni, soprattutto in presenza di sindromi da raffreddamento, o per sciacqui oculari e nasali (ricorda i rimedi "della nonna", già noti anche semplicemente con acqua e sale comune da cucina).

- Esistono inoltre **lampade** realizzate con il sale rosa dell'Himalaya (7, 8) la cui funzione benefica sarebbe dovuta alla produzione di ioni negativi, ai quali sono attribuiti molte azioni benefiche per la salute: effetti battericidi e purificanti degli ambienti e dell'aria, riduzione delle radiazioni ambientali, riduzione dell'umidità dell'aria ed aumento del benessere generale, aumentando anche il flusso di ossigeno al cervello con lo scopo di migliorare le capacità attentive, diminuzione della sonnolenza ed un'elevata energia mentale, migliorando anche il rilassamento ed il riposo notturno.

Sale rosa Maras (Perù)

Viene estratto nelle Ande a circa 3000 metri di altitudine, secondo metodi tradizionali che risalgono all'epoca Inca. La raccolta viene effettuata a mano, in un bacino naturale che si forma per l'umidità. Caratterizzato da colore rosa tenue e consistenza molto umida.

Sale Mirroir (Bolivia)

Raccolto ad un'altitudine di circa 3700 metri sulle Ande in una distesa a cielo aperto, residuo di un bacino marino di ere passate. Il nome "mirroir" deriva dall'effetto specchio provocato dall'alta concentrazione di minerali. Ha colore tra il rosa e l'arancione, e sapore molto intenso.

Sale blu di Persia (Iran)

Proviene dalle miniere millenarie dell'Iran, è dotato di un colore blu naturale dovuto alla silvinite, una variante del reticolo cristallino del sodio. E' un sale puro e dal sapore speziato, usato principalmente per il suo effetto decorativo dovuto al particolare colore.

Sale viola Kala Namak (India)

Un sale fossile estratto nelle miniere indiane e usato da millenni dalla medicina ayurvedica per le sue proprietà digestive. Tradizionalmente viene usato anche nelle miscele di spezie indiane. Ha colore violaceo e odore sulfureo che ricorda l'uovo marcio, per via dell'alta concentrazione di zolfo: l'odore durante la cottura scompare ed il gusto rimane delicato.

"Applewood Smoked Bacon Salt"

Un sale realizzato con "bacon" tutto naturale, senza nitrati né conservanti, cotto e disidratato e tritato insieme a vari sali marini e affumicati; per condire uova, verdure , patate carni (9).

"Truffle Salt"

Sofisticato con l'aroma del tartufo, da aggiungere ai piatti di pasta, al pomodoro a fettine, alle uova verdure e altro, suggerito anche per i dessert per conferire un gusto esotico (9).

"Garlic Shallot"

Insaporito con scalogno, aglio, e composto da "fleur de sel" e "Himalayan Pink Salt"consigliato per risotto or riso pilaf, da strofinare sulla pelle del pollo prima di arrostirlo e per altri vari piatti di carne, pesce verdura o pasta (9).

"Hot Habanero Blend"

Ispirato ai sapori e colori della cucina Messicana, comprende una miscela di diversi tipi di peperoncini con sale "Hawaiian Black Lava" e "Red Alaea salt", con carote e coriandolo per arrotondarne il sapore piccante. Consigliato per granchi, "tacos" di pollo, insalate e marinate di pesce, creme di formaggi o riso messicano, per cocktails (9).

"Hickory Maple Blend"

Mescolanza di sapori dolci e salati e di fumo, composto da sale grigio di Francia, sale marino affumicato con legno di noce, granuli di zucchero d'acero biologico e aglio biologico conferiscono profondità di sapore secondo le informazioni del produttore; consigliato per piatti di maiale (strofinare sulle costolette prima della cottura), bietole, su hamburger, o su pesche o pomodori a fette, formaggi, patate, zucchine e altri ortaggi o carni. (9).

Riferimenti bibliografici

1. DM 10 agosto 1995, n. 562 "Regolamento concernente la produzione e il commercio di sale da cucina iodurato, di sale iodato e di sale iodurato e iodato".
2. "Un pizzico di salute per tutti? Si. Un pizzico di sale iodato!" del Ministero della Salute-Direzione Generale per l'igiene e la sicurezza degli alimenti - www.salute.gov.it
3. Legge n. 55 del 21 Marzo 2005 concernente "Disposizioni finalizzate alla prevenzione del gozzo endemico e di altre patologie da carenza iodica".
4. Ministero della Salute-Direzione Generale per l'igiene e la sicurezza degli alimenti - www.salute.gov.it
5. (WHO recommendations "e-Library of Evidence for Nutrition Actions (eLENA)". Iodization of salt for the prevention and control of iodine deficiency disorders. Guidance summary.
6. WHO. Guideline: Fortification of food-grade salt with iodine for the prevention and control of iodine deficiency disorders. Geneva, World Health Organization; 2014 (http://www.who.int/nutrition/publications/guidelines/fortification_foodgrade_saltwithiodine/en/
7. Ecobeauty.it
8. Macrolibrarsi.it
9. Maldon Crystal Salt Co ©2016.

Il sodio nelle acque minerali

Il contenuto sodico nell'acqua minerale viene frequentemente vantato come elemento importante per preferire un determinato marchio rispetto ad un altro ed alcune acque vengono suggerite come "indicate per le diete povere di sodio". La **Tabella 10** riporta i dati comparativi di alcuni noti marchi [34] di acque minerali, considerando il "residuo fisso" ed il contenuto sodico.

marchio	residuo fisso mg/litro*	sodio mg/litro
1	1283	49
2	122	6,4
3	14	1,2
4	915	5
5	80,5	1,9
6	177,8	4,61
7	272	5,8
8	948	33,6
9	22,3	1,9
10	752	74
11	160	2
12	400	3,5

Tabella 10. Dati comparativi di alcuni marchi di acqua minerale.

----

[34] [Il nome del **marchio produttore** di acqua minerale non è riportato in chiaro per evitare interferenze di tipo commerciale, data la finalità didattica del confronto].

*=   Il Residuo Fisso (RF) esprime il grado di mineralizzazione, ovvero il contenuto di sali che rimane a seguito di evaporazione a 180°C (1), o con diversi passaggi (2), convenzionalmente espresso in mg/litro. Sulla base del residuo fisso si distinguono quattro tipologie di acque (1, 3), come da **Tabella 11**.

tipo di acqua	livello minimo RF	livello massimo RF
iper-minerale	1500 mg/litro	-
minerale	500	1500
oligominerale	50	500
minimamente mineralizzata	-	50

Tabella 11. Classificazione delle acque minerali, secondo il valore di residuo fisso misurato (1).

Come si può osservare dai dati riportati nella **Tabella 10** esiste un'ampia variabilità fra le diverse acque riguardo sia al residuo fisso, sia al contenuto sodico, ed esaminando la tabella saremmo portati a trarre delle conclusioni e fare determinate scelte al fine di limitare l'introito sodico [35].

- [Alcune considerazioni quantitative: il sodio nelle acque è espresso in mg/litro, e quindi ad esempio anche considerando la più ricca in sodio fra quelle riportate (Marchio 10) ed un introito idrico abbondante (ad esempio 3 litri al giorno) raggiungiamo un valore di sodio pari a ≈225 mg,
  - pari a meno di 1/10 circa della soglia massima di sodio consigliata dall'OMS (2300mg) (vedasi Capitolo: "**Introito sodico alimentare raccomandato: livelli massimi**")
  - e pari circa al 15÷20% del sodio contenuto in 50 gr di prosciutto crudo o in 100 gr di patatine (vedasi Capitolo: "**Introito sodico alimentare: raccomandazioni pratiche individuali**")].

---

[35] Spesso le informazioni della pubblicità sono fuorvianti: il confronto fra un marchio di acqua con 2 mg/litro di sodio rispetto ad uno con 5mg/litro ci indurrebbe a scegliere la prima, ma ragionando bene il risparmio di pochi milligrammi/die non ha significato pratico rispetto al quantitativo totale di sodio alimentare (dell'ordine di grammi).

Nell'ottica di limitare l'apporto di sodio scegliere un tipo di acqua piuttosto di un'altra è discretamente poco rilevante, rispetto all'importanza di limitare i cibi salati, specie quelli industriali e conservati, e di limitare all'aggiunta di sale nella cottura ed a tavola.

Sul piano almeno teorico, tuttavia, avendo la possibilità di scelta, si può considerare corretto rivolgere comunque la propria preferenza ad un'acqua a basso contenuto sodico.

Riferimenti bibliografici

1. Decreto Legislativo numero 105 del 25 gennaio 1992)(Coverco Srl - Motta Di Livenza - TV 2014
2. EPA-821-R-01-015 2001: Total, Fixed, and Volatile Solids in Water, Solids, and Biosolids Draft January 2001 U.S. Environmental Protection Agency Office of Water Office of Science and Technology Engineering and Analysis Division 1200 Pennsylvania Ave. Washington, DC
3. Coverco Srl - Motta Di Livenza - TV 2014.

CAPITOLO 4 - PATOLOGIE DA ECCESSO DI SODIO

Considerazioni epistemologiche sull'eccesso di sodio

Un dato ancora poco chiaro è la motivazione biologica per cui, nonostante l'organismo abbia la capacità di eliminare completamente in condizioni fisiologiche un sovraccarico di sodio, se persiste un'abituale eccesso nell'apporto sodico l'organismo tenda a **trattenere sodio** e diventi più propenso all'ipertensione arteriosa ed alle patologie secondarie al sovraccarico idro-salino.

- Il sodio a livello renale viene filtrato dai glomeruli e circa il 99% viene riassorbito dal sistema tubulare, con un forte consumo energetico.
- Teoricamente sarebbe molto semplice per il **rene** in condizione di eccessivo apporto di sodio adeguarsi e diminuirne il riassorbimento.
- Invece in condizioni di persistenza di un eccessivo introito questo adattamento renale è incompleto e tende a manifestarsi una patologia da sovraccarico salino.
- E' verosimile che questa "lacuna" fisiologica sia legata al vantaggio genetico che nei tempi passati poteva costituire per l'organismo la capacità di risparmiare sodio quando nei tempi antichi poteva essere problematico garantire un apporto alimentare e quindi anche sodico sufficiente.
- Questo vantaggio genetico potrebbe essersi trasformato in un grave difetto nell'ambito della rapida trasformazione ("rapida" rispetto alla scala evolutiva in cui pochi secoli sono un'inezia rispetto al tempo necessario per l'adattamento a nuove situazioni mediante un meccanismo "lento" come la selezione naturale) che ha condotto nei tempi attuali in cui generalmente l'apporto di calorie e di sodio non è più critico, anzi sovrappeso e patologie da eccesso alimentare sono diventate un fenomeno molto preoccupante per la salute degli individui.
- Tuttavia al momento non esiste una precisa dimostrazione scientifica favorevole o contraria a tale ipotesi fisiopatologica.

Manifestazioni cliniche e fisiopatologia dell'eccesso di sodio

L'eccesso di sodio, inteso come aumento del contenuto corporeo totale di sodio, si riflette in aumento dei fluidi extracellulari (ECF) e sovraccarico di volume. La prima risposta efficace dell'organismo ad un carico salino è un incremento dell'escrezione renale di sodio ed acqua, che in condizioni fisiologiche riporta il contenuto salino in condizioni di normalità.

Il sovraccarico di volume viene rilevato dai **recettori volemici** collocati principalmente nell'atrio del cuore e nelle vene toraciche e dai recettori di alta pressione arteriosa localizzati nel seno carotideo e nell'apparato iuxtaglomerulare del rene, che avvertono il sovraccarico e aumentano la natriuresi con la finalità di riportare la volemia ai valori normali.

Il mantenimento del sovraccarico di volume comporta flusso di fluidi fra spazio interstiziale e spazio intra-vascolare con sequestro di liquidi nello spazio interstiziale e la formazione dell'edema clinicamente evidenziabile.

Altra conseguenza del sovraccarico idro-salino è la propensione all'ipertensione arteriosa.

Ipertensione arteriosa e patologie cardio-vascolari

L'ipertensione arteriosa è il principale fattore di rischio per le malattie cardio-vascolari che nel mondo causano annualmente oltre 7 milioni di morti, circa il 13,5% fra tutte le cause (1), ed a livello mondiale quindi le malattie cardiovascolari sono la più importante causa di morbilità e mortalità.

- In Europa secondo dati della WHO del 2014 le malattie cardiovascolari sono la causa dominante di morte e sono responsabili di ≈4 milioni di decessi all'anno, che rappresentano il 47% di tutte le morti in Europa.
- L'ipertensione arteriosa è uno delle principali cause di patologie dell'apparato cardiovascolare, quali la cardiopatia ischemica (angina pectoris, infarto del miocardio) e l'ictus cerebrale (sia ischemico che emorragico).
- In una popolazione di 1925 soggetti con ipertensione essenziale seguiti per un follow-up di oltre 40 anni è stato dimostrato che esiste una relazione diretta fra ipertrofia ventricolare sinistra ed eventi cardiovascolari (2).

La riduzione di 10 mmHg di pressione comporta la diminuzione del 20% di eventi cardiovascolari, del 17% di coronaropatie, del 27% di strokes, del 28% di insufficienza cardiaca, e del 13% di mortalità dovuta all'insieme delle cause (3)

Una recente stima (AdnKronos Salute) ha calcolato l'impatto giornaliero delle malattie cardiovascolari e del diabete in Italia: ≈60 morti al giorno (corrispondenti a ≈15.000 morti all'anno per cardiopatia ischemica e 7500 per malattie cerebrovascolari).

Sodio e patologie cardiovascolari

Il rapporto diretto tra danno d'organo e consumo di sale è stato dimostrato esistere indipendentemente dal suo influsso sull'ipertensione arteriosa (4) e diversi studi clinici hanno dimostrato la presenza di una correlazione lineare tra introito di sodio e massa ventricolare sinistra (5-6).

- Sono ormai molto numerosi in letteratura gli studi che documentano la correlazione dell'introto salino con il rischio di malattie cardio-vascolari, cerebro-vascolari e renali (7-8), anche indipendentemente dall'ipertensione arteriosa: rischio di stroke cerebrale (9), di ipertrofia ventricolare sx (10), di proteinuria (11), di progressione della malattia renale cronica (12).

- Inoltre sono stati evidenziati effetti sfavorevoli del sale sul rischio di patologie **non direttamente collegate all'apparato cardiovascolare**, come l'obesità ed il consumo di "soft-drinks" (13), la sindrome metabolica (14), i calcoli renali (15) ed il cancro gastrico (16-17).

Da una metanalisi sistematica (18) (177.025 casi in 13 studi pubblicati dal 1966 al 2008, con >11.000 eventi cardiovascolari) sono emerse importanti rilevazioni:

- la conclusione (in modo non-equivocabile "unequivocally") di un elevato rischio di "**stroke**" e di **malattia cardiovascolare** significativamente correlati ad elevato consumo di sale;

- la stima di una possibile riduzione del 23% dei casi di ictus e del 17% degli eventi cardiovascolari totali diminuendo il consumo di sale di 5 grammi/die (dal consumo medio di 10,8 g a **5,8 g** (corrispondenti a **100 mmol** di Na, la soglia suggerita dalla WHO).

Considerando i dati di mortalità mondiale secondo la WHO (19):

- > 5,5 milioni di morti/anno per stroke
- > 17,5 milioni di morti/anno per malattia cardio-vascolare
- a livello mondiale il risparmio di vite stimato ammonterebbe ogni anno ad un quarto di milione per stroke e circa tre milioni per la mortalità cardiovascolare globale.

Uno studio longitudinale prospettico eseguito in Finlandia basato sulla sodiuria misurata sulle urine delle 24 ore ha dimostrato la correlazione dell'escrezione sodica con aumentato rischio di **eventi coronarici acuti** (non significativo per l'ictus cerebri) più evidente nei maschi sovrappeso (20).

Altri due studi condotti su un largo campione di popolazione (744 casi nel TOHP I e 2382 casi nel TOHP II) di soggetti pre-ipertesi hanno dimostrato che riducendo l'introito di sodio di 44mmol/24h e di 33mmol/24h, rispettivamente nei due studi, si otteneva una diminuzione statisticamente significativa del 25% degli eventi cardiovascolari in entrambi i trials (21).

- Un introto sodico elevato è stato associato all'ipertensione, al danno vascolare e cardiaco diretto, obesità, cancro gastrico, osteoporosi, calcoli renali e sintomi asmatici (22).
- L'eccessivo consumo di sale è una delle più importanti cause **modificabili,** principalmente per il suo effetto sulla pressione arteriosa, fattore di rischio cardio-vascolare e renale.
- **Le conseguenze sulla salute sono pertanto enormi, con ricadute importanti anche di tipo economico-sociale.**

[Alcune stime negli Stati Uniti indicano che una riduzione di 3gr al giorno nel quantitativo di sale consumato permetterebbe di ottenere una riduzione del numero di morti per queste cause di oltre 100.000 casi all'anno, con una proporzionale riduzione del numero di ictus cerebrali ed infarti cardiaci].

Sodio ed ipertensione arteriosa

Il ruolo del sale nei confronti della salute è stato riconosciuto da oltre duemila anni, e le prime documentazioni scientifiche risalgono agli studi del 1850 di Claude Bernard. Risalgono invece ad anni più recenti le fondamentali scoperte del fisiologo Arthur Guyton (23-24) sul ruolo del rene nell'ipertensione.

Numerosissimi studi di confronto su diverse popolazioni mondiali hanno dimostrato una **correlazione lineare** di **dose-dipendenza** fra **introito sodico** (misurato come sodiuria giornaliera) e livelli di pressione diastolica e sistolica (18, 25-29).

- La più forte evidenza di dose-risposta è stata conseguita dai trials che hanno specificamente analizzato gli effetti sulla pressione di diversi livelli di introito sodico, e molti di questi studi includevano i targets di 65 e 100 mmol/die.

Esiste eterogeneità nella risposta pressoria alle variazioni dell'introito di sodio (30-31): i soggetti **diabetici**, nefropatici con **malattia renale cronica** (CKD) (32), **anziani,** pazienti in **sovrappeso** ed **obesi** o con **sindrome metabolica** (14) sono maggiormente suscettibili (33) [36] e questo dato è di particolare importanza dato il crescente livello di sovrappeso nelle comunità.

- Nei soggetti non ipertesi un introito sodico ridotto può **diminuire** il **rischio** di sviluppare ipertensione.

- Diversi trials clinici hanno dimostrato un effetto favorevole della riduzione dell'introito sodico anche sull'ipertensione **neonatale** o **infantile** (34-35) ed anche nell'**adolescenza;** è stato sottolineato l'impatto sfavorevole di un eccessivo apporto di sale anche nel condizionare lo sviluppo di ipertensione marcata nell'età adulta, ed anche di condizionare una **propensione per il gusto** ai sapori salati che si protrae nell'età adulta; inoltre il consumo di sale che si associa al consumo di **"soft-drinks" dolcificati** è responsabile di sviluppo di sovrappeso ed obesità oltre che di ipertensione (13, 36), come anche nell'anziano (37).

Altra variabile che influisce sull'azione ipertensivante del sodio è costituita dai **fattori genetici** (38-39), che modificano la sensibilità al sodio, ed è stato dimostrato che nei soggetti non ipertesi un ridotto introito salino riduce il rischio di sviluppare ipertensione.

---

[36] Nello studio, condotto su 14,407 partecipanti con un follow-up di 19 anni, un maggior introito sodico di 100 mmol/die ha comportato un rischio relativo di stroke e di mortalità cardiovascolare rispettivamente di 1.89 e 1.61; tuttavia l'incrementata mortalità è stata riscontrata solo nei soggetti adulti sovrappeso e non in quelli normopeso.

- Anche l'apporto di **potassio** con la dieta influisce sulla risposta al sodio, essendo minore l'effetto pressorio nelle diete ricche di potassio. Lo studio PURE, condotto su 102.216 partecipanti in 18 nazioni è giunto ha rilevato una significativa correlazione inversa tra valori pressori ed escrezione urinaria stimata di potassio (misurata peraltro solo sulle urine del mattino e non sulle 24 ore), utilizzata come stima del suo introito dietetico, con un significativo decremento dei valori di pressione sistolica per ogni grammo di potassio escreto (29).

Gli effetti del consumo di sale sulla pressione arteriosa sono diretti e l'eccessivo introito giornaliero di sale è uno dei principali responsabili dell'insorgenza di ipertensione arteriosa, come confermato da numerosi studi sperimentali su animali, studi epidemiologici, trials clinici controllati e studi di popolazione sulla riduzione dell'introito di sodio (40-43).

- Lo stretto legame tra quantità di sale assunta con la dieta e pressione arteriosa indica che un eccessivo consumo di sale facilita la comparsa dell'ipertensione arteriosa nei soggetti predisposti e ne rende più difficile il controllo farmacologico negli ipertesi, riducendo l'effetto dei farmaci anti-ipertensivi (**pseudo-resistenza farmacologica**) (12) e costringendo spesso il medico all'associazione di un **diuretico** - mentre in molti casi una maggiore attenzione all'introito di sale potrebbe verosimilmente essere sufficiente da sola a ridurre i valori pressori.
- Studi clinici condotti con attenta metodologia scientifica, randomizzati con controllo placebo, hanno dimostrato diminuzione dei valori pressori di 4÷6 mmHg riducendo il consumo di sodio da 180 mmol/24h (pari a 10,5 g di sale/die) a 80÷100 mmol (4,7÷5,8 g di sale al dì) (25, 44-45).

E' stato **stimato** dall'Organizzazione Mondiale della Salute - "World Health organization - WHO" che una diminuzione universale dell'introito di sodio di 50 mmol al dì potrebbe portare ad una riduzione del 50% del numero delle persone aventi bisogno di terapia antipertensiva, comportando quindi un notevole risparmio alivello mondiale, con un beneficio altresì stimato del 22% nella riduzione dei **decessi** provocati da ictus e del 16% dei decessi per malattie cardiache coronariche (46).

- Siccome la relazione fra introito sodico e risposta ipertensiva è lineare e continuo è stato difficile stabilire con precisione il limite da non superare ("**upper limit**" - UL), anche per la presenza di vari fattori d'interferenza come il peso corporeo medio, il livello di attività fisica, l'introito di potassio, l'introito alcolico e diversi fattori genetici che posono influire sui livelli pressori in popolazioni differenti: un UL di 2300 mg/die (100 mmol/die) è stato stabilito sulla base di studi di popolazione che mostravano bassa incidenza di ipertensione (inferiore al 2%) senza altri effetti avversi al di sotto di questa soglia, e secondo la WHO la raccomandazione per la popolazione generale è di non superare l'introito di 5 g of sodio cloruro (NaCl) o ≈2000 mg di sodio (Na).

Lo studio INTERSALT

Fra gli study merita di essere evidenziato "Intersalt", uno studio internazionale del 1988 eseguito in 52 paesi diversi nel mondo (47), condotto su 10079 individui adulti verificando l'introito sodico mediante la sodiuria/24h, che ha dimostrato una correlazione con i valori pressori ed ha evidenziato come nei paesi dove l'introito salino è minore la prevalenza statistica di ipertensione è più bassa (**Tabella 12**); inoltre ha evidenziato che i valori pressori più elevati con l'avanzare dell'età correlavano con l'"incremento dell'introito di sale.

- [Lo studio ha ricevuto alcune dure critiche metodologiche (48) ed è stato re-analizzato successivamente con risultati sovrapponibili (27) .

- I risultati di Intersalt sono stati confermati dagli studi TOHP I e TOHP II (21) ma con ulteriori critiche di metodologia statistica (49).

- In particolare, rivedendo i dati, ed escludendo le quattro comunità in cui i valori di sodiuria erano molto più bassi degli altri e con valori di pressione arteriosa più bassi, la correlazione fra introito salino e valori pressori veniva a mancare (50)].

	Sodiuria mmol/24h	P. A. media (mmHg)
Yanomamo, Brazil	0,2	95
Xingu, Brazil	6	99
Papua New Guinea	27	108
Kenya	51	110
....	....	....
Haway	130	124
Chicago	134	115
Labrador	149	119
....	....	....
Tianjin, PRC	242	118

Tabella 12. La tabella riporta alcuni dati dello studio Intersalt, evidenziati dallo studio di Freedman e Pettiti (50).

Gli studi DASH e DASH sodium

Lo studio "Dietary Approaches to Stop Hypertension - DASH" è stato avviato nel 1994 per iniziativa del "National Heart, Lung, and Blood Institute" (NHLBI) - facente parte del "National Institute of Health (NIH)" negli USA, su una popolazione di 8813 individui, di cui arruolati 459 soggetti con e senza storia di ipertensione , con e senza famigliarità ipertensiva, adulti giovani ed anziani, obesi e non-obesi praticanti attività fisica e non praticanti, di diverse etnie e reddito o scolarità.

- I risultati dimostrarono con la dieta DASH (ricca in frutta e verdure, latticini magri e povera in grassi saturi e totali, in carni rosse, in zuccheri e "drinks" zuccherati) una riduzione dei valori di pressione sistoloica di 5.5 mmHg e una riduzione della diastolica di 3.0 mmHg rispetto alla dieta di controllo, insieme a riduzione del colesterolo LDL e dell'omocisteina, entrambi fattori di rischio cardiovascolare (51).

Per iniziativa del NHLBI è stato quindi effettuato dal settembre 1997 al novembre 1999 un nuovo studio su 412 casi (52) eseguito su soggetti con pre-ipertensione ("High-Normal": PA sistolica 130÷139 mmHg, diastolica 85÷89 mmHg) o ipertesi in stadio 1 (PA sistolica 140÷159 mmHg, diastolica 90÷99 mmHg), randomizzato, condotto per 14 settimane in cui tutto il cibo veniva preparato e fornito ai partecipanti ("feeding trial"), disegnato con la combinazione della dieta DASH (ricca in frutta e verdure, latticini magri e povera in grassi saturi e totali), insieme ad un **ridotto introito di sodio a tre livelli:**

- **1500 mg/die (65 mmol/die)**
- **2500 mg/die (107 mmol/die**) - upper limit (UL) secondo il National High Blood Pressure Education Program
- **3300 mg/die (143 mmol/die**) - tipico introito di sodio americano

La riduzione dell'introito di sodio ha dimostrato una significativa ulteriore riduzione dei valori di pressione sistolica e diastolica in tutti i gruppi di popolazione, rispetto al gruppo dietetico di controllo (53-54).

- Per ogni livello di sodio i valori pressori erano migliori nel gruppo che seguiva la dieta DASH rispetto alla dieta convenzionale.
- I migliori risultati sono stati ottenuti nel gruppo con 1500mg ed i peggiori nel gruppo con 3300mg.
- Nel sottogruppo di Afro-Americani, geneticamente predisposti all'ipertensione, seguito anche nel periodo successivo allo studio, hanno dimostrato riduzione pressoria significativa con la dieta DASH ed iposodica (55).
- Decine di studi condotti successivamente hanno confermato l'utilità ed i benefici sull'ipertensione della dieta tipo DASH, che è divenuta

un modello di alimentazione salutare e molti studi ancora sono in corso per scoprirne nuovi benefici oltre quelli sinora evidenziati sulla pressione arteriosa e sul colesterolo; inoltre una buona aderenza anche a lungo termine ha dimostrato un calo salutare del peso corporeo, minor rischio di "stroke", di insufficienza cardiaca, di osteoporosi, di diversi tipi di cancro e di calcoli renali (56-57), di diabete tipo 2 e di alcuni tipi di cancro mammario.

Linee Guida AHA/ACC dagli studi DASH e DASH sodium (American Heart Association/American College of Cardiology)

Dagli studi "DASH" e "DASH sodium" sono emerse importanti indicazioni sul sodio e potassio che sono state recepite ed integrate nelle linee guida (LG) americane di due grandi associazioni cardiologiche sullo Stile di Vita per la riduzione del rischio cardiovascolare (58). Le LG oltre al sodio considerano nelle raccomandazioni per lo stile di vita la dieta, l'introito lipidico, l'attività fisica.

- Il sodio è stato considerato a parte rispetto ad altri componenti della dieta essendo il suo contenuto negli ingredienti naturali relativamente scarso (a differenza del potassio), e poiché il suo introito dipende principalmente dall'aggiunta al momento del pasto o nella preparazione degli alimenti.

- Il potassio è stato considerato sia per il suo effetto diretto sulla diminuzione dei valori pressori, sia per il suo effetto di limitare l'effetto ipertensivo del sodio.

Esiste un **alto** livello di evidenza che **complessivamente** ridurre l'introito di **sodio** riduce i valori pressori in giovani e meno giovani, uomini e donne, bianchi e afroamericani.

- La riduzione dell'introito di sodio di 1000 mg/die riduce gli eventi cardiovascolari del 30% (livello di evidenza scientifica: basso).

Le LG AHA/ACC raccomandano di ridurre il sodio a **≈2400mg/die.**

- L'ulteriore riduzione a **≈1500mg/die** è **desiderabile** perché consente ulteriore riduzione pressoria

- La combinazione della limitazione del sodio e della dieta tipo DASH ha un effetto maggiore di uno solo dei due interventi (evidenza scientifica: **forte**).

- La dieta DASH migliora il profilo lipidico e i valori pressori , previene la progressione da pre-ipertensione ad ipertensione, aiuta o evita il controllo pressorio con supporto farmacologico (livello di evidenza scientifica: forte).

  - [La dieta DASH consiglia di incrementare l'introito di verdure, frutti, grano integrale, includere nella dieta latticini magri, pollame, pesce, legumi, oli vegetali non tropicali e noci; limitare zuccheri, bevande zuccherate e carni rosse].

SWISS SALT STUDY e Swiss Salt Strategy 2008-2012-2016

Una recente ampia revisione della letteratura ed uno studio sulla popolazione è stata condotta in Svizzera dal Swiss Working group on Salt and Health, con lo scopo di redarre un "position paper" sul sale e indicare una strategia per gli anni 2008-2012, estesa poi al 2016 (59).

- La presenza di ipertensione è stata rilevata in Svizzera sul 26% della popolazione generale e superiore al 50% delle persone d'età superiore a 60 anni.

L'introito di sale misurato mediante determinazione della sodiuria in una popolazione di 1447 soggetti adulti è risultato di 7.8 g/die nelle donne e 10.6 g/die negli uomini. Le conclusioni dello studio sono state le seguenti:

- è stata confermata una buona evidenza che l'alto consumo di sale sia correlato ad un più alto rischio di eventi cardiovascolari
- non ci sono forti evidenze sul beneficio di ridurre l'apporto di sale al di sotto di 3,75gr/die
- le raccomandazioni della "Swiss Society of Hypertension" e della "Swiss Society of Cardiology" sono in accordo con le società europee che raccomandano una limitazione del sale a livelli inferiori a 6gr/die per tutti, con particolare attenzione ad alcune categorie di soggetti (ad alto rischio di ipertensione o di cardiopatie, pazienti con ipertensione moderata con o senza evidenza di danno d'organo, con famigliarità ipertensiva, anziani, con malattia renale cronica, e/o cardiopatia, sindrome metabolica, diabete e obesità).
- Una riduzione anche modesta dell'introito di sale potrebbe contribuire a ridurre l'incidenza di complicanze cardiovascolari come lo "stroke", l'insufficienza cardiaca congestizia e l'insufficienza renale e la mortalità
- altre strategie oltre alla limitazione del consumo del sale dovrebbero essere affiancate, come incoraggiare un maggior introito in potassio con frutta e verdure, limitare le calorie nella dieta e limitare il consumo di grassi e zuccheri per prevenire sovrappeso ed obesità

Gli Autori dello studio invitano le autorità statali ad intensificare gli sforzi e fornire adeguate risorse, con diversi obiettivi:

- portare il consumo di sale al di sotto di 8gr/die dal 2013 al 2016
- al di sotto di 5gr a lungo termine
- fornire supporto finanziario per le ricerche
- per un efficiente monitoraggio del consumo di sale in Svizzera
- per informazione di medici e pazienti sui rischi della dieta con troppo sale e sui benefici potenziali di una sua limitazione
- migliorare l'informazione ai consumatori e l'etichettatura dei cibi riguardo al loro contenuto di sale
- convincere l'industria a ridurre progressivamente il contenuto di sale nei loro prodotti.

Linee Guida 2008-2010 "National Heart Foundation (NHF) of Australia"

Secondo la NHF modificare **lo stile di vita** può **ridurre** od anche **abolire** la necessità di una terapia antipertensiva.

- Iniziando dall'**attività fisica**, aerobica, regolare, per cui è stato dimostrato un effetto cardioprotettivo indipendente dagli altri fattori, ed un effetto benefico sui valori pressori (-4mmHg PA sistolica e -2,5 mmHg diastolica) e suggerisce 30 minuti (tre sessioni di 10 minuti al giorno) di attività fisica moderata nella maggioranza dei giorni settimanali , se non tutti i giorni, e diventare più attivi nella giornata.
- Cessare il **fumo**, che aumenta da 2 a 6 volte il rischio di infarto e di tre volte il rischio di stroke cerebrale.
- Perdita di **peso**, controllo di circonferenza addominale e "body mass index (BMI)"
  - ogni riduzione di 1% del peso corporeo riduce di ≈1mmHg la PA sistolica
  - la diminuzione di 10Kg del peso corporeo può ridurre la PA sistolica di 6÷10 mmHg.

Limitare l'introito di sale a ≤4gr/die (≤65mmol/die di sodio)

- [In Australia i dati relativi all'introito di sodio indicano valori elevati, pari a ≈150 mmol/die (60-61) e valori analoghi sono stati riportati per la Nuova Zelanda (62)]

NHF **sottolinea** che esistono forti evidenze che la restrizione salina da sola riduce di ≈4-5mmHg la PA sistolica negli ipertesi e ≈2 mmHg nei normotesi, con risposta peraltro variabile (maggiore negli anziani e nei pazienti con ipertensione severa);

- **suggerisce** di preferire cibi prodotti senza sale, cibi etichettati "senza sale aggiunto" o "con poco sale", evitare snacks salati, cibi "takeaway" ricchi di sale, evitare il sale in cottura o in tavola
- **consiglia** di controllare periodicamente l'escrezione sodica sulle urine delle 24 ore, che approssimano da vicino l'introito di sodio, e discuterne il risultato con il paziente.
- Limitare l'**introito alcolico** a ≤2 "drinks" al giorno per i maschi e ≤1 "drinks" al giorno per le femmine, almeno due giorni alla settimana "alcol-free"
  - in alcuni pazienti limitare l'alcol può ridurre sostanzialmente la pressione arteriosa.

Incrementare l'introito in **potassio** può ridurre la pressione arteriosa sistolica di 4÷8 mmHg negli ipertesi e 2 mmHg nei normotesi.

- [Nei pazienti con **normale funzione renale** e **non** in terapia con **farmaci riparmiatori di potassio** NHF suggerisce di incrementare l'apporto di potassio mediante un'ampia varietà di frutta e verdura, noci e frutta secca non salata (in limitata quantità per evitare eccesso calorico) e legumi (fagioli, lenticchie, piselli)

- Ricorrere al consiglio di uno specialista dell'alimentazione, quando è appropriato, per una valutazione iniziale.
- NHF consiglia una alimentazione salutare che includa molti piatti a base vegetale (frutta, verdura, legumi ed un'ampia selezione di cibi a base di grano intero, moderato apporto di latticini poveri di grassi, moderata apporto di carni magre non lavorate, pollame, pesce, moderato introito di grassi poli e mono-insaturi (olio d'oliva, olio di canola, margarine con poco sale) (63)].

Linee Guida 2013 ESH/ESC

Un cambiamento appropriato dell stile di vita costituisce la "pietra miliare" per la prevenzione dell'ipertensione, tuttavia esso non deve ritardare l'avvio della terapia antipertensiva in pazienti a rischio. E' stato dimostrato che con un'adeguata modifica dello **stile di vita** si ottiene una riduzione della pressione arteriosa equivalente ad una monoterapia (64), sebbene questo intervento sia limitato da una scarsa aderenza, e può prevenire o ritardare la necessità di iniziare una terapia farmacologica e consente di ridurre il numero e la dose dei farmaci (65-67) e oltre agli effetti sulla pressione arteriosa può contribuire a controllare altri fattori di rischio cardiovascolare.
Gli interventi sullo stile di vita capaci di ridurre i valori pressori sono i seguenti:

- "in primis" la **restrizione sodica:**
  - esiste una relazione causa-effetto fra introito di sale e valori pressori
    - >> del volume extracellulare (VEC)
    - > resistenze periferiche, per > attività SNA ortosimpatico (68)
    - in molti paesi il normale apporto di sale è compreso tra 9 e 12 gr/die
  - è stato dimostrato che la riduzione a 5gr/die ha un effetto modesto sulla pressione arteriosa nei normotesi, e più pronunciato negli ipertesi (4-5mmHg) (44, 65, 69).

Le LG ESH/ESC raccomandano l'assunzione massima di **5÷6 gr/die** di sale nella popolazione generale (66);

- inoltre: raccomandazioni **individuali** a limitare cibi con elevato introto sodico
- importante il contributo dell'**industria alimentare**, essendo l'80% del consumo di sale coinvolto nel "sale nascosto: una riduzione di sale nel processo lavorativo di pane, carne e formaggio, margarina e cereali, porterà ad un aumento degli anni di vita (70);
- limitare l'**alcol**
  - il consumo regolare di alcol aumenta la pressione arteriosa negli ipertesi in terapia (71)
  - nei maschi ipertesi alcool < 20÷30 gr/die; non eccedere 140 gr/settimana
  - nelle donne ipertese alcol < 10÷20 gr/ die; non eccedere 80 gr/settimana [37]

---

[37] Una bottiglia con 750 ml di vino alla gradazione alcolica di 12° contiene ≈90 gr di alcol; una lattina da 33cl di birra con gradazione alcolica di 5° contiene ≈16 gr di alcol.

- la dieta con elevato consumo di frutta e verdura e basso contenuto di grassi aiuta a controllare la pressione arteriosa, come anche:
- la **riduzione del peso corporeo** ed il **calo ponderale** (72-73).
- **L'esercizio fisico regolare,** almeno 30 min di esercizio dinamico moderato da 5 a 7 volte la settimana.

Cessazione del fumo:
- il fumo induce incrementi contemporanei delle catecolamine plasmatiche e della BP, e peggioramento della funzione baroriflessa (74-76);
- il fumo di una sigaretta induce un aumento acuto della pressione arteriosa, che perdura per 15 minuti (77).
- la cessazione del fumo è la più efficace modifica dello stile di vita per prevenire ictus, infarto miocardico ed arteriopatia obliterante periferica
- vi è evidenza degli effetti sfavorevoli del fumo passivo (78).

Assumere **verdure**, prodotti a **basso contenuto di grassi**, cibi a base di **fibre, grano integrale** e **proteine di origine vegetale**, e contemporaneamente ridurre l'introito di grassi saturi e colesterolo. È inoltre raccomandata frutta fresca – con cautela nei soggetti sovrappeso (44).
- Nelle LG ESH/ESC viene ribadito il ruolo protettivo della **dieta Mediterranea** (79-80).
- ed anche dei risultati favorevoli dello studio **"Dietary Approaches to Stop Hypertension (DASH)"**, in cui l'associazione di dieta, esercizio fisico e calo ponderale ha conseguito riduzione della pressione e della massa ventricolare sinistra (81).

Le linee Guida Europee 2016 "Cardiovascular Disease Prevention"
Le linee guida 2016 sono la sesta edizione delle "European Joint Task Force" che coinvolge 10 società professionali (82).

- La prevenzione della malattia cardiovascolare "Cardiovascular Disease - CVD" viene definita come "un insieme di azioni coordinate, a livello di popolazione od individuali, orientate a minimizzare o eliminare l'impatto delle malattie cardiovascolari e le disabilità correlate".
- La mortalità per malattia coronarica è oltre che dimezzata in molti paesi d'Europa grazie alle misure preventive attuate (83), grazie alla riduzione di colesterolo, pressione arteriosa e del fumo; tuttavia la frequenza di obesità (84) e diabete mellito (85) è aumentata sostanzialmente.
- La prevenzione è efficace: l'eliminazione dei comportamenti a rischio per la salute renderebbe possibile prevenire almeno l'80% delle malattie cardiovascolari e anche il 40% del cancro (86-87).
- La legislazione diretta a ridurre il consumo di **sale**, di **grassi** e del **fumo** è risultata efficace anche a livello di rapporto costo/beneficio nella prevenzione cardiovascolare (70, 88-89)

Uno stile di vita **sedentario** è uno dei maggiori fattori di rischio di CVD (90)

- incoraggiare le persone a praticare l'attività che gradiscono, passeggiate a piedi ed in bicicletta, giardinaggio e varie attività fisiche aerobiche, con graduale incremento (almeno 30 minuti/die, per 3÷5 giorni/settimana, o preferibilmente ogni giorno).
- è cruciale procurare strutture a livello di comunità per la pratica di attività per ricreazione e sport.

Stop del fumo è la più efficace strategia come rapporto costo-beneficio per la prevenzione di CVD

- il fumatore ha 50% di probabilità di morire per colpa del fumo, e mediamente abbrevia di 10 anni la sua vita (91);
- il rischio cardiovascolare a 10 anni risulta raddoppiato nel fumatore
- il rischio relativo nei fumatori <50 anni è 5 volte superiore ai non fumatori
- il fumo è causa di una "pletora" di malattie ed è responsabile del 50% delle morti evitabili nel fumatore, di cui il 50% cardiovascolari.

Le abitudini alimentari influenzano il rischio di CVD e di altre malattie croniche come il cancro.

- Le abitudini alimentari influenzano il rischio di CVD sia per i loro effetti sul colesterolo, pressione arteriosa, peso corporeo e diabete mellito o altri fattori.

- Il tipo di grassi più della quantità è importante, ed è benefica la riduzione dei grassi saturi, sostituita da acidi grassi mono-insaturi e poli-insaturi (omega-6 da vegetali e omega-3 da olio di pesce e grasso);
- i **trans-grassi** "trans-fatty-acids", derivati da processi industriali per margarine e prodotti dolciari, sono particolarmente dannosi - un incremento del 2% aumenta del 23% il rischio di malattia coronarica (92).

L'introito di sodio è importante per ridurre i valori pressori ed il rischio cardiovascolare:

- Nei paesi occidentali l'introito di sale è elevato (~9–10 g/die).
- L'introito massimo raccomandato è di **5 gr/die.**
- **L'introito ottimale** dovrebbe essere così basso come **~3 g/die.**
- **"L'intervento specifico per l'ipertensione è la restrizione salina. Al livello individuale la riduzione di sale non è per nulla facile da realizzare. Come minimo si deve dare ai pazienti di evitare il sale aggiunto e i cibi ricchi di sale".**

Le linee Guida Europee 2016 "Cardiovascular Disease Prevention" inoltre puntualizzano diverse altre osservazioni:

- L'introito di **potassio** ha effetti favorevoli sulla pressione arteriosa, contribuisce agli effetti positivi della riduzione del sodio alimentare, e riduce il rischio di stroke (93).
- L'introito alimentare di **fibre vegetali** riduce il rischio di coronaropatie (94) , di stroke (95) e di diabete mellito (96).
- L'introito giornaliero di 30 gr di **noci** [38] riduce il rischio di CVD del ~30% (97), ma va sottolineato che l'apporto calorico delle noci è elevato ed è necessario tenerne conto ed evitarne l'eccesso [39].
- Mangiare **pesce** almeno una volta la settimana riduce il rischio di coronaropatia (99) e di stroke (100).

Un consumo **alcolico** moderato secondo alcuni studi risulta favorevole alla salute, riducendo il rischio di CVD, anche rispetto all'astinenza totale da alcolici (101);

- [Tuttavia uno studio recente, randomizzato, con metanalisi di studi epidemiologici, non ha rilevato effetti benefici di un consumo moderato rispetto all'astinenza alcolica (102), concludendo che l'assunzione di alcolici in qualsiasi quantità è correlata all'aumento della pressione arteriosa e del peso corporeo.

---

[38] Anche il consumo di mandorle con cacao e cioccolato scuro ha dimostrato effetti favorevoli sul profilo lipidico come marker di cardiopatia coronarica con diminuzione di apo-liporoteina B (98).

[39] ≈30 gr equivalgono a 5 noci, con apporto calorico di ≈ 190kcal (≈654kcal per 100gr).

Il consumo di bevande non alcoliche zuccherate si associa al rischio di coronaropatia, sovrappeso, sindrome metabolica e diabete mellito: le Linee Guida WHO raccomandano di non superare l'introito del 10% dell'energia calorica proveniente da zuccheri mono e disaccaridi, inclusi gli zuccheri presenti nella frutta e nei succhi di frutta (103)].

La **dieta Mediterranea** comprende elevato introito di frutta, verdura, legumi, prodotti di grano integrale, pesce e acidi grassi insaturi (specie olio d'oliva), moderato consumo di alcol (vino, con i pasti), basso consumo di carni rosse, latticini e grassi saturi, ed è stata dimostrata ridotta incidenza di eventi cardiovascolari e mortalità (79) e seguire la dieta Mediterranea per 5 anni riduce il rischio CVD del 29% (80).

I farmaci:

- "La decisione di avviare il trattamento anti-ipertensivo dipende dal livello di pressione e dal rischio cardiovascolare totale "Total cardiovascular risk - Systematic COronary Risk Estimation - SCORE".

- Modificazioni dello **stile di vita** sono raccomandate per tutti i pazienti con valori pressori sub-ottimali, inclusa l'ipertensione mascherata.

Nei casi con ipertensione di **grado 3** (PA sistolica $\geq$180 - PA diastolica $\geq$110 mm Hg) si raccomanda il **pronto** inizio della terapia farmacologica con qualsiasi livello di rischio cardiovascolare (102).

- "Il grande numero di studi randomizzati conferma che il beneficio del trattamento è dovuto alla **riduzione pressoria** di per se stessa, **indipendentemente** dal **farmaco** impiegato; tiazidici e simil-tiazidici (clortalidone e indapamide), β-bloccanti, calcio-antagonisti, "angiotensin-converting enzyme inhibitor - ACE-Is" e "angiotensin receptor blockers - ARBs" possono ridurre adeguatamente la pressione ed il rischio di morti cardiovascolari e la morbidità (103-104).

- Tutti questi farmaci sono quindi raccomandati per l'inizio terapia ed il mantenimento del controllo pressorio, sia in monoterapia, sia in combinazione" (104-105).

Linee Guida sull'ipertensione arteriosa pediatrica

Definizione: valori di pressione arteriosa, misurata al braccio destro in posizione seduta, costantemente superiori al 95° percentile calcolato secondo **tabelle** di riferimento per età, altezza e sesso (106).

- Stimata una prevalenza nella popolazione italiana pediatrica di circa il 5%.
- **Cause**:
    - in pre-adolescenza 70-85% dei casi dovuto a cause **secondarie** (patologie cardiologiche, renali, endocrine o oncologiche).
        - [Coartazione aortica, stenosi arteriosa renale, nefropatie congenite, tumore di Wilms, neuroblastoma, forme di iperaldosteronismo, o pseudo-ipoaldosteronismo PHA-II (107)].
    - Nel restante 15-30% sia di tipo primario (su base eredo-familiare).
    - In fase di adolescenza prevale la forma di tipo primario nel 85-90% dei casi.
    - Sintomi di solito aspecifici (più spesso asintomatica): cefalea, epistassi, difficoltà di concentrazione, irritabilità, vomito, vertigini, dolore toracico, sincope e disturbi visivi.
- Le **complicanze** della malattia non diagnosticata o non curata riguardano i cosiddetti "**organi bersaglio**":
    - **Ipertrofia** del **Ventricolo Sinistro IVS**
    - **proteinuria** ed **insufficienza renale** di vario grado
    - alterazione dei **vasi retinici**
    - **vasculopatia cerebrale**.

Terapia.
- Controllo dell'**eccesso ponderale**, se presente.
- Modifica delle **abitudini alimentari**
    - **dieta a basso contenuto di sodio** (↓ sale da cucina e cibi salati)
    - ridotto **quantitativo calorico** giornaliero
    - **Terapia farmacologica** se le misure precedenti non fossero sufficienti

Prevenzione
- Maggiore sorveglianza se esiste famigliarità.
- Mantenere un rapporto peso/altezza adeguato.
- Controllare l'introito di sodio e calorie nella dieta (↓cibi salati, ↓bevande gassate e zuccherate).
- Misurare regolarmente, in occasione dei controlli pediatrici di routine, la pressione arteriosa.
- Evitare la sedentarietà.

- Incentivare gli spostamenti a piedi o in bicicletta rispetto all'impiego frequente di mezzi motorizzati.
- Promuovere la pratica regolare di qualsiasi attività sportiva (evitare solo gli sport di potenza quali sollevamento pesi o culturismo) (106).

Linee Guida ACP/AAFP (gennaio 2017)
(American College of Physicians/American Academy of Family Physicians)

Le nuove Linee Guida americane sull'ipertensione recentemente pubblicate (108), sulla base di una revisione sistematica della letteratura e della recente metanalisi (109) indicano obiettivi meno aggressivi come "target" pressorio per gli adulti, per ridurre il rischio di morte, di "stroke" o di eventi cardiaci:

PA sistolica ≤150mmHg

(Grado di raccomandazione forte, evidenze di alta qualità)

Per gli adulti considerati a rischio:
- malattie cardiocircolatorie note
- diabete
- sindrome metabolica
- anziani, nefropatici, con eGFR<45ml/min/1,73mq
- storia di TIA,
- storia di ictus
- precedenti di attacco cardiaco,
- fattori di rischio significativi per le malattie cardiovascolari

il "target" è inferiore:

PA sistolica ≤140mmHg

(Grado di raccomandazione debole, evidenze di bassa qualità)

Esiste un'evidenza documentata da studi con "high-quality evidence" che un trattamento appropriato dell'ipertensione riduca il rischio per malattie cardiovascolari, malattie renali, malattie cerebrovascolari e rischio di morte, mentre ci sono controversie sulla determinazione dei "targets" più appropriati, particolarmente per gli adulti ≥60 anni, specie a seguito delle recenti raccomandazioni (110).

Mentre sui benefici derivanti dal raggiungimento del target di PA sistolica ≤150 mmHg esiste un'ampia evidenza, sui benefici derivanti da un trattamento più aggressivo con "targets" inferiori ci sono discordanze e secondo alcuni studi il vantaggio sarebbe minimo (109):
- lo studio "(Systolic Blood Pressure Intervention Trial - SPRINT" ha evidenziato in pazienti con età ≥75 anni una inferiore mortalità

globale (statisticamente significativa) nel trattamento con "target" $SBP \leq 120$ mmHg rispetto al trattamento con "target" $SBP \leq 140$ mmHg (111).

- Lo studio "Action to Control Cardiovascular Risk in Diabetes - ACCORD"), in pazienti con diabete tipo 2 non ha riscontrato riduzione di mortalità né di eventi cardiovascolari maggiori con il trattamento intensivo (112).

Le LG ACP/AAFP ribadiscono la necessità di misurazione accurata della pressione arteriosa, facendo ricorso eventualmente anche al monitoraggio ambulatoriale tipo " Holter PA" di 24 ore.

Le LG ACP/AAFP ribadiscono l'opportunità e l'importanza prioritaria di considerare la **complessità clinica** dell'individuo, valutando l'opportunità di ricorrere almeno inizialmente o in maniera concomitante a misure non farmacologiche:
- perdita di peso
- correzione di cattive abitudini alimentari
- indicazioni a seguire le raccomandazioni derivate dallo studio "DASH" (Dietary Approaches to Stop Hypertension) (vedasi Capitolo: "**Gli studi DASH e DASH sodium**")
- incremento dell'attività fisica.
- incentivare gli spostamenti a piedi o in bicicletta rispetto all'impiego frequente di mezzi motorizzati.

La valutazione individuale dei benefici e rischi è particolarmente importante negli adulti con età ≥ 60 anni con comorbidità croniche multiple, diversi farmaci in trattamento, e fragilità.
- Questi pazienti "fragili" potrebbero teoricamente beneficiare di un trattamento più aggressivo della pressione per il maggior rischio cardiovascolare che essi presentano.
- Tuttavia essi sono più verosimilmente suscettibili di un serio rischio derivante da una maggiore frequenza di sincope ed ipotensione (108), come è stato osservato in diversi trials".
- Oltretutto il beneficio di un trattamento più aggressivo nelle persone anziane, o con comorbidità, oppure fragili non sono ben note, date le limitazioni dei "trials" eseguiti in questa tipologia di pazienti.
- Questi pazienti spesso devono assumere poli-terapie con dei regimi terapeutici difficili da gestire che incrementano i costi ed il rischio di interazioni farmacologiche.
- Viene ribadita dalle raccomandazioni l'importanza di discutere periodicamente con il paziente sui benefici e sui rischi di uno specifico "target" pressorio.

Linee Guida aggiornate ACC/AHA (novembre 2017)
(American College of Cardiology/American Heart Association)
Le nuove Linee Guida americane (113) sono state pubblicate simultaneamente nel la rivista della AHA Hypertension (114) e nel Journal of the American College of Cardiology (115). Per gli studi preparatori (condotti per tre anni e riviste da un "panel" di 21 esperti con oltre 900 fonti bibliografiche) sono state coinvolte inoltre diverse altre organizzazioni americane come partners e citate nelle nuove linee-guida: American Academy of Physician Assistants, the American College of Preventive Medicine, the American Geriatrics Society, the American Pharmacists Association, the American Society of Hypertension, the American Society of Preventive Cardiology, the Association of Black Cardiologists, the National Medical Association, and the Preventive Cardiovascular Nurses Association.

- Il "target" pressorio è stato ridotto rispetto al precedente raccomandato dalle Linee Guida precedenti (<140/90mmHg): le nuove LG 2017 raccomandano valori pressori **<130/80mmHg.**
- Uno studio specifico è stato parallelamente condotto per definire gli aspetti teorici delle nuove definizioni e dei nuovi "goals" pressori ed il loro impatto sul trattamento dell'ipertensione nella popolazione (116).

Le nuove Linee Guida eliminano nella classificazione lo stadio di "pre-ipertensione" suddividendolo in due situazioni:

- <u>BP elevata</u>, con PA sistolica fra 120 e 129 mmHg e PA diastolica<80mmHg
- <u>Ipertensione stadio 1</u>, con PA sistolica fra 130 e 139mmHg e PA diastolica fra 80 e 89 mmHg.

PA sistolica - diastolica	JNC7	2017 ACC/AHA
<120 e <80 mmHg	PA normale	PA normale
120÷129 e <80 mmHg	pre-ipertensione	PA elevata
130÷139 o 80÷89 mmHg	pre-ipertensione	Ipertensione stadio 1
140÷159 o 90÷99 mmHg	Ipertensione stadio 1	Ipertensione stadio 2
≧160 o ≧100 mmHg	Ipertensione stadio 2	Ipertensione stadio 2

Le raccomandazioni specifiche sullo **stile di vita** (definito come pietra miliare "cornerstone" del trattamento) comprendono:

* la perdita di peso,
* seguire una dieta tipo DASH,
* **ridurre il sodio a 1500mg/die o inferiore,**
* aumentare l'introito di potassio a 3500mg/die [40] con la dieta,
* aumentare l'attività fisica ad almeno 30minuti tre volte la settimana,
* limitare i "drinks" alcolici a massimo due al dì per i maschi, uno per le femmine.

---

[40] 3500mg equivalgono a ≈47 mmol/die di potassio (vedasi Capitolo: **"Aspetti chimici e quantitativi"**).

Riferimenti bibliografici.

1. Lawes CM, Vander Hoorn S, Rodgers A. International Society of Hypertension. Global burden of blood-pressure-related disease, 2001. Lancet 2008; 371: 1513-18.
2. Schillaci G, Verdecchia P, Porcellati C et AL. Continuous relation between left ventricular mass and cardiovascular risk in essential Hypertension. Hypertension 2000; 35: 580-6.
3. Etthead D, Emdin CA, Kiran A et Al. Systematic review and meta-analysis of large scale BP-lowering trials, published between January 1, 1966 and July 7, 2015. Lancet. 2015 Dec 23. doi: 10.1016.
4. Bataineh A and Raji L. Salt sensitivity and target organ damage. Current Opinion in Nephrology and Hypertension 1999; 8: 199-203.
5. Schmieder RE, Messerli FH, Garavaglia GE et Al. Dietary salt intake. A determinant of cardiac involvement in essential hypertension. Circulation 1988; 78: 951-6.
6. Schmieder RE, Langenfeld MR, Friedrich A et Al. Angiotensin II related to sodium excretion modulates left ventricular structure in human essential hypertension. Circulation 1996; 94: 1304-9.
7. Äijälä M, Malo E, Santaniemi M et al. Dietary sodium intake and prediction of cardiovascular events. Eur J Clin Nutr 2015. [Epub ahead of print].
8. Beaglehole R, Bonita R, Horton R et Al. Priority actions for the non-communicable disease crisis. Lancet 2011 377, 1438–47.
9. Perry I. J., Beevers D. G. Salt intake and stroke: a possible direct effect. J. Hum Hypertens 1992; 6: 23–5.
10. Jin Y, Kuznetsova T, Maillard M et Al. Independent relations of left ventricular structure with the 24-hour urinary excretion of sodium and aldosterone. Hypertension 2009; 54: 489–95.
11. Lambers Heerspink HJ, Navis G, Ritz E. Salt intake in kidney disease–a missed therapeutic opportunity? Nephrol Dial Transplant 2012; 27: 3435–42.
12. Lambers Heerspink HJ, Holtkamp FA, Parving HH et Al. Moderation of dietary sodium potentiates the renal and cardiovascular protective effects of angiotensin receptor blockers. Kidney Int 2012; 82: 330-7.
13. He FJ, Marrero NM, MacGregor GA. Salt intake is related to soft drink consumption in children and adolescents: a link to obesity? Hypertension 2008; 51: 629–34.
14. Chen J, Gu D, Huang J, Rao DC et Al. Metabolic syndrome and salt sensitivity of blood pressure in non-diabetic people in China: a dietary intervention study. Lancet 2009; 373: 829–35.

15. Cappuccio FP, Kalaitzidis R, Duneclift S et Al. Unravelling the links between calcium excretion, salt intake, hypertension, kidney stones and bone metabolism. J Nephrol 2000; 13: 169–77.

16. Joossens JV, Hill MJ, Elliott P et Al. Dietary salt, nitrate and stomach cancer mortality in 24 countries. European Cancer Prevention (ECP) and the INTERSALT Cooperative Research Group Int J Epidemiol 1996; 25: 494–504.

17. Fang X, Wei J, An P et Al. Landscape of dietary factors associated with risk of gastric cancer: A systematic review and dose-response meta-analysis of prospective cohort studies. Eur J Cancer 2015; 51 (18): 2820-32.

18. Strazzullo P, D'Elia L, Kandala NB. Salt intake, stroke, and cardiovascular disease: meta-analysis of prospective studies BMJ 2009; 339: b4567.

19. World Health Organization. The world health report 2004—changing history. WHO, 2004

20. Tuomilehto J et al. Urinary sodium excretion and cardiovascular mortality in Finland: a prospective study. Lancet, 2001, 357: 848-51.

21. Cook NR, Cutler JA, Obarzanek E et Al. Long term effects of dietary sodium reduction on cardiovascular disease outcomes: observational follow-up of the trials of hypertension prevention (TOHP). Br Med J. 2007;334 (7599): 885-8.

22. de Wardener HE, MacGregor GA. Harmful effects of dietary salt in addition to hypertension. J Hum Hypertens 2002; 16: 213–23.

23. Guyton AC. Renal function curve - a key to understanding the pathogenesis of hypertension. Hypertension 1987; 10: 1-6.

24. Guyton AC. Blood pressure control--special role of the kidneys and body fluids". Science 1991; 252 (5014): 1813–16.

25. Cutler JA, Follman D, Allender PS. Randomized controlled trials of sodium reduction: an overview. Am J Clin Nutr 1997; 65 (S2): 5643-51.

26. Frost CD, Law MR, Wald NJ (1991). By how much does dietary salt reduction lower blood pressure? II–Analysis of observational data within populations. Br Med J 1991; 302: 815–8.

27. Elliott P, Stamler J, Nichols R et Al. Intersalt revisited: further analyses of 24 hour sodium excretion and blood pressure within and across populations. Intersalt Cooperative Research Group. Br Med J 1996; 312: 1249-53.

28. Joosten MM, Gansevoort RT, Mukamal KJ et Al. Sodium excretion and risk of developing coronary heart disease. Circulation 2014; 129: 1121–8.

29. Mente A, O'Donnell MJ, Rangarajan S et Al. Association of urinary sodium and potassium excretion with blood pressure. N Eng J Med 2014; 371: 601–11.

30. Kawasaki T, Delea CS, Bartter FC, Smith H. The effect of high-sodium and low-sodium intakes on blood pressure and other related variables in human subjects with idiopathic hypertension. Am J Med 1978; 64: 193–8.

31. Luft FC, Miller JZ, Grim CE et Al. Salt sensitivity and resistance of blood pressure. Age and race as factors in physiological responses. Hypertension 1991; 17, I102–8.

32. Kimura G, Dohi Y, Fukuda . Salt sensitivity and circadian rhythm of blood pressure: the keys to connect CKD with cardiovascular events. Hypertens Res 2010; 33: 515–20.

33. He J, Ogden LG, Vupputuri S et Al. Dietary sodium intake and subsequent risk of cardiovascular disease in overweight adults. JAMA 1999; 282: 2027–34.

34. Geleijnse JM et Al. Long-term effects of neonatal sodium restriction on blood pressure. Hypertension, 1997; 29: 913-7.

35. Hofman A, Hazebroek A, Valkenburg HA. A randomized trial of sodium intake and blood pressure in newborn infants. Journal of the American Medical Association 1983; 250: 370-3.

36. He FJ, MacGregor GA. Importance of salt in determining blood pressure in children: meta-analysis of controlled trials. Hypertension 2006; 48: 861–9.

37. Whelton PK et Al. Sodium reduction and weight loss in the treatment of hypertension in older persons. Journal of the American Medical Association 1998; 279: 839-46.

38. Mattson DL, Dwinell MR, Greene AS et Al. Chromosome substitution reveals the genetic basis of Dahl salt-sensitive hypertension and renal disease. Am J Physiol Renal Physiol. 2008; 295: F837–42.

39. Ji W, Foo JN, O'Roak BJ et Al. Rare independent mutations in renal salt handling genes contribute to blood pressure variation. Nat. Genet. 2008; 40: 592–9.

40. Denton D, Weisinger R, Mundy NI et Al. The effect of increased salt intake on blood pressure of chimpanzees. Nat Med.1995; 1: 1009-16.

41. Gibbs CR, Lip GY, Beevers DG. Salt and cardiovascular disease: clinical and epidemiological evidence. Journal of Cardiovascular Risk, 2000; 7: 9-13.

42. Law MR, Frost CD, Wald NJ. By how much does salt reduction lower blood pressure? III--Analysis of data from trials of salt reduction. Br Med J, 1991; 302: 819-24.

43. Law MR. Epidemiologic evidence on salt and blood pressure. Am J Hypertens 1997; 10 (S5): S42-5).

44. Dickinson HO, Mason JM, Nicolson DJ et Al. Lifestyle interventions to reduce raised blood pressure: a systematic review of randomised controlled trials. J Hypertens 2006; 24: 215-33

45. Robertson JJ. Dietary salt and hypertension: a scientific issue or a matter of faith? J Eval Clin Pract 2003; 9: 1-22.

46. Joint WH0/FAO Expert report on diet, nutrition and the prevention of chronic disease. Executive Summary. www.who.int

47. Intersalt Cooperative Research Group (1988). "Intersalt: an international study of electrolyte excretion and blood pressure. Results for 24 hour urinary sodium and potassium excretion". Br Med J 1998; 297 (6644): 319–28.

48. Godlee F. "Editor's choice: Time to talk salt". Br Med J 2007; 334: 7599.

49. Taubes, G. "The (Political) Science of Salt". Science 1998; 281 (5379): 989–907.

50. Freedman D, Pettiti D; Salt and Blood Pressure http://www.stat.berkeley.edu/~census/573.pdf 2008: 1-22.

51. Appel LJ, Moore TJ, Obarzanek E et Al. A Clinical Trial of the Effects of Dietary Patterns on Blood Pressure. N Engl J Med 1997; 336: 1117-24.

52. Svetkey LP, Sacks FM, Obarzanek E, et al. The DASH diet, sodium intake and blood pressure trial (DASH-sodium): rationale and design. J Am Diet Assoc 1999;99:Suppl:S96-S104.

53. Sacks FM, Svetkey LP, Vollmer WM et Al. Effects on blood pressure of reduced dietary sodium and the dietary approaches to stop hypertension (DASH) diet. N Engl J Med. 2001; 344: 3-10.

54. Vollmer W, Sacks FM, Ard J, Appel LJ et Al. Effects of dietary patterns and sodium intake on blood pressure: subgroup analysis of the DASH-Sodium trial. Ann Int Med. 2001;135:1019–28.

55. Epstein DE, Sherwood A, Smith PJ et Al. Determinants and Consequences of Adherence to the DASH Diet in African American and White Adults with High Blood Pressure: Results from the ENCORE Trial. J Acad Nutr Diet 2012; 112 (11): 1763-73.

56. Taylor, E. Journal of the American Society of Nephrology, Aug. 13, 2009; advance online edition

57. Noori N, Honarkar E, Goldfarb DS et Al. Urinary Lithogenic Risk Profile in Recurrent Stone Formers With Hyperoxaluria: A Randomized Controlled Trial Comparing DASH (Dietary Approaches to Stop Hypertension)-Style and Low-Oxalate Diets. American Journal of Kidney Diseases 2014; 63 (3): 456–63.

58. Eckel RH, Jakicic JM, Ard JD et Al. Guideline on Lifestyle Management to Reduce Cardiovascular Risk: A Report of the American College of Cardiology/American Heart Association Task Force on Practice Guidelines. Circulation. published online November 12, 2013; http://circ.ahajournals.org/

59. Burnier M, Wuerzner G, Bochud M. Salt, blood pressure and cardiovascular risk: what is the most adequate preventive strategy? A Swiss perspective. Front Physiol 2015; 6: 227

60. Beard TC, Woodward DR, Ball P et Al. The Hobart salt study 1995: few meet national sodium intake data. Med J Aust 1997; 166: 404-7.

61. Notowidjojo L, Truswell AS. Urinary sodium and potassium in a sample of healthy adults in Sydney, Australia. Asia Pac J Clin Nutr 1993; 2: 25-33.

62. Thomson CD, Colls AJ. Twenty-four hour urinary sodium excretion in seven hundred residents of Otago and Waikato. A report prepared for the Ministry of Health. Dunedin: University of Otago, 1998.

63. Heart Foundation Guide to management of hypertension 2008. Updated December 2010 National Heart Foundation (NHF) of Australia.

64. Elmer PJ, Obarzanek E, Vollmer WM et Al. Effects of comprehensive lifestyle modification on diet, weight, physical fitness and blood pressure control: 18-month results of a randomized trial. Ann Intern Med 2006; 144: 485-95.

65. Graudal NA, Hubeck-Graudal T, Jurgens G. Effects of low-sodium diet vs. high- sodium diet on blood pressure, renin, aldosterone, catecholamines, cholesterol and triglyceride (Cochrane Review). Am J Hypertens 2012; 25: 1-15.

66. He FJ, MacGregor GA. How far should salt intake be reduced? Hypertension 2003; 42: 1093-9

67. Mancia G, Fagard R, Narkiewicz K et Al. 2013 ESH/ESC Guidelines for the management of arterial hypertension: the Task Force for the management of arterial hypertension of the European Society of Hypertension (ESH) and of the European Society of Cardiology (ESC). J Hypertens. 2013; 31 (7): 1281-357.

68. Guild SJ, McBryde FD, Malpas SC, Barrett CJ. High dietary salt and angiotensin II chronically increase renal sympathetic nerve activity: a direct telemetric study. Hypertension 2012; 59: 614-20.

69. Pimenta E, Gaddam KK, Oparil S et Al. Effects of dietary sodium reduction on blood pressure in subjects with resistant hypertension: results from a randomized trial. Hypertension 2009; 54: 475-81.

70. Cobiac LJ, Vos T, Veerman JL. Cost-effectiveness of interventions to reduce dietary salt intake. Heart 2010; 96: 1920-5.

71. Puddey IB, Beilin LJ, Vandongen R. Regular alcohol use raises blood pressure in treated hypertensive subjects. A randomised controlled trial. Lancet 1987; 1: 647-51.

72. Romero R, BonetJ, de la Sierra A, Aguilera MT. Undiagnosed obesity in hypertension: clinical and therapeutic implications. Blood Press 2007; 16: 347-53.

73. Neter JE, Stam BE, Kok FJ et Al. Influence of weight reduction on blood pressure: a meta-analysis of randomized controlled trials. Hypertension 2003; 42: 878-84.

74. Grassi G, Seravalle G, Calhoun DA et Al. Mechanisms responsible for sympathetic activation by cigarette smoking in humans. Circulation 1994; 90: 248-53.

75. Narkiewicz K, van de Borne PJ, Hausberg M et Al. Cigarette smoking increases sympathetic outflow in humans. Circulation 1998; 98: 528–34.

76. Mancia G, Groppelli A, Di Rienzo M et Al. Smoking impairs baroreflex sensitivity in humans. Am J Physiol 1997; 273: H1555–60.

77. Groppelli A, Omboni S, Parati G, Mancia G. Blood pressure and heart rate response to repeated smoking before and after beta-blockade and selective alpha 1 inhibition. J Hypertens 1990; 8 (5): S35–40.

78. Yarlioglues M, Kaya MG, Ardic I et Al. Acute effects of passive smoking on blood pressure and heart rate in healthy females. Blood Press Monit 2010; 15: 251-6.

79. Sofi F, Abbate R, Gensini GF, Casini A. Accruing evidence on benefits of adherence to the Mediterranean diet on health: an updated systematic review and meta-analysis. Am J Clin Nutr 2010; 92: 1189-96.

80. Estruch R, Ros E, Salas-Salvado J, Covas MI et Al. The PREDIMED Study Investigators. Primary Prevention of Cardiovascular Disease with a Mediterranean Diet. N Eng J Med 2013; 368: 1279–90.

81. Blumenthal JA, Babyak MA, Hinderliter A et Al. Effects of the DASH diet alone and in combination with exercise and weight loss on blood pressure and cardiovascular biomarkers in men and women with high blood pressure: the ENCORE study. Arch Intern Med 2010; 170: 126–35.

82. Piepoli MF, Hoes AW, Agewall S et Al. 2016 European Guidelines on cardiovascular disease prevention in clinical practic. European Heart Journal. First published online: 23 May 2016; 2315-81.

83. Moran AE, Forouzanfar MH, Roth GA et Al. Temporal trends in ischemic heart disease mortality in 21 world regions, 1980 to 2010: the Global Burden of Disease 2010 study. Circulation 2014; 129: 1483–92.

84. Finucane MM, Stevens GA, Cowan MJ, et Al. National, regional, and global trends in body-mass index since 1980: systematic analysis of health examination surveys and epidemiological studies with 960 country-years and 9.1 million participants. Lancet 2011; 377: 557–67.

85. Danaei G, Finucane MM, Lu Y, Singh GM et Al. National, regional, and global trends in fasting plasma glucose and diabetes prevalence

since 1980: systematic analysis of health examination surveys and epidemiological studies with 370 country-years and 2.7 million participants. Lancet 2011; 378: 31–40.

86. Liu K, Daviglus ML, Loria CM et Al. Healthy lifestyle through young adulthood and the presence of low cardiovascular disease risk profile in middle age: the Coronary Artery Risk Development in (Young) Adults (CARDIA) study. Circulation 2012; 125: 996–1004.

87. NICE Public Health Guidance 25. Prevention of Cardiovascular Disease. http://www.nice.org.uk/guidance/PH25

88. Collins M, Mason H, O'Flaherty et Al. An economic evaluation of salt reduction policies to reduce coronary heart disease in England: a policy modeling study. Value Health 2014; 17: 517–524.

89. Mason H, Shoaibi A, Ghandour R et Al. MedCHAMPS project team. A cost effectiveness analysis of salt reduction policies to reduce coronary heart disease in four Eastern Mediterranean countries. PLoS One2014; 9: e84445.

90. Lee IM, Shiroma EJ, Lobelo F et Al. Effect of physical inactivity on major non-communicable diseases worldwide: an analysis of burden of disease and life expectancy. Lancet 2012; 380: 219–229.

91. Doll R, Peto R, Boreham J, Sutherland I. Mortality in relation to smoking: 50 years' observations on male British doctors. Br Med J 2004; 328: 1519.

92. Mozaffarian D, Katan MB, Ascherio A et Al. Trans fatty acids and cardiovascular disease. N Engl J Med 2006; 354: 1601–13.

93. Aburto NJ, Hanson S, Gutierrez H et Al. Effect of increased potassium intake on cardiovascular risk factors and disease: systematic review and meta-analyses. Br Med J 2013; 346: f1378.

94. Threapleton DE, Greenwood DC, Evans CE et Al. Dietary fibre intake and risk of cardiovascular disease: systematic review and meta-analysis. Br Med J 2013; 347: f6879.

95. Zhang Z, Xu G, Liu D et Al. Dietary fiber consumption and risk of stroke. Eur J Epidemiol 2013; 28: 119–30.

96. Yao B, Fang H, Xu W et Al. Dietary fiber intake and risk of type 2 diabetes: a dose-response analysis of prospective studies. Eur J Epidemiol 2014; 29: 79–88.

97. Luo C, Zhang Y, Ding Y et Al. Nut consumption and risk of type 2 diabetes, cardiovascular disease, and all-cause mortality: a systematic review and meta-analysis. Am J Clin Nutr 2014; 100: 256–69.

98. Lee Y, Berryman CE, West SG et Al. Effects of Dark Chocolate and Almonds on Cardiovascular Risk Factors in Overweight and Obese Individuals: A Randomized Controlled-Feeding Trial. J Am Heart Assoc. 2017; 6 (12) pii: e005162. doi: 10.1161/JAHA.116.005162.

99. Zheng J, Huang T, Yu Y et Al. Fish consumption and CHD mortality: an updated meta-analysis of seventeen cohort studies. Public Health Nutr 2012; 15: 725–37.

100. Chowdhury R, Kunutsor S, Vitezova A et Al. Vitamin D and risk of cause specific death: systematic review and meta-analysis of observational cohort and randomised intervention studies. Br Med J 2014; 348: g1903.

101. Ronksley PE, Brien SE, Turner BJ et Al. Association of alcohol consumption with selected cardiovascular disease outcomes: a systematic review and meta-analysis. Br Med J 2011; 342 :d671.

102. Holmes MV, Dale CE, Zuccolo L et Al. Association between alcohol and cardiovascular disease: Mendelian randomisation analysis based on individual participant data. Br Med J 2014; 349 :g4164.

103. World Health Organization. Guideline: Sugars Intake for Adults and Children. Geneva: World Health Organization, 2015.

104. Law MR, Morris JK, Wald NJ. Use of blood pressure lowering drugs in the prevention of cardiovascular disease: meta-analysis of 147 randomised trials in the context of expectations from prospective epidemiological studies. Br Med J 2009; 338: b1665.

105. Zanchetti A, Mancia G. Longing for clinical excellence: a critical outlook into the NICE recommendations on hypertension management—is nice always good? J Hypertens 2012; 30: 660–8.

106. Giordano U, Matteucci MC. Ipertensione arteriosa pediatrica. Gruppo di Studio SIP - Societa' Italiana di Pediatria (). Pubblicazione on-line Univadis.it 2017.

107. Gavrilovici C, Boiculese LV, Brumariu O et Al. Etiology and blood pressure patterns in secondary hypertension in children. Rev Med Chir Soc Med Nat Iasi. 2007; 111 (1): 70-81.

108. Qaseem A, Wilt TJ, Rich R et Al. Pharmacologic Treatment of Hypertension in Adults Aged 60 Years or Older to Higher Versus Lower Blood Pressure Targets: A Clinical Practice Guideline From the American College of Physicians and the American Academy of Family Physicians Free. Ann Intern Med 2017. Published on-line.

109. Weiss J, Freeman M, Low A, et al. Benefits and Harms of Intensive Blood Pressure Treatment in Adults Aged 60 Years or Older: A Systematic Review and Meta-analysis. Ann Intern Med, 2017 Jan 17. [Epub ahead of print].

110. James PA, Oparil S, Carter BL et Al. 2014 evidence-based guideline for the management of high blood pressure in adults: report from the panel members appointed to the Eighth Joint National Committee (JNC 8) .JAMA 2014 311 507 20 PubMed.

111. Williamson JD, Supiano MA, Applegate WB, Berlowitz DR et Al. SPRINT Research Group. Intensive vs standard blood pressure

control and cardiovascular disease outcomes in adults aged ≥75 years: a randomized clinical trial. JAMA 2016; 315 (24): 2673-82.

112. Cushman WC, Evans GW, Byington RP et Al. ACCORD Study Group. Effects of intensive blood-pressure control in type 2 diabetes mellitus. N Engl J Med 2010; 362 (17): 1575-85.

113. New ACC/AHA Hypertension Guidelines Make 130 the New 140 - Medscape - Nov 13, 2017

114. Whelton PK, Carey RM, Aronow WS, et Al. 2017 ACC/AHA/ AAPA/ABC/ACPM/AGS/APhA/ASH/ASPC/NMA/PCNA Guideline for the Prevention, Detection, Evaluation, and Management of High Blood Pressure in Adults: A Report of the American College of Cardiology/American Heart Association Task Force on Clinical Practice Guidelines. Hypertension 2017; DOI: 10.1161/HYP.

115. Whelton PK, Carey RM, Aronow WS, et Al. 2017 ACC/AHA/ AAPA/ABC/ACPM/AGS/APhA/ASH/ASPC/NMA/PCNA Guideline for the Prevention, Detection, Evaluation, and Management of High Blood Pressure in Adults: A Report of the American College of Cardiology/American Heart Association Task Force on Clinical Practice Guidelines. J Am Coll Cardiol 2017; DOI: 10.1016/j.jacc.2017.11.005.

116. Muntner P, Carey RM, Gidding S, et Al. Potential US population impact of the 2017 American College of Cardiology/American Heart Association High Blood Pressure Guideline. Circulation 2017; DOI:10.1161/CIRCULATIONAHA.117.032582

Insufficienza renale cronica o Malattia Renale Cronica - MRC
Aspetti generali e stadiazione della MRC

L'insufficienza renale cronica o malattia renale cronica si associa abitualmente ad uno stato di cronico sovraccarico idro-elettrolitico, e la maggioranza dei casi di MRC avanzata presenta sintomi e segni di un eccesso di fluidi "higher-than-normal fluid status" (1). La malattia renale cronica è una patologia caratterizzata da un progressivo declino della funzionalità renale, definita come cronica se persistente oltre tre mesi, classificabile in 5 stadi a gravità crescente in base alla riduzione dei valori del filtrato glomerulare ed alla presenza di indicatori clinici di danno renale cronico, come la proteinuria, le anomali del sedimento urinario o alterazioni morfo-funzionali renali agli esami strumentali (US-TC-RM) od all'esame istologico da biopsia renale (2); per maggiore aderenza alla differente situazione prognostica il terzo gruppo molto numeroso di pazienti ne è stata proposta la suddivisione in due sottogruppi, **3a** e **3b** (il secondo caratterizzato da una prognosi di nefropatia meno favorevole) (3), come si riporta nella seguente **Tabella 13**.

stadio 1	Segni di danno renale con GFR normale o aumentato (GFR > 90 ml/min/1,73m^2)
stadio 2	Segni di danno renale con lieve riduzione del GFR (GFR tra 60 e 89 ml/min /1,73m^2)
stadio 3a	Riduzione lieve-moderata del GFR (GFR tra 45 e 59 ml/min / 1,73m^2)
stadio 3b	Riduzione moderata del GFR (GFR tra 30 e 44 ml/min / 1,73m^2)
stadio 4	Grave riduzione del GFR (GFR tra 29 e 15 ml/min /1,73m^2)
stadio 5	Insufficienza renale terminale o uremia (GFR < 15 ml/min / 1,73m^2 o in dialisi sostitutiva)

Tabella 13. Stadiazione della malattia renale cronica.

Aspetti eziologici e fattori di rischio della MRC

I dati epidemiologici sulla prevalenza della MRC indicano un dato medio approssimativo intorno al 10% con una preoccupante tendenza all'aumento nella popolazione generale mondiale, per diverse verosimili motivazioni:

- invecchiamento della popolazione e quindi invecchiamento anche del rene come "organo funzionale"
- aumentata prevalenza di **obesità** e patologie correlate come **diabete, sindrome metabolica, ipertensione** in grado di danneggiare i reni
- maggior numero di soggetti con patologie vascolari croniche correlabili alla patologia renale grazie alla diffusione e maggiore ricorso a tecniche salvavita come l'angioplastica primaria nell'infarto miocardico o altre patologie vascolari.

Le **cause** possono essere primitive renali (glomerulopatie, nefropatie interstiziali, nefropatie vascolari) o secondarie ad altre patologie con coinvolgimento renale (ad esempio diabete mellito, collagenopatie, mieloma multiplo, amiloidosi o altre patologie croniche degenerative).

- Fra i fattori di rischio per l'insufficienza renale al primo posto si trova **l'ipertensione arteriosa**, che, oltre ad aumentare il rischio di malattia ischemica coronarica e di patologie vascolari, causa un danno vascolare cronico renale ateromasico (nefroangiosclerosi) e lo sviluppo progressivo di insufficienza renale o MRC, che aumentando a sua volta il rischio di eventi cardiovascolari (infarto, ictus), peggiora morbilità e mortalità nel paziente nefropatico. L'ipertensione e la proteinuria sono dei fattori di progressione verso gli stadi terminali.

Aspetti metabolici dell'insufficienza renale: i metaboliti azotati

L'azoto contenuto nella cellula è presente soprattutto negli aminoacidi delle proteine e nelle basi azotate degli acidi nucleici. Sia le proteine sia gli acidi nucleici subiscono nell'organismo un continuo rimaneggiamento, importantissimo sul piano funzionale per la sopravvivenza cellulare e dell'organismo stesso, con un flusso in entrata tramite gli le sostanze proteiche alimentari ed in uscita tramite il loro catabolismo:

- quando il metabolismo in entrata e quello in uscita si equivalgono il bilancio azotato è zero
- alla prevalenza della sintesi proteica corrisponde anabolismo
- si verifica invece **ipercatabolismo** con bilancio azotato negativo quando hanno la prevalenza i fenomeni di catabolismo proteico, come si verifica in conseguenza alla denutrizione, a processi infettivi, neoplastici, traumi, stress metabolici come il diabete scompensato, insufficienza renale, acidosi o altre cause di sovvertimento metabolico, in cui aumenta il consumo di massa muscolare e di tessuto adiposo e la produzione di metaboliti azotati ed acidi.

In condizioni fisiologiche circa 400gr di proteine al giorno (di cui una quota alimentare ed una quota endogena) vengono catabolizzate e re-sintetizzate continuamente

- Le proteine esogene di origine alimentare vengono digerite dagli enzimi proteolitici presenti nel tratto gastro-enterico, mentre le proteasi cellulari idrolizzano le proteine endogene, per il turn-over di quelle danneggiate per esempio dai processi ossidativi o per carente apporto nutrizionale
- Gli aminoacidi non hanno sedi di deposito, e quando sono eccedenti alle necessità metaboliche vengono degradati, e l'azoto che essi contengono deve essere eliminato dalle urine sotto forma prevalente di urea (quasi il 90%), creatinina (circa 5%), e ammoniaca, con tracce di altri prodotti catabolici.
- dagli aminoacidi viene quindi rimosso il gruppo aminico, contenente l'azoto, trasformandoli in chetoacidi che possono essere idrolizzati per produzione di energia;
- la de-aminazione viene effettuata mediante reazioni di deaminazione ossidativa mitocondriale e di transaminazione intracitoplasmatica (gli enzimi principali sono la glutammico-piruvico transaminasi o alanina-transferasi (GPT o ALT) e la glutammico-ossalacetico transaminasi o aspartato aminotransferasi (GOT o AST)
- Il gruppo aminico contiene azoto, sotto forma di ammoniaca NH3 che deve essere eliminata per il suo effetto citotossico.
- L'ammoniaca NH3 deriva anche dal catabolismo di **purine e pirimidine** derivate dagli **acidi nucleici** ed anche dalla produzione da parte della **flora batterica intestinale**, che agisce degradando le sostanze azotate presenti nel lume intestinale e liberando ammoniaca.

- **L'ammoniaca NH3** è tossica, particolarmente per i tessuti encefalici, e la sua concentrazione viene mantenuta ridotta grazie alla sua conversione nei tessuti del glutammato in **glutammina**

  glutammato +NH3+ATP ⇨ glutammina+ADP+P

La glutammina viene quindi trasportata:

- ai **reni** dove avviene la reazione inversa catalizzata dall'enzima glutamminasi (presente nei mitocondri delle cellule epiteliali del tubulo prossimale), e quindi escreta

  glutammina+ADP+P ⇨ glutammato +NH3+ATP

  (vedasi anche Capitolo: "Fisiologia renale del sodio")]

- al **fegato** che rimuove rapidamente NH3 trasformandola in urea,

- ai **muscoli,** dove NH3 si lega al piruvato per essere trasportata al fegato e qui metabolizzata.

Urea

L'urea è chimicamente la diammide dell'acido carbonico, con formula

$$H_2N\text{-}CO\text{-}NH_2$$

L'urea viene prodotta nell'organismo con lo scopo di ridurre gli effetti tossici cellulari e tissutali dell'ammoniaca e degli ioni ammonio, derivati essenzialmente dal metabolismo degli aminoacidi.

La produzione di urea è correlata al metabolismo proteico, ed in particolare al **contenuto proteico della dieta.**

- E' correlata inoltre allo stato metabolico del paziente, ad esempio condizioni di **ipercatabolismo** per motivi disnutrizionali può accentuare significativamente la produzione di urea.

- In condizioni di insufficienza renale i livelli di urea e di azoto ureico si incrementano progressivamente, pressoché consensualmente alla diminuzione dei valori del filtrato glomerulare, sino a raggiungere valori elevatissimi negli stadi finali dell'insufficienza renale (**uremia**).

- Nel nefrone l'urea viene filtrata e quindi riassorbita per retrodiffusione passiva nei tubuli per una quota del 50% circa, e partecipa all'importante meccanismo di concentrazione delle urine (vedasi Capitolo: **"Fisiologia renale: meccanismo di concentrazione controcorrente"**).

Creatinina

La creatinina è un prodotto catabolico derivato dalla **creatina**, prodotta principalmente dal **metabolismo muscolare.**

- La quota di produzione non è correlabile alla dieta ma piuttosto alla massa muscolare ed all'esercizio fisico.

- La creatinina a livello del nefrone viene filtrata dai glomeruli e successivamente anche **secreta** a livello dei dotti collettori mediante un meccanismo di trasporto attivo di basi dai capillari peritubulari al lume dei dotti (4-5): per questo motivo la clearance misurata della creatinina **sovrastima** il valore di GFR reale del 10÷20%);

- negli ultimi anno sono state messe a punto delle formule che permettono di stimare il valore del filtrato glomerulare stimato (estimated glomerular filtration rate - eGFR) a partire dalla creatininemia;

la prima formula storicamente usata è stata quella di **Cockcroft & Gault**, basata su creatininemia e dati antropometrici come età e peso (6);

Successivamente è stata introdotta la formula **MDRD** sviluppata dalla National Kidney Foundation (NKF), derivata da uno studio sulla dieta (Modification of Diet in Renal Disease Study) (7-8), basata sulla creatininemia, età, sesso ed etnia del paziente, e già normalizzata per una superficie corporea di 1,73m^2.

Ancora successivamente molti laboratori hanno abbandonato la formula MDRD, o vi hanno affiancato l'equazione **CKD-EPI** (Chronic Kidney Disease Epidemiology Collaboration) (9) pubblicata nel 2009 e risultata più precisa.

Acido urico

L'acido urico deriva dal catabolismo degli acidi nucleici.

- Gli acidi nucleici DNA ed RNA sono idrolizzati nei loro nucleotidi da cui vengono rimossi successivamente il gruppo fosforico e il ribosio.

- Le basi azotate sono sottoposte ad una serie di reazioni con lo scopo di renderle più idrofiliche e quindi facilmente eliminabile con le urine.

- Le pirimidine sono degradate ad ammoniaca (il cui destino metabolico è stato riassunto in precedenza), anidride carbonica e β-alanina o altri composti idrosolubili.

- Le basi **puriniche** sono trasformate attraverso una serie di reazioni di deaminazione in acido urico.

- L'acido urico nei primati non viene ulteriormente metabolizzato (mentre negli altri mammiferi viene convertito ad allantoina dall'enzima uricasi, assente nell'uomo e nei primati) e deve essere eliminato come tale;

- l'eliminazione prevalente avviene da parte dei reni (circa 70%) e la rimanente quota viene eliminata dall'intestino dopo l'azione dell'uricasi presente nella flora batterica enterica (10).

  - [A livello renale l'acido urico filtra dai glomeruli e viene poi riassorbito per il 90% circa nel tubulo contorto prossimale mediante trasporto attivo con specifici trasportatori anionici, fra cui principalmente il carrier URAT-1 localizzato sul versante apicale del "brush-border" tubulare prossimale (11)].

- La terapia cronica con diuretici tiazidici favorisce l'iper-riassorbimento dell'acido urico e l'iperuricemia, a causa della deplezione di volume o per un possibile effetto di interazione con i carriers tubulari dell'acido urico (12).

- La tossicità di eccessivi livelli di acido urico e della sua causalità nella gotta è nota da tempi antichi (13);

- da moltissimi anni è inoltre noto il ruolo patogeno dell'acido nella calcolosi uratica delle vie urinarie, nella nefropatia interstiziale con depositi di cristalli di urato.

- Negli ultimi anni è stata evidenziata anche a livello renale una tossicità dovuta al danno vascolare diretto dell'acido urico (14).

- L'acido urico è stato inoltre identificato come significativo **fattore di rischio cardiovascolare**, con stress ossidativo per ridotta biodisponibilità tissutale di ossido nitrico (NO) ed allo stimolo flogistico dell'acido urico (15), con proliferazione delle cellule muscolari lisce ed aterosclerosi, ed incremento di morbilità e mortalità per malattie cardiovascolari (16-17).

Sodio e malattia renale cronica.

Per quanto riguarda il **sodio** va ricordato che in presenza di un danno renale l'eliminazione normale del sodio è compromessa.

- Un **introito elevato di sodio costituisce un significativo fattore di rischio** per ipertensione arteriosa ed edemi, oltre a ridurre l'efficacia dei farmaci anti-ipertensivi, ed accelerare a sua volta la progressione delle patologie cardio-vascolari e dell'insufficienza renale (18).
- Un apporto sodico elevato influisce anche negativamente sulla proteinuria e sull'effetto antiproteinurico di alcune classi di farmaci come ACE inibitori (ACEi) e sartani antagonisti recettoriali dell'angiotensina II (ARB) (19).

Per quanto riguarda i pazienti in **dialisi** un apporto di sale molto ristretto è di importanza fondamentale sia per il controllo dell'ipertensione arteriosa, sia per ridurre la sete e contenere gli incrementi di peso inter-dialitici. Nonostante queste evidenze, i rischi per i nefropatici di un eccessivo apporto di sodio sono spesso tenuti in scarsa considerazione e frequentemente i provvedimenti per ridurne l'introduzione con una dieta opportuna sono trascurati.

- Fondamentale quindi ottenere nel paziente nefropatico un ottimo controllo pressorio, ridurre l'apporto di **sodio**, evitare il fumo, correggere ed evitare l'obesità, la dislipidemia, evitare i picchi glicemici, lo stress ossidativo, evitare l'abuso di farmaci potenzialmente nefrotossici e quindi dare grande importanza ad una sana alimentazione accompagnata da uno stile di vita sano ed il più possibile attivo.

Riferimenti bibliografici

1. Hsiao SM, Tsai YC, Chen HM et Al. Association of Fluid Status and Body Composition With Physical Function in Patients With Chronic Kidney Disease, PLoS One. 2016;11:e0165400

2. K/DOQI Clinical Practice Guidelines for Chronic Kidney Disease: Am.J. Kidney Dis. 2002; 39 (S1): S1-266.

3. Kirzstain GM, Suassuna JH, Bastos MG. Dividing stage 3 of chronic kidney disease (CKD): 3A and 3B. Kidney Int 2009; 76: 462- 463.

4. O'Connell JMB, Romeo Ja, Mudge G. Renal tubular secretion of creatinine in the dog. Am J Phisiol 1962; 283: 985-90.

5. Arendshorst WJ, Selkurt EE. Renal tubular mechanisms for creatinine secretion in the guinea pig. Am J Physiol 1970; 218: 1661-70.

6. Cockcroft DW, Gault MH. Prediction of creatinine clearance from serum creatinine. Nephron 1976; 16 (1): 31-41.

7. Levey AS, Bosch JP, Breyer Lewis J. A more accurate method to estimate glomerular filtration rate from serum creatinine: a new prediction equation. Ann Intern Med 1999; 130 (6): 461-70.

8. Levey AS, Coresh J, Greene T et Al. Using standardized serum creatinine values in the modification of diet in renal disease study equation for estimating glomerular filtration rate. Ann Intern Med 2006; 145 (4): 247–54.

9. Levey AS, Srevens LA, Schmid CH et Al. A new equation to estimate glomerular filtration rate. Ann Intern Med 2009 150 (9): 604-12.

10. Richette P, Bardin T. Gout. Lancet 2010; 375: 318-28.

11. So A, Thorens B. Uric acid transport and disease. J Clin Invest 2010; 120 (6): 1791-9.

12. Pascual E, Perdiguero M. Gout, diuretics and the kidney. Ann Rheum dis 2006; 65: 981-2.

13. Dorwart BB. Thomas Sydenham (1624-1689), on gout: 1717. J Clin Rheumatol 2004; 10 (4): 227.

14. Kang D, Nakagawaa T, Feng L et Al. A role for uric acid in renal progression. J Am Soc Nephrol 2002; 13: 2888-97.

15. Khosla UM, Zharikov S, Finch JL et Al. Hyperuricemia induces endothelial dysfunction. Kidney Int 2005; 67: 1739-42.

16. Laurent S, Cockroft J, Van Bortel L et Al. Expert consensus document on arterial stiffness: methodological issues and clinical applications. Eur Heart J 2006; 27: 2588-605.

17. Viazzi F, Leoncini G, Ratto e et Al. Serum uric acid as a risk factor for cardiovascular and renal disease: an old controversy revived. J Cli Hypertens 2006; 8 (7): 510-8.

18. Bibbins-Domingo K, Chertow, GM, Coxson PG et Al. Effect of Dietary Salt Reductions on Future Cardiovascular Disease. N Engl J Med 2010; 362: 590-9.

19. Lambers Heerspink HJ, Holtkamp FA et Al. Moderation of dietary sodium potentiates the renal and cardiovascular protective effects of angiotensin receptor blockers. Kidney Int 2012; 82 (3):330-7.

Danno renale acuto (Acute Kidney Injury - AKI)
L'insufficienza renale acuta (IRA) è una sindrome clinica caratterizzata da una rapida riduzione della funzionalità renale (importante e rapido calo della VFG o "**glomerular filtration rate - GFR**") che determina aumento repentino dei valori plasmatici dei metaboliti azotati (urea e creatinina), spesso con oliguria, alterazioni elettrolitiche e dell'equilibrio acido-base.

- Una **buona conoscenza** della **fisiopatologia del sodio** e del **bilancio idro-elettrolitico** da parte del medico e degli operatori sanitari è molto importante per la prevenzione ed il trattamento di questa severa patologia.

In base all'eziopatogenesi si distinguono tre tipologie di danno renale acuto o "**acute kidney injury - AKI**":
- **AKI pre-renale** o funzionale
- **AKI renale** intrinseca od organica
- **AKI post-renale** od ostruttiva

AKI pre-renale

La forma pre-renale può essere secondaria a varie patologie che determinano ipo-perfusione renale e perdita della funzionalità dell'organo senza danno parenchimale evidente.

- È la forma di AKI più comune poiché comprende mediamente il 55% della casistica.
- Le cause più frequenti di AKI pre-renale sono riassunte nella **Tabella 14.**

In genere il danno funzionale renale è **reversibile** con il ripristino delle normali condizioni di flusso sanguigno e della perfusione renale; se tuttavia si mantiene grave e persistente provoca un danno organico con sviluppo di necrosi tubulare acuta (NTA) di tipo ischemico.

Tipologia	cause più frequenti di AKI pre-renale
deplezione di volume	emorragie, perdite gastro-enteriche, perdite renali, perdite "insensibili" cutanee e respiratorie (febbre, ipersudorazione) , sequestri nel "terzo spazio" (ostruzione intestinale, pancreatite, peritonite, traumi muscolari)
deplezione di volume "efficace" con riduzione della gittata cardiaca	insufficienza cardiaca acuta, vasodilatazione sistemica, sepsi, insufficienza epatica, anafilassi, farmaci
vasocostrizione renale	sepsi, cirrosi epatica epato-renale, ipercalcemia
farmaci, in corso di ipo-perfusione renale	ACE-inibitori, sartani (con stenosi arteriosa renale) FANs

Tabella 14. Cause maggiori di danno renale acuto (AKI), di tipo pre-renale.

AKI renale

L'insufficienza renale acuta (Acute Renal Failure - ARF) è dovuta ad un danno renale acuto (**Acute Kidney Injury - AKI**) [41] di tipo organico, o intrinseco (1-3).

AKI renale può essere dovuta a varie patologie che determinano perdita della funzionalità dell'organo con danno parenchimale.

- Le cause più frequenti di AKI renale sono riassunte nella **Tabella 15.**

Tipologia	cause più frequenti di AKI renale organica od intrinseca
malattie che coinvolgono i vasi renali principali	Occlusioni arteriose bilaterali, od occlusione monolaterale in rene singolo funzionante, di origine ateroembolica, per procedure endovascolari o chirurgiche vascolari; trombosi delle vene renali
malattie che coinvolgono la microcircolazione renale	forme infiammatorie (glomerulonefriti, vasculiti, nefriti interstiziali e pielonefriti), ipertensione maligna, microangiopatia trombotica, microembolia colesterinica, forme infiltrative neoplastiche
necrosi tubulare acuta (ATN) ischemica	stesse cause dell'AKI pre-renale (vedi Tabella 14 precedente) con di ipo-perfusione grave e protratta
necrosi tubulare acuta (ATN) tossica	farmaci nefrotossici (aminoglicosidi, amfotericina B, chemioterapici, immunosoppressori, FANs ..), mezzi di radiocontrasto, tossine (paraquat, altre)
necrosi tubulare acuta (ATN) micro-ostruttiva tubulare	endogena (cilindri di mioglobina per rabdomiolisi, da catene leggere da "myeloma cast nephropathy") o esogena (glicole etilenico); nefropatia uratica acuta (forme mielo- o linfoproliferative)

Tabella 15. Cause maggiori di danno renale acuto (AKI) di tipo renale.

---

[41] La sigla AKI è la più recente e più ampiamente utilizzata in ambito internazionale.

AKI post-renale od ostruttiva.

Dovuta ad ostruzione acuta delle vie urinarie bilaterali, oppure monolateralmente in presenza del rene controlaterale non funzionante o mancante per agenesia o grave ipoplasia).

- L'insufficienza renale acuta di tipo ostruttivo può essere causata da un calcolo (l'eziologia più frequente), da una neoplasia o da compressione estrinseca sulle vie urinarie.
- L'ostruzione può essere a qualsiasi livello del sistema escretore, dalla pelvi all'uretra.

La frequenza dell'AKI post-renale non è elevata (<< 5% mediamente nelle casistiche) e la diagnosi solitamente non è impegnativa, purché sia stata **clinicamente sospettata** e siano stati eseguiti gli accertamenti per verificarne la presenza (esame ecografico addominale "in primis").

Riferimenti bibliografici

1. Bellomo R, Ronco C, Kellum JA et Al. Acute Dialysis Quality Initiative workgroup. Acute renal failure - definition, outcome measures, animal models, fluid therapy and information technology needs: the Second International Consensus Conference of the Acute Dialysis Quality Initiative (ADQI) Group. Crit Care 2004; 8 (4): R204-12.
2. Mehta RL, Kellum JA, Shah SV et Al: Acute kidney injury network: Report of an initiative to improve outcomes in acute kidney injury. Crit Care 2007; 11 (2); R31.
3. Levin A, Warnock DG, Mehta RL et Al (Acute Kidney Injury Network Working Group): Improving outcomes from acute kidney injury: report of an initiative. Am J Kidney Dis 2007; 1 (50): 1-4.

Iperaldosteronismo

Dai cenni sulla fisiologia del **sodio** si evince la funzione **fondamentale** dell'aldosterone per la regolazione del bilancio idrosalino, acido-base e della pressione arteriosa. Esistono in patologia numerose situazioni in cui la funzionalità ormonale mineralcorticoide può essere alterata, in eccesso o in difetto, e le conseguenze per quanto riguarda il sodio sono diverse a seconda dei casi e talora possono risultare di non immediata comprensione. Una caratteristica diagnostica comune di tutte le forme di iperaldosteronismo è la tendenza all'**ipokaliemia** (che può essere anche sintomatica e grave in taluni casi per le sue conseguenze cardiache) ed all'**alcalosi metabolica**. Riassumiamo qui a seguito le caratteristiche più significative di queste disfunzioni nelle forme principali di iperaldosteronismo. Per eventuale approfondimento si rimanda alla versione più completa di questo libro "**Il sodio: eccessi, carenze. Approccio pratico per medici e studenti delle professioni sanitarie. ISBN: 1976914124**".

Iperaldosteronismo primario

L'ipersecrezione di aldosterone nell'iperaldosteronismo primario può essere dovuta a diverse cause eziopatogenetiche:

Adenoma della ghiandola surrenale, o aldosteronoma, monolaterale, detto morbo di **Conn** in onore dell'Autore che ne presentò la prima ampia descrizione del 1955 (1).

Iperplasia micro- o macro-nodulare della ghiandola, detta "**idiopathic adrenal hyperplasia - IAH**", bilaterale (iperaldosteronismo idiopatico) (2).

Forme famigliari di iperaldosteronismo (3-5).

Carcinoma secernente aldosterone (raro)

Presentazione clinica dell'iperaldosteronismo

L'iperaldosteronismo primitivo è caratterizzato clinicamente da diversi elementi tipici:
1. **ritenzione sodica** globale nell'organismo
2. espansione del volume idrosalino extracellulare e della volemia plasmatica
3. **ipertensione arteriosa**, e talora l'ipertensione è l'unico segno clinico presente
4. solitamente **assenza di edemi** (talora edema del volto)
5. tendenza all'ipernatremia
6. quasi costantemente **ipokaliemia**, ed alcalosi metabolica.

Pseudo-iperaldosteronismo (S. di Liddle)

La causa è un deficit **genetico** familiare **autosomico dominante**

- il difetto è localizzato nei geni SCNN1B e SCNN1D che codificano la sintesi delle **subunità β o γ** del canale del sodio ENaCs, interessate da questa patologia (6).
- L'alterazione delle subunità β o γ causa quindi **iperattività** dei canali del sodio **ENaCs** o **"Amiloride sensing Sodium Channels"** (vedasi Capitolo: **"Fisiologia renale del sodio"**) per loro ridotta inattivazione;

L'eccessiva attività dei canali apicali collocati sul versante luminale della cellula determina diverse conseguenze, clinicamente "simili" ai quadri di iperaldosteronismo ma dovuti all'iperattività di canali del sodio che costituiscono il bersaglio funzionale dell'aldosterone:

- iperassorbimento di **sodio**
- **ipertensione arteriosa,** secondaria al sovraccarico idro-salino
- "feed-back" negativo che sopprime la secrezione di **aldosterone**
- **alcalosi ipokaliemica** dovuta a due effetti secondari all'iperattività dei canali ENaCs:
    - aumentata escrezione di potassio
    - aumentata secrezione di idrogenioni.

La somministrazione farmacologica sia di amiloride sia di triamterene (che bloccano i suddetti canali del sodio) sono efficaci per contrastare gli effetti clinici dell'anomalia sui canali del sodio ENaCs "amiloride sensitive" nel tubulo convoluto distale.

Assunzione di liquirizia

Il quadro clinico legato ad eccessiva assunzione di liquirizia dipende dalla capacità dell'acido glicirretinico, il principio attivo in essa contenuto, di inibire l'enzima 11 β idrossi-steroide deidrogenasi (7). Questo enzima converte il cortisolo in due molecole di cortisone, un metabolita meno attivo sul recettore intracellulare per l'aldosterone localizzato nel tubulo distale e dotto collettore.

- [L'acido glicirrizinico inibisce l'enzima   11 β idrossi-steroide deidrogenasi

- l'enzima **11 β-HSD** converte il cortisolo in cortisone, un metabolita meno attivo e con scarsa affinità per il recettore mineralcorticoide

- Il **meccanismo protettivo fisiologico** consiste quindi nel consentire anche a piccole quantità di aldosterone di svolgere la loro azione sui tessuti bersaglio senza essere spiazzate dal cortisolo.

- La liquirizia ed i derivati dell'acido glicirrizinico ("glycyrrhizinic acid") sono inibitori dell'enzima 11β-HSD e conferiscono potenza mineralcorticoide a concentrazioni fisiologiche normali di glicocorticoidi endogeni nel colon e nel rene, causando effetti simulanti l'iperaldosteronismo (8)].

- L'eccessiva attività mineralcorticoide, con ipertensione, edemi, ipokaliemia, risulta reversibile dopo riduzione o sospensione dell'introito.

Iperaldosteronismo secondario

L'ipersecrezione di aldosterone nell'iperaldosteronismo secondario è frequentemente dovuta alla **ipersecrezione di renina** in risposta all'ipoperfusione renale.

- L'ipoperfusione renale può essere dovuta a diverse cause:

- Patologie **associate ad ipertensione arteriosa secondaria**
  - ipertensione maligna
  - ipertensione nefrovascolare [42]
  - ipertensione da estrogeni

- Patologie **senza ipertensione arteriosa** con ipersecrezione reninica dovuta allo stimolo costituito dall'ipovolemia efficace (scompenso cardiaco, cirrosi epatica, sindrome nefrosica ed altre)
- le malattie ad origine genetica con trasmissione familiare, come la **s. di Bartter** e la **s. di Gitelman**

I **sintomi** sono simili all'iperaldosteronismo primario
- La **diagnosi differenziale** è basata principalmente sul dosaggio di **renina** ed **aldosterone** (9-10).

---

[42] Dovuta alla patologia ostruttiva delle arterie renali (di natura ateromasica o dalla più rara displasia fibromuscolare).

Riferimenti bibliografici.

1. Conn JW, Louis LH. "Primary aldosteronism: a new clinical entity". Trans. Assoc. Am. Physicians 1955; 68: 215–33.
2. Uwaifo GI. Primary Aldosteronism. Medscape > Drugs & Diseases > Endocrinology. Editor: Khardori R. Updated: Jun 30, 2016
3. Dluhy RG, Lifton RP. Glucocorticoid-remediable aldosteronism. Endocrinol Metab Clin North Am. 1994; 23(2): 285-97.
4. Funder JW. The genetic basis of primary aldosteronism. Curr Hypertens Rep 2012; 14 (2): 120-4.
5. Chrousos GP. Medscape >Drugs & Diseases > Pediatrics: General Medicine: Hyperaldosteronism Workup. Ed. Hoffman RP. Updated: Sep 26, 2016.
6. Hanukoglu I, Hanukoglu A (Jan 2016). "Epithelial sodium channel (ENaC) family: Phylogeny, structure-function, tissue distribution, and associated inherited diseases.". Gene. 579 (2): 95–132.
7. Olukoga, A, Donaldson, D. Liquorice and its health implications. The Journal of the Royal Society for the Promotion of Health 2000; 120 (2): 83–9.
8. Armanini D, Fiore C, Mattarello MJ et Al. History of the endocrine effects of licorice.". Experimental and Clinical Endocrinology & Diabetes. 2002; 110 (6): 257–61.
9. Tiu SC, Choi CH, Shek CC et Al. "The Use of Aldosterone-Renin Ratio as a Diagnostic Test for Primary Hyperaldosteronism and Its Test Characteristics under Different Conditions of Blood Sampling". Journal of Clinical Endocrinology & Metabolism 2004; 90: 72–8; published on-line Jan 2009.
10. Ashley B, Grossman MD. Adrenal disorders. Secondary Adrenal Insufficiency. MSD Manuals. Updated: May 2016.

Scompenso Cardiaco

Lo scompenso cardiaco può essere schematicamente distinto in sinistro o destro, oppure associato destro-sinistro.

- [Nello scompenso **sinistro** sono interessate con prevalenza le sezioni sinistre del cuore, con ipertrofia e dilatazione del ventricolo sinistro (VS) e dell'atrio sinistro (AS), con deficit di portata di sangue ed ossigeno ai tessuti dell'organismo e ristagno di sangue nel circolo polmonare, con **dispnea**, da sforzo e poi anche a riposo, affanno e difficoltà respiratoria in clinostatismo (ortopnea) e quindi difficoltà respiratoria ingravescente, sino all'**edema polmonare acuto**.

- Dispnea da sforzo, riduzione della tolleranza all'esercizio fisico, ortopnea e dispnea parossistica notturna possono anch'esse presentarsi precocemente quando il sovraccarico di volume è causato da una disfunzione ventricolare sinistra.

- Nello scompenso prevalentemente **destro**, causato principalmente dall'ipertensione polmonare, si verifica ristagno nel sistema venoso del circolo sistemico, con turgore giugulare, congestione epatica con epatomegalia ed alterazioni funzionali da stasi epatica, ed **edemi** periferici.

- Sintomi precoci ma poco specifici come astenia ed aumento ponderale, gonfiore palpebrale mattutino o calze e scarpe strette specie alla sera possono presentarsi e mettere in guardia prima che si formi un edema evidente.

La funzionalità renale può risultare compromessa a causa dello scompenso cardiaco

- sia per la riduzione del flusso ematico renale che ne riduce la capacità filtrante (insufficienza renale **pre-renale**),

- sia per la stasi venosa che può determinare **edema da stasi** anche nel tessuto renale, compromettendone la funzione.

Ritenzione idrosalina in corso di scompenso cardiaco

L'accumulo di acqua e sodio è una delle situazioni più comuni nei pazienti affetti da scompenso cardiaco.

- [Il meccanismo patogenetico principale che conduce al sovraccarico idrosalino è legato alla **iperstimolazione del sistema renina-angiotensina-aldosterone (SRAA)** causata dalla ridotta perfusione renale dovuta alla riduzione della gittata cardiaca;

- sia la ritenzione idro-salina determinata dall'iperaldosteronismo, sia l'aumento di pressione possono aggravare il sovraccarico sul muscolo cardiaco, causando un circolo vizioso che se non interrotto comporta un inesorabile peggioramento della salute e della vita del paziente.

- Nei casi di scompenso grave può anche manifestarsi **iponatremia**, dovuta alla stimolazione da parte dei barocettori alla produzione di AVP ed al suo effetto antidiuretico che produce ritenzione di acqua libera (vedasi: "**Capitolo 5 - L'iponatremia**"); per la condizione di severo scompenso emodinamico la comparsa di iponatremia costituisce un segno prognostico sfavorevole].

Restrizione sodica in corso di scompenso cardiaco

Per contrastare questi effetti di ritenzione idrosalina molte Linee Guida raccomandano la **restrizione sodica** (1-3).

- Tuttavia i dati da cui i protocolli derivano sono a volte scarsi e con discordanze sui protocolli di misurazione e sulla "compliance" dietetica e sulla restrizione idrica; di fatto comunque nella pratica clinica i risultati sono spesso tangibili, anche se mancano dati per supportare conclusioni definitive. Alcuni studi prospettici hanno riscontrato un'associazione tra l'introito di sale e ritenzione sodica con il rischio di ospedalizzazione (4,5), e tuttavia altri studi hanno invece evidenziato un rischio di un peggioramento prognostico legato ad eccessiva riduzione dell'apporto di sodio nelle forme di grave insufficienza cardiaca (6-8).

L'**American Heart Association (AHA)** suggerisce una **restrizione sodica a 1500mg/die** per i pazienti con scompenso cardiaco negli stadi A e B (9), mentre per i pazienti in stadio C e D non vi sono al momento dati sufficienti per fornire indicazioni precise e consigliano comunque una riduzione ad almeno <3000mg/die (1).

- Le **LG ACCF/AHA 2013** a proposito della restrizione sodica nell'insufficienza cardiaca recitano: "Sodium restriction is reasonable for patients with symptomatic HF to reduce congestive symptoms. (Level of Evidence: C) (1).

La **restrizione idrica** è favorita dalla riduzione dell'introito di sale che di per sé riduce lo stimolo alla sete; seguire il fisiologico bisogno di bere può essere una buona regola, come anche quella di evitare di bere acqua in eccesso (10-12).

- In condizioni di **normale fisiologia** dell'organismo si suggerisce di mantenere un introito idrico abbondante (due litri ed oltre), ma nelle situazioni in cui si manifesti l'**incapacità dei reni di eliminare l'acqua in eccesso**, come nel caso di **scompenso cardiaco**, è necessario invece limitarne l'apporto e controllando e registrando regolarmente il peso corporeo, per evitarne il sovraccarico.

[Il paziente stesso ed i famigliari possono anche imparare, aiutati in questo dal personale sanitario, a valutare lo stato di idratazione, controllando frequentemente con metodi semplice che con la pratica possono essere alla portata di chiunque lo stato di idratazione della cute e dei tessuti sottocutanei, la comparsa di "fovea" - l'impronta del dito che permane nella pelle - notando il segno dell'elastico delle calze, il turgore delle vene giugulari, o al contrario l'eccessiva disidratazione della cute e delle mucose, o valori di pressione arteriosa troppo bassi, che possono indicare un eccesso di terapia diuretica].

Riferimenti bibliografici.

1. Yancy CW, Jessup M, Bozkurt B et Al. 2013 ACCF/AHA Guideline for the Management of Heart Failure : A Report of the American College of Cardiology Foundation/American Heart Association Task Force on Practice Guidelines. Journal of the American College of Cardiology 2013; 62 (16): e147–e239

2. Dickstein K, Cohen-Solal A, Filippatos G et Al. ESC guidelines for the diagnosis and treatment of acute and chronic heart failure 2008: the Task Force for the Diagnosis and Treatment of Acute and Chronic Heart Failure 2008 of the European Society of Cardiology: developed in collaboration with the Heart Failure Association of the ESC (HFA) and endorsed by the European Society of Intensive Care Medicine (ESICM). Eur Heart J2008; 29: 2388–42

3. Malcom J, Arnold O, Howlett JG et Al. Canadian Cardiovascular Society Consensus Conference guidelines on heart failure–2008 update: best practices for the transition of care of heart failure patients, and the recognition, investigation and treatment of cardiomyopathies. Can J Cardiol 2008; 24: 21–40

4. Lennie TA, Song EK, Wu JR et Al. Three gram sodium intake is associated with longer event-free survival only in patients with advanced heart failure. J Card Fail 2011; 17: 325–30

5. Arcand J, Ivanov J, Sasson A et Al. A high-sodium diet is associated with acute decompensated heart failure in ambulatory heart failure patients: a prospective follow-up study. Am J Clin Nutr 2011; 93: 332–7

6. Paterna S, Parrinello G, Cannizzaro S et Al. Medium term effects of different dosage of diuretic, sodium, and fluid administration on neurohormonal and clinical outcome in patients with recently compensated heart failure. Am J Cardiol 2009; 103: 93–102

7. Paterna S, Gaspare P, Fasullo S et Al. Normal-sodium diet compared with low-sodium diet in compensated congestive heart failure: is sodium an old enemy or a new friend? Clin Sci (Lond) 2008; 114: 221–30

8.   Parrinello G, Di Pasquale P, Licata G et Al. Long-term effects of dietary sodium intake on cytokines and neurohormonal activation in patients with recently compensated congestive heart failure. J Card Fail 2009; 15: 864–73

9.   Gupta D, Georgiopoulou VV, Kalogeropoulos AP et Al. Dietary sodium intake in heart failure. Circulation 2012; 126: 479–85

10. Philipson H, Ekman I, Forslund HB et Al. Salt and Fluid Restriction Is Effective in Patients With Chronic Heart Failure. Eur J Heart Fail. 2013; 15 (11): 1304-10

11. Masoudi F, Aliti GB et Al. No Need for Fluid or Sodium Restriction in Patients with ADHF. JAMA Intern Med 2013. e-pub)&&&

12. Cheitlin MD. Counterintuitive evidence concerning salt and water restriction in acute decompensated heart failure patients. JAMA Intern Med 2013 May 20 e-pub.

Cirrosi epatica

Merito del grande patologo italiano Giovanbattista Morgagni la prima descrizione nel 1761 dei suoi reperti di alterazioni del fegato "piccolo e più duro del normale, con superficie bozzuta e di colorito giallastro, con una superficie irregolare, e struttura costituita da noduli": circa 60 anni dopo René Leannec confermò i reperti di Morgagni definendoli, "cirrosi" (dal greco "giallastro") (1).

- La cirrosi è la situazione finale cui giungono molte malattie epatiche in cui il tessuto sano viene sostituito da noduli di tessuto epatico in rigenerazione, circondato da tessuto fibroso cicatriziale in cui l'architettura è ampiamente sovvertita, causando numerose problematiche fra cui la tendenza sempre più spiccata alla **ritenzione idro-salina,** con edemi ed ascite.

Ritenzione idrosalina in corso di cirrosi epatica

L'**ascite** è causata sia dall'eccessiva ritenzione di acqua e sodio, sia dall'ipertensione portale dovuta alle alterazioni strutturali che ostacolano il flusso ematico all'interno del fegato, aumentando la pressione del sangue nel circolo portale: il sequestro di sangue nella milza e nel circolo splancnico determina riduzione della quantità di sangue circolante (**ipovolemia efficace**), con attivazione conseguente del SRAA e del sistema nervoso autonomo simpatico, creando un circolo vizioso che a sua volta incrementa la pressione portale: l'aumento della pressione idrostatica all'interno dei sinusoidi epatici favorisce la trasudazione di liquidi nella cavità peritoneale (ascite), al cui meccanismo di formazione contribuisce anche la riduzione della sintesi proteica dovuta alla compromissione epatica, che determina **ipo-albuminemia**. Essendo l'albumina la più importante proteina del plasma responsabile della pressione oncotica (colloido-osmotica) del sangue, l'ipoalbuminemia favorisce la formazione di edemi ed ascite per accumulo di liquidi negli spazi intercellulari, e contribuisce a sua volta nel determinare ipovolemia.

- [Il principale meccanismo eziopatogenetico che determina la ritenzione salina è l'**iperaldosteronismo secondario** allo stimolo del SRAA per **iperproduzione di renina** da parte dell'apparato iuxtaglomerulare renale, come conseguenza principalmente dell'**ipovolemia "efficace",** e della ridotta capacità metabolica del fegato nei confronti dell'aldosterone che contribuisce ad aumentarne il livello plasmatico e l'attività ormonale.

- L'ipovolemia efficace deve essere considerata spuria, o paradossa, in quanto nell'organismo la situazione reale è quella di un accumulo di acqua e sodio ma la percezione da parte dei barocettori e del sistema della renina è quella di ipotensione-ipovolemia, causata dalla stasi del circolo splancnico che causa un sequestro di volume ematico;

- La stasi nel circolo splancnico è causata a sua volta da fattori ad azione vasodilatatrice rilasciati dall'endotelio vascolare come l'**ossido nitrico**, le **prostaglandine** e altre sostanze **vasoattive**, come risposta all'assorbimento di **endotossine nel circolo gastro-enterico** ed alle citochine prodotte dalla presenza di batteri.
- La produzione di **ossido nitrico** potente vasodilatatore, viene **stimolata** dalle endotossine riassorbite dal tratto gastroenterico, in cui gli "shunts" porto-sistemici e la diminuita funzione reticolo-endoteliale sono la causa della ridotta neutralizzazione delle endotossine (2).
- La misurazione dei livelli plasmatici di endotossine dimostra valori elevati nei pazienti con cirrosi, come anche i livelli di nitriti e nitrati, correlati con l'ossido nitrico, ed anche i livelli di attività reninica plasmatica, aldosterone e vasopressina, con bassa escrezione urinaria di sodio (3).
- Nei casi più gravi l'ischemia della corticale renale causata dalla iperattivazione severa del SRAA può condurre ad insufficienza renale acuta o **sindrome epato-renale** (4)].

Sindrome epato-renale

La **sindrome epato-renale (hepatorenal syndrome, HRS)** è una situazione clinica di grave severità prognostica nel contesto della cirrosi epatica scompensata, di grave epatopatia alcolica o dell'epatite fulminante da tossine (5-8). La HRS è quindi caratterizzata da un danno funzionale e non organico, come dimostrato da studi di trapianto: reni prelevati da pazienti con sindrome epatorenale tornano a funzionare nel nuovo ospite (6).

Iponatremia in corso di cirrosi epatica

L'**iponatremia** è dovuta principalmente alla ritenzione di acqua libera in eccesso, per gli elevati livelli di AVP dovuti alla stimolazione del sistema arginina vasopressina AVP causata dall'ipovolemia "efficace"; l'iperattivazione dell'ormone antidiuretico costituisce un segno di severo scompenso emodinamico ed è correlata alla severità della cirrosi (9): la comparsa di **iponatremia** costituisce un segno **prognostico** sfavorevole.

Non bisogna confondere in questi casi di cirrosi l'iposodiemia con una carenza di sodio, perché come descritto sopra il problema clinico è all'opposto quasi costantemente quello di una patologia da eccesso del patrimonio idro-salino dell'organismo: in questi pazienti si verifica un incremento del del contenuto sodico totale dell'organismo, ma la ritenzione di acqua eccede quella del sodio, causandone la diluizione.

Restrizione sodica in corso di cirrosi epatica

L'approccio terapeutico deve essere conseguentemente quello di limitare comunque - anche se i valori di sodio sono bassi - l'introito alimentare di sodio con uno **stile di vita sano, dieta sana** e **varia**, ricca di nutrienti salutari come vitamine, fibre vegetali ed oligoelementi, con buon apporto di frutta e verdura, povera di sodio, evitando l'aggiunta di sale nei cibi ed evitando il sale "nascosto" nei cibi come salumi e formaggi stagionati, salse e alimenti con conservanti.

Riferimenti bibliografici.

1. Duffin JM. "Why does cirrhosis belong to Laennec?". CMAJ 1987; 137 (5): 393–6

2. Vallance P, Moncada S. Hyperdynamic circulation in cirrhosis: a role for nitric oxide? Lancet. 1991; 337 (8744): 776.

3. Guarner C, Soriano G, Tomas A et Al. Increased serum nitrite and nitrate levels in patients with cirrhosis: relationship to endotoxemia. Hepatology. 1993; 18 (5): 1139.

4. Fernandez-Seara J, Prieto J, Quiroga J et Al. Systemic and regional hemodynamics in patients with liver cirrhosis and ascites with and without functional renal failure. Gastroenterology 1989; 97 (5): 1304.

5. Ginès P, Arroyo V. Hepatorenal syndrome. J. Am. Soc. Nephrol 1999; 10 (8), 1833–9.

6. Koppel MH et Al. Transplantation of cadaveric kidneys from patients with hepatorenal syndrome. Evidence for the functional nature of renal failure in advanced liver disease. N Engl J Med 1969; 280 (25): 1367–7.

7. Arroyo V, Guevara M, Ginès P. Hepatorenal syndrome in cirrhosis: pathogenesis and treatment., in Gastroenterology 2002; 122, (6): 1658-76.

8. Blendis L, Wong F. The natural history and management of hepatorenal disorders: from pre-ascites to hepatorenal syndrome. Clin Med 2003; 3 (2): 154–9.

9. Ginès P, Guevara M. Hyponatremia in cirrhosis: pathogenesis, clinical significance, and management. Hepatology 2008; 48: 1002.

Sindrome nefrosica

La sindrome nefrosica può interessare adulti e bambini di ogni sesso e razza

- Essa può essere **primitiva renale** (**Tabella 16**),
- o **secondaria** ad una malattia sistemica che coinvolga il rene (**Tabella 17**).

- Secondo le vecchie classificazioni si definisce in "**range nefrosico**" una proteinuria **> a 3 gr/die**.
- **Sindrome nefrosica** è la combinazione di tre elementi:
  - proteinuria "in range nefrosico"
  - ipo-albuminemia
  - edemi.

Principali forme di nefropatia primitiva possibili cause di sindrome nefrosica (in ordine di frequenza)
Nefropatia a lesioni glomerulari minime "Minimal Change nephropathy"
Glomerulonefrite focale
Nefropatia membranosa
Nefropatie ereditarie

Tabella 16. Principali cause **primitive renali** di sindrome nefrosica.

Principali eziologie di sindrome nefrosica secondaria (in ordine di frequenza)
Nefropatia diabetica
Systemic Lupus Erythematosus (SLE o LES)
Infezioni virali (HBV, HCV, HIV)
Amiloidosi e paraproteinemie
Pre-eclampsia
Nefropatia IgA
da farmaci (FANs, penicillamina, sali d'oro, difosfonati, litio, interferon)
glomerulonefrite membranosa associata ad antigeni neoplastici

Tabella 17. Cause renali secondarie di sindrome nefrosica.

Patogenesi della proteinuria

La perdita di proteine urinarie è causata dall'aumento della permeabilità della struttura filtrante glomerulare, che determina il patologico passaggio di proteine nelle urine.

La peculiare conformazione della struttura filtrante glomerulare è piuttosto complessa e costituita da diversi strati (1-3) **(Figura 21)**:

- il capillare glomerulare è rivestito dall'endotelio fenestrato (fenestrae"), ricoperto nel suo versante interno dal glicocalice - o endothelial cel surface layer (ESL)
- la **membrana basale** glomerulare, a sua volta costituita da una struttura interna più densa alla microscopia elettronica "**lamina densa**" e da due strati sottili, la "**lamina rara interna**" e la "**lamina rara esterna**"
- la membrana basale glomerulare è ricoperta sul versante luminale o epiteliale dai "**podociti**", cellule che posseggono delle estensioni dette "pedicelli" o "foot processes"; gli spazi fra i pedicelli sono chiamati "slit pores" o "filtration slits" e sono delimitati da una membrana, la "slit diaphragm" (3), attraverso cui avviene il passaggio dei fluidi verso lo spazio di Bowman

La perdita di proteine può essere dovuta anche al danneggiamento di altre parti della struttura filtrante, quali la membrana basale o l'endotelio fenestrato.

- Quando i danni sono minori filtra prevalentemente albumina, di peso molecolare contenuto, con "albuminuria"
- Quando il danno è più grossolano (**"leakage"**) attraversano la struttura filtrante anche proteine più grandi, risultandone "proteinuria".
- Il meccanismo immunologico è uno di quelli più studiati per spiegare la patogenesi del danno della struttura filtrante della glomerulonefrite membranosa, con due varianti principali (4):
- la deposizione di immunocomplessi circolanti (ad esempio nel LES)
- a formazione "in-situ" di immunocomplessi per reazione di auto-anticorpi diretti contro antigeni nativi (ad esempio nella nefropatia membranosa primitiva)

Iponatremia in corso di sindrome nefrosica

Anche nella sindrome nefrosica si può avere **iponatriemia**, dovuta all'ipovolemia che in questi casi è secondaria all'alterazione delle forze di Starling che accompagnano la severa ipoalbuminemia, determinando trasudazione di acqua e sodio attraverso alle membrane capillari verso gli spazi interstiziali, causando contrazione del volume intravascolare.

- L'iponatremia è di più **raro riscontro** nella sindrome nefrosica rispetto alla cirrosi epatica ed allo scompenso cardiaco, per motivazioni ancora non ben chiarite dal punto di vista fisiopatologico.

Restrizione sodica in corso di sindrome nefrosica

La restrizione dell'introito sodico è un'indicazione comune alle Linee Guida per il trattamento della sindrome nefrosica:

- Un introito sodico **<2000mg/die** (**<88mEq/die**),
- verificato mediante il dosaggio della **sodiuria /24h,** viene raccomandato per ridurre gli edemi e la ritenzione idrosalina (4), insieme alla dieta con adeguato apporto calorico e proteico (1gr/Kg/die); una dieta iperproteica non fornisce benefici scientificamente provati.
- La restrizione **idrica** di per sé non fornisce un beneficio clinico.

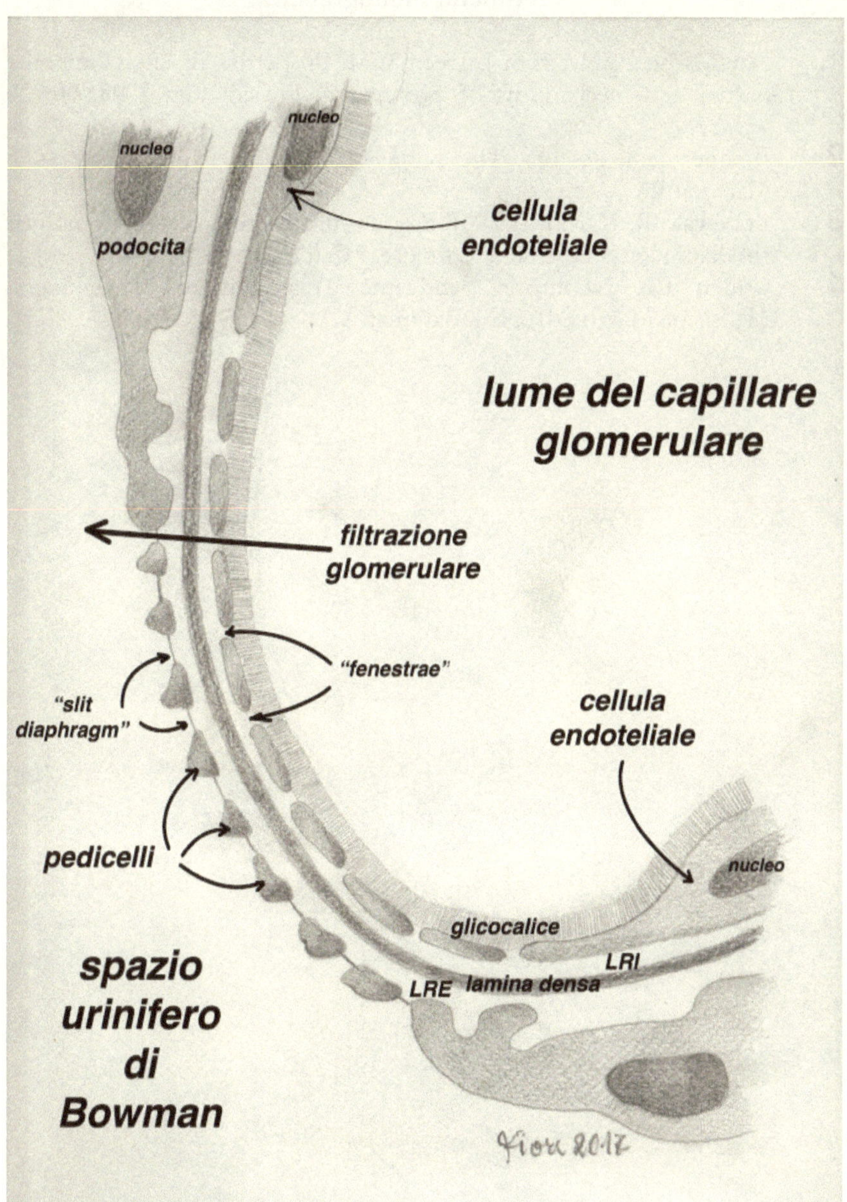

Figura 21. Disegno schematico della struttura filtrante glomerulare, da ricostruzione di dettaglio ultrastrutturale, tratto da una microfotografia elettronica (2).

Riferimenti bibliografici.

1. Haraldsson B, Nyström J, Deen WM. Properties of the glomerular barrier and mechanisms of proteinuria. Physiol Rev. 2008; 88 (2): 451-87.
2. Brenner and Rector's The Kidney 2011 Taal M, Chertow GM, Marsden PA.
3. Rodewald R, Karnowsky MJ. Porous substructure of the glomerular slit diaphragm in the rat and mouse. J Cell Biol 1974; 60: 423.
4. Cohen EP. Nephrotic Syndrome Treatment & Management. Medscape Marzo 2016, Ed. Batuman V.

CAPITOLO 5 - CARENZA DI SODIO NELL'ORGANISMO

Carenza di sodio e deplezione idro-elettrolitica

Il sodio rappresenta il 90-95% dei soluti nel liquido extracellulare ed è la sostanza predominante dal punto di vista osmotico, poiché trattiene l'acqua e determina il volume dei fluidi extracellulari (VEC o ECF).

- La diminuzione del contenuto totale di sodio che si può verificare quando l'introduzione di sodio sia inferiore alle perdite si combina con una perdita del patrimonio idrico dell'organismo, causando deplezione del volume di fluidi extracellulari.
- La deplezione di volume degli ECF è avvertita dai recettori che rilevano la "volemia efficace" ed attivano i meccanismi per il mantenimento dell'omeostasi pressoria e del bilancio idro-elettrolitico del sodio;
- i recettori più importanti sono localizzati nei **seni carotidei**, negli **atri cardiaci**, nelle **vene toraciche** e nelle **arteriole afferenti glomerulari.**
- In particolare vengono attivati, incrementando la conservazione di acqua e sodio:
  - il sistema Renina-Angiotensina-Aldosterone SRAA o RAS,
  - il sistema nervoso autonomo SNA nella sua componente ortosimpatica con produzione di catecolamine ad azione vasocostrittrice,
  - la produzione di ormone antidiuretico vasopressina AVP,
  - l'**inibizione** degli ormoni natriuretici atriali ANP e BNP
  - provoca un incremento della conservazione renale del sodio.

E' importante sottolineare che la **sodiemia non è indice della quantità di sodio dell'organism**o, perché rappresenta la concentrazione di sodio e non esprime il contenuto di sodio dell'organismo.

- <u>Un errore molto comune</u> è quello di associare l'iponatremia con la carenza di sodio e l'ipernatriemia con un eccesso di sodio
- in condizioni di carenza di sodio la sodiemia quindi può risultare **normale, alta** o **bassa** a seconda dei diversi fattori causali che hanno determinato la perdita, ed a seconda del tipo di reintegrazione effettuata ed a seconda dei meccanismi fisiologici che sono intervenuti, quali la risposta renale, surrenale e la secrezione di ormone antidiuretico.

- Il sodio totale, inteso come quantità assoluta di sodio nell'organismo è normalmente pari a circa 3.000 mEq, e per ogni quantità pari a 140mEq si ha accumulo di circa un litro d'acqua nello spazio extracellulare;
- il contenuto sodico globale non risulta facilmente misurabile per la pratica clinica ma può essere interpretato **clinicamente** mediante la valutazione dello stato di idratazione corporea:
- in caso di eccesso di sodio la manifestazione clinica più evidente sono gli edemi ed altri segni di sovraccarico idro-salino,
- la carenza di sodio si manifesta con segni di disidratazione (vedasi a seguito).

Le **cause** che possono determinare perdita di **sodio** possono essere classificate in renali ed extra-renali (1).

- Le cause **renali** comprendono principalmente le perdite dovute a malattie primitive del rene, la diuresi osmotica, l'eccesso di diuretici e l'insufficienza surrenalica (morbo di Addison e ipoaldosteronismi [43]),

---

[43] La classificazione dell'ipoaldosteronismo comprende tre diverse grandi categorie (2-3):

1. Deficit della sintesi di aldosterone
2. Deficit della stimolazione della secrezione di aldosterone
3. Resistenza all'aldosterone (pseudo-ipoaldosteronismo).

La clinica degli ipoaldosteronismi è caratterizzata da diversi elementi comuni, con ipovolemia da perdita di **sodio** e cloro, ed ipotensione.

Nelle forme congenite con esordio neonatale od in età infantile i segni clinici sono più accentuati e si manifesta difficoltà di accrescimento, disidratazione e iponutrizione, con episodi di disidratazione associati spesso a peggioramento della funzionalità renale.

(Per un eventuale approfondimento si rimanda alla versione più completa di questo libro "**Il sodio: eccessi, carenze. Approccio pratico per medici e studenti delle professioni sanitarie. ISBN: 1976914124"**).

e le anomalie genetiche come la sindrome di Bartter [44] e la sindrome di Gitelman [45].

* Le cause **extrarenali** comprendono le perdite di sodio gastrointestinali (vomito e diarrea, aspirazione naso-gastrica, ileostomie o colostomie), cutanee (ipersudorazione ed ustioni) ed il sequestro di liquidi nel terzo spazio.

I **segni clinici** più tipici sono i seguenti:
* ipotensione inizialmente ortostatica, poi stabile
* tachicardia compensatoria
* secchezza della cute
* disidratazione del sottocutaneo (sollevabile in pliche persistenti)
* aumentato senso della sete
* riduzione della diuresi e del peso corporeo
* insufficienza renale (di tipo pre-renale)
* nei casi più gravi confusione e compromissione sensoriale.

---

[44] La sindrome di Bartter (4) si può considerare come uno spettro di malattie causate da geni differenti, con in comune alcuni tratti tipici fra cui principalmente l'incapacità renale nel riassorbimento di sali (sodio, potassio, cloro, calcio, magnesio) ed aumentata escrezione urinaria di sodio, cloro, potassio: Ne consegue ↑ attività reninica, ed iper-attivazione del SRAA, stimolate dalla deplezione idro-salina, con iperplasia dell'apparato juxtaglomerulare, pressione arteriosa normale , con gravità dei sintomi ed età d'esordio variabili (5). L'eziologia della sindrome di Bartter è genetica, su geni differenti nei diversi sottotipi (oltre 100 diverse mutazioni differenti individuate) , secondo la classificazione più recente, che tiene conto dei grandi progressi della genetica molecolare (6-7). La sindrome di Bartter rientra fra le malattie rare (1/800.000÷1/1.000.000).

[45] Anche la sindrome di Gitelman rientra fra le malattie genetiche rare; la sua prevalenza di 1:40.000 individui la rende una delle più frequenti tubulopatie renali ereditarie (8). L'anomalia genetica è dovuta a mutazione del gene SLC12A3 (9-10) che codifica la sintesi del "thiazide-sensitive Na+-Cl- co-transporter o NCC", (11) localizzato nella membrana apicale delle cellule del tubulo convoluto distale (vedasi Capitolo **"Fisiologia renale del sodio"**. Ne risulta riduzione del riassorbimento del sodio e del cloro; l'ipovolemia secondaria stimola la liberazione di renina, iperattivazione del SRAA, con livelli di aldosterone elevati.

Terapia della deplezione idro-elettrolitica

Per la terapia della carenza idrosalina nei casi più lievi può essere sufficiente incrementare l'apporto orale di acqua ed un'alimentazione equilibrata con un buon introito in vitamine, fibre vegetali, antiossidanti e sali minerali naturali.

Nei casi più impegnativi, solitamente ospedalizzati, per il ripristino della volemia la terapia si avvale di soluzioni saline endovenose, solitamente semplici isotoniche e contemporaneamente con il trattamento della causa primitiva.

Riferimenti bibliografici.

1.	Clarkson MR, Brenner MB. Pocket Companion to Brenner & Rector's THE KIDNEY. Seventh Edition 2005. Elsevier Saunders

2.	Arai K, Chrousos GP. Aldosterone Deficiency and Resistance. Endotext [Internet]. Last Update: May 11, 2016.

3.	Young WF Jr. Etiology, diagnosis, and treatment of hypoaldosteronism (type 4 RTA) Uptodate. Editors: Sterns RH, Lacroix A and Forman JP. Literature review current through: Dec 2016. | This topic last updated: Oct 28, 2015.

4.	Frassetto LA. Bartter Syndrome Medscape > Drugs & Diseases > Nephrology. Updated: Aug 08, 2016.

5.	Bartter FC, Pronove P, Gill JR. Hyperplasia of the juxtaglomerular complex with hyperaldosteronism and hypokalemic alkalosis. American Journal of Medicine 1962; 33: 811-28.

6.	Bockenhauer D. Bartter's Syndrome. National Organization for Rare Disorders - NORD. Danbury (CT) / Rare Disease Information / Bartter's Syndrome. Published 2016

7.	Seyberth HW. An improved terminology and classification of Bartter-like syndromes. Nat Clin Pract Nephrol 2008; 4 (10): 560-7.

8.	Van Knoers N, Levtchenko EN. Gitelman Syndrome. Orphanet J of Renal Diseases 2008; 3 (22): 1-6.

9.	SLC12A3 solute carrier family 12 member 3 [National Center for Biotechnology Information, U.S. National Library of Medicine 8600 Rockville Pike, Bethesda MD, 20894 USA. Homo sapiens (human)] NCBI resources, updated dec 2106).

10.	Knoers NV, Devuyst O, Kamsteeg EJ. Clinical utility gene card for: Gitelman syndrome. European Journal of Human Genetics 2011; 19, doi:10.1038/ejhg.2011.14; published online 23 February 2011).

11.	Simon DB, Nelson-Williams C, Bia MJ, Ellison D et Al. Gitelman's variant of Bartter's syndrome, inherited hypokalaemic alkalosis, is caused by mutations in the thiazide-sensitive Na-Cl cotransporter. Nat Genet 1996; 12: 24–30.

CAPITOLO 6 - CARENTE INTROITO IDRICO

Assumere un adeguato quantitativo di acqua nel corso della giornata è essenziale per garantire il buon funzionamento dei sistemi biologici che operano nel nostro organismo. Il nostro organismo è costituito mediamente dal 60% ≈ di acqua [46], che può essere considerata come un "farmaco" naturale, in grado di influire beneficamente su molte funzioni fisiologiche.

Effetti favorevoli dell'introito idrico

Un buon introito idrico regolare favorisce in modo naturale la diuresi. Inoltre produce molti effetti benefici per gli organi ed i tessuti dell'organismo, come ricordato a seguito.

La produzione di urine diluite **riduce il dispendio energetico** rispetto a quello necessario per attuare il meccanismo di concentrazione urinaria, specialmente quando il rene si trova ad operare con un eccesso di sali o di tossine che devono essere eliminate (2).

- Un buon introito idrico favorisce con la diuresi l'eliminazione del **sodio** e **cloro** in eccesso (e quindi riduce il rischio di ipertensione arteriosa).
- Riduce il rischio di **calcolosi renale.**
- Riduce rischio e probabilità di **infezion**i delle vie urinarie.
- Stimola la **funzione intestinale** (2).
- Favorisce la **funzionalità respiratoria.**
- Migliora l'**idratazione** della cute e delle mucose.
- Riduce il rischio di cefalea e crisi emicraniche in soggetti predisposti (3-5).
- Favorisce le funzioni ghiandolari (poiché la maggior parte dei secreti ghiandolari sono in forma acquosa).
- Rende più efficiente lo scambio termico e l'eliminazione del calore in eccesso
- Riduce l'insorgenza di sintomi (crampi muscolari o cefalea ad esempio) che possono essere dovuti a scarso introito d'acqua
- Può comportare effetti benefici sull'apparato cardiovascolare, come evidenziato dalla "rivisitazione" dello studio **"Adventist"**.

[Si tratta di un'osservazione scientifica molto importante dal punto di vista dei benefici effetti dell'acqua sulla prevenzione cardiovascolare, in quanto ha dimostrato che una buona quantità di acqua riduce il rischio di eventi cardiaci fatali (6-7).

---

[46] La percentuale di acqua corporea è maggiore nei bambini, e raggiunge anche alla nascita ≈75÷80% (1); risulta minore nelle donne, nell'obesità e nell'età avanzata.

Bere una buona quantità di acqua è stata correlato ad una diminuzione del rischio di **cancro**.

* [L'incidenza di adenocarcinoma del colon è risultata inversamente correlata all'introito idrico (9) ed anche per quanto riguarda il carcinoma vescicale l'incidenza è risultata in   alcuni studi inversamente correlata all'introito idrico (10)].

La disidratazione può essere innescata da eccessiva **sudorazione**

* [La produzione di sudore dipende da temperatura e umidità ambientale, dal livello di attività fisica e dal tipo di indumenti.
* Le perdite idriche cutanee ("perspiratio insensibilis" e sudorazione) possono variare da 0,3 Lt/h in condizioni sedentarie a 2Lt/h con attività fisica intensa in clima caldo.
* Il fabbisogno idrico per compensare le perdite cutanee varia da 2,5÷3 Lt/die sino a 6Lt/die in condizioni estreme di attività e calore (11-12).
* L'evaporazione cutanea serve per dissipare l'eccesso di calore tuttavia è scarsamente efficace in condizioni di ipoidratazione se la perdita di liquidi non è compensata da buon introito idrico, specie nel caso di intensa attività fisica.
* La disidratazione dovuta a sudorazione intensa causa emoconcentrazione, iper-osmolalità plasmatica ed ipovolemia che riducono l'efficacia del meccanismo di **dissipazione del calore**, aumentando il rischio di incremento della temperatura corporea interna e "colpo di calore";
* le ripetute esposizioni corporee ad ambienti molto caldi determinano un **adattamento** allo "stress" termico, ed incrementano "stroke volume" cardiaco e la conservazione del sodio, riducendo il rischio termico (13).
* I **bambini** sono più suscettibili ai rischi da calore rispetto agli adulti per minore sudorazione e più lente capacità di adattamento ai climi caldi e possono presentare maggiori rischi di disidratazione ed incremento della temperatura interna (14-16), e tuttavia possono compensare con una maggiore dissipazione termica "asciutta", senza perdita di liquidi, presentando minori rischi di perdita di liquidi (14).
* Gli **anziani** presentano alterazioni anche della regolazione vascolare (vasocostrizione-vasodilatazione) (17) e maggiori difficoltà a compensare l'aumentata viscosità ematica (18); presentano più facilmente ipodipsia che può essere accentuata da patologie neurologiche (19-20).

- Gli anziani inoltre presentano un decremento fisiologico della percentuale di acqua corporea totale e minore capacità dei meccanismi renali di conservazione dei liquidi, restrizione della mobilità, minori capacità di risposta al caldo ed al freddo, minori capacità di adattamento termico, uso di farmaci come diuretici ed altri (17-18) e sono quindi a maggiore rischio di disidratazione (2).
- Le persone **anziane** hanno generalmente una depressione del senso della sete, che ne favorisce la disidratazione (21-23), e per le persone anziane può essere prudente imparare a bere regolarmente senza attendere di provare sete (2).
- Gli **atleti** possono arrivare a perdere sino al 6÷10% dell'acqua corporea se non compensano a sufficienza le perdite, con decremento delle "performances" ed affaticamento già evidenti con riduzione del 2% di TBW (24).
- L'esercizio fisico intenso in condizione di disidratazione da insufficiente introito idrico compensatorio si associa ad ipertermia, ridotto "stroke-volume" calo pressorio e ridotto flusso ematico muscolare (25), ed anche riduzione delle funzioni cognitive, specialmente in bambini ed anziani (26-36). L'impatto sulle "performances" è maggiore per sports come tennis (37), corsa su lunghe distanze (38) rispetto ad attività anaerobiche (39) come il sollevamento pesi.
- La buona re-idratazione riduce questi rischi e riduce anche lo "stress ossidativo" (40).
- L'attività fisica e la sudorazione comportano anche perdita di **sali**, pertanto è opportuno tenere in considerazione anche un adeguato ripristino di sali minerali].

Tutti questi elementi rimarcano l'importanza di una corretta assunzione di liquidi, che riveste un ruolo cruciale per vivere in buona salute e per un'efficace prevenzione delle patologie cardio-vascolari e renali.
Al contrario, l'introduzione di bibite diverse dall'acqua (succhi di frutta, tè, bibite gassate) ha dimostrato di peggiorare il rischio di infarto e patologie cardiovascolari.

Limitazione dell'introito idrico

Il consiglio di bere liberamente acqua in abbondanza (almeno 1,5-2 litri al giorno, almeno 8 bicchieri da ≈200 ml di acqua ciascuno (2, 8) è generalmente appropriato per la stragrande maggioranza delle persone (41).
L'introito idrico deve essere invece **moderato** in alcune **situazioni patologiche**, in cui l'organismo perde la capacità di eliminare l'acqua in eccesso, come nel caso della **grave insufficienza renale**, della **grave insufficienza cardiaca** in stato di "scompenso cardiaco", e nella **grave insufficienza epatica**, come ad esempio nei casi di cirrosi epatica avanzata.

- [Questo aspetto non deve essere trascurato soprattutto per quanto riguarda la comunicazione con il paziente, a cui bisogna spiegare con chiarezza le motivazioni del consiglio di limitare l'introito idrico; infatti spesso si verificano equivoci legati al fatto che siano stati forniti consigli precedentemente - quando le condizioni cliniche fossero meno critiche - di bere in abbondanza, per favorire la diuresi.

- Il consiglio di bere molta acqua risulta **generalmente opportuno**, sino a che l'organismo non presenti difficoltà ad eliminare l'acqua; qualora invece questa difficoltà si manifesti, come nel caso delle situazioni patologiche di grado avanzato sopracitate, particolarmente nelle fasi **acute**, è necessario anche **moderare ragionevolmente** l'introito di acqua (42), insieme alla restrizione salina, informando adeguatamente l'interessato ed i famigliari, per evitare equivoci ed incomprensioni].

Introito idrico alimentare.
Raccomandazioni dalle Linee Guida Italiane

Le "Linee Guida per una sana alimentazione", a cura del Ministero delle Politiche Agricole e Forestali e di INRAN (43-44) hanno preso in considerazione in dieci capitoli i molteplici aspetti della sana alimentazione, e nel quinto Capitolo, dal titolo **"Bevi ogni giorno acqua in abbondanza"** vengono fornite importanti indicazioni sull'idratazione corretta, e se ne riprendono a seguito i punti principali.

- «Nell'organismo umano l'acqua rappresenta un costituente essenziale per il mantenimento della vita, ed è anche quello presente in maggior quantità. La sua presenza è indispensabile per lo svolgimento di tutti i processi fisiologici e le reazioni biochimiche che avvengono nel nostro corpo.

- Inoltre, l'acqua entra nella struttura di varie sostanze e agisce da solvente per la maggior parte dei nutrienti (minerali, vitamine idrosolubili, aminoacidi, glucosio, ecc.), svolgendo un ruolo essenziale nella digestione, nell'assorbimento, nel trasporto e nella utilizzazione degli stessi nutrienti.

- L'acqua è anche il mezzo attraverso il quale l'organismo elimina le scorie metaboliche, ed è indispensabile per la regolazione della temperatura corporea.

- Inoltre, l'acqua agisce come "lubrificante" e ha funzioni di ammortizzatore nelle articolazioni e nei tessuti, mantiene elastiche e compatte la pelle e le mucose, (la cui funzionalità dipende da un giusto grado di idratazione) e garantisce la giusta consistenza del contenuto intestinale.

- Il centro della sete si trova nel cervello... ed .. è determinato dalla disidratazione delle cellule nervose.

- Altri fattori che contribuiscono ad aumentare la sensazione della sete sono la secchezza della bocca e la diminuzione del volume del sangue.
- Per contro, la distensione dello stomaco provoca un minore desiderio di bere.
- Il meccanismo della sete ha però un **tempo di risposta ritardato**, e spesso interviene solo quando la perdita di acqua è già stata tale da provocare i primi effetti negativi.
- Inoltre a volte (particolarmente negli individui **anziani**) il meccanismo della sete funziona male, e quindi molte persone rischiano di non rimpiazzare adeguatamente e tempestivamente le perdite di acqua.
- ... L'anziano è particolarmente vulnerabile; la disidratazione in questa fascia di età è associata ad una compromissione generale dello stato di salute.
- Il primo sintomo della disidratazione è la secchezza della bocca. Poi ... sia la pelle che le mucose (comprese quelle dell'occhio) diventano secche e asciutte e compaiono senso di affaticamento, mal di testa, arrossamento della pelle, crampi muscolari, perdita di appetito, intolleranza al calore, apatia.
- Se lo stato di disidratazione è ancora più grave, si possono avere vertigini, nausea e vomito, tachicardia, diminuzione del livello di attenzione e di concentrazione e sdoppiamento della visione, fino a perdita di conoscenza e rischio di coma.
- Una disidratazione del solo 1% del peso corporeo si ripercuote sull'attività e sulle performances fisiche del nostro organismo.
- Se la disidratazione sale al 2% vengono alterati la termoregolazione e il volume plasmatico e comincia a manifestarsi il senso di sete.
- Con una disidratazione intorno al 5% compaiono crampi, debolezza, maggiore irritabilità...
- ... intorno al 7% si possono avere malessere generale, profonda debolezza e anche allucinazioni.
- ... Con il 10% vi è concreto rischio di insorgenza del colpo di calore, e comincia ad essere messa in pericolo la stessa sopravvivenza.
- ... Uno stato persistente di disidratazione compromette sia le capacità fisiche che quelle mentali del nostro organismo.
- ... Inoltre aumenta il rischio di calcoli renali, il rischio di contrarre tumori del colon e dell'apparato urinario (vescica, pro- stata, reni) e il rischio di prolasso della valvola mitrale.
- .. Nell'adulto medio le perdite di acqua attraverso l'aria espirata e attraverso l'evaporazione dalla cute (perspirazione) e la sudorazione assommano normalmente a circa 600-1000 ml/giorno, in funzione principalmente:

- delle condizioni ambientali (un aumento di temperatura da 24 a 31 °C ne determina il raddoppio),
- delle condizioni fisiologiche (un incremento della temperatura corporea di 2°C comporta il raddoppio delle perdite di acqua attraverso la perspirazione)
- del livello di attività fisica.

COME COMPORTARSI.

- Asseconda sempre il senso di sete e anzi tenta di anticiparlo, bevendo a sufficienza, mediamente 1.5-2 litri di acqua al giorno.
- Ricorda inoltre che i bambini sono maggiormente esposti a rischio di disidratazione rispetto agli adulti.
- Bevi frequentemente e in piccole quantità.
- Bevi lentamente, soprattutto se l'acqua è fredda.
- Le persone anziane devono abituarsi a bere frequentemente nell'arco della giornata, durante e al di fuori dei pasti, anche quando non avvertono lo stimolo della sete.
- L'equilibrio idrico deve essere mantenuto bevendo essenzialmente acqua, tanto quella del rubinetto quanto quella imbottigliata, entrambe sicure e controllate.
- Ricorda che bevande diverse (come aranciate, bibite di tipo cola, succhi di frutta, caffè, tè) oltre a fornire acqua apportano anche altre sostanze che contengono calorie..
- Durante lo svolgimento di una moderata attività fisica la sudorazione si aggira ... intorno a 1-2 litri per ora....
- .. In casi particolari si può però arrivare a 4-6 litri/ora.
- La sudorazione inoltre determina anche perdita di sali minerali (soprattutto sodio, cloro e potassio)...
- .. Nel caso di attività fisica non agonistica, una dieta equilibrata e sana, ricca di frutta, di verdura e di acqua, è più che sufficiente a reintegrare i sali persi.

FALSE CREDENZE SULL'ACQUA

- Non è vero che l'acqua vada bevuta al di **fuori dei pasti**. Al limite, se si eccede nella quantità si allungheranno di un poco i tempi della digestione (per una diluizione dei succhi gastrici), ma una adeguata quantità di acqua durante i pasti (non oltre i 6-700 ml) è utile per favorire i processi digestivi, perché migliora la consistenza degli alimenti ingeriti.
- Non è vero che l'acqua faccia ingrassare. L'acqua non contiene calorie, e le variazioni di peso dovute all'ingestione o eliminazione dell'acqua sono momentanee e ingannevoli.
- Non è vero che bere molta acqua provochi maggiore ritenzione idrica. La ritenzione idrica dipende più dal sale e da altre sostanze

contenute nei cibi che consumiamo che dalla quantità di acqua che ingeriamo.

- Non è vero che occorra preferire le acque oligominerali rispetto alle acque maggiormente mineralizzate ...
- Non è vero che il **calcio** presente nell'acqua non sia assorbito dal nostro organismo.
- Non è vero che il calcio presente nell'acqua favorisca la formazione dei calcoli renali. Le persone predisposte a formare calcoli renali devono bere abbondantemente e ripetutamente nel corso della giornata, senza temere che il calcio contenuto nell'acqua possa favorire la formazione dei calcoli stessi: anzi, è stato dimostrato che anche le acque minerali ricche di calcio possono costituire al riguardo un fattore protettivo.
- Non è vero che l'acqua gasata faccia male.... Solo quando la quantità di gas è molto elevata si possono avere lievi problemi in individui che già soffrano di disturbi gastrici e/o intestinali.
- Non è vero che le saune facciano dimagrire.. Dopo la reintegrazione delle perdite nell'arco di poche ore il peso tornerà ad essere esattamente quello di prima».

Riferimenti bibliografici.

1. Nicolaidis, S. Physiology of thirst. In: Arnaud, MJ., editor. Hydration Throughout Life. Montrouge: John Libbey Eurotext; 1998. p. 247.
2. Popkin BM, D'Anci KE, Rosenberg IH. Water, Hydration and Health. Nutrition reviews. 2010;68(8):439-458. doi:10.1111/j.1753-4887.2010.00304.
3. Blau J. Water deprivation: a new migraine precipitant. Headache 2005; 45: 757–9.
4. Blau JN, Kell CA, Sperling JM. Water-deprivation headache: a new headache with two variants. Headache 2004; 44: 79–83.
5. Spigt MG, Kuijper EC, Schayck CP et Al. Increasing the daily water intake for the prophylactic treatment of headache: a pilot trial. Eur J Neurol 2005; 12: 715–8.
6. "The Adventist Health Study: findings for coronary heart disease". Loma Linda University. Retrieved 2008-05-31.
7. Chan J, Knutsen SF, Blix GG et Al. Water, other fluids, and fatal coronary heart disease: the Adventist Health Study. Am J Epidemiol. 2002; 155 (9): 827-33.

8. Borreli L. Lack of drinking water deteriorates human body: adverse effects of dehydratation. Medical Daily. Updated: April 2015.

9. Shannon J, White E, Shattuck AL et Al. Relationship of food groups and water intake to colon cancer risk. Cancer Epidemiol Biomarkers Prev. 1996l; 5 (7): 495-502..

10. Altieri A, La Vecchia C, Negri E. Fluid intake and risk of bladder and other cancers. Eur J Clin Nutr. 2003; 57 (2): S59-68.

11. Sawka MN, Latzka WA, Matott RP et Al. Hydration effects on temperature regulation. Int J Sports Med 1998; 19 (2): S108–10.

12. Sawka MN, Cheuvront SN, Carter R 3rd. Human water needs. Nutr Rev 2005; 63: S30–9.

13. Armstrong, LE., editor. Heat acclimatization: Internet Society for Sport Science. 1998.

14. Falk B, Dotan R. Children's thermoregulation during exercise in the heat: a revisit. Appl Physiol Nutr Metab 2008; 33: 420–7.

15. Bytomski JR, Squire DL. Heat illness in children. Curr Sports Med Rep 2003; 2: 320–4.

16. Bar-Or O, Dotan R, Inbar O et Al. Voluntary hypohydration in 10- to 12-year- old boys. J Appl Physiol 1980; 48: 104–8.

17. Thompson-Torgerson CS, Holowatz LA et Al. Altered mechanisms of thermoregulatory vasoconstriction in aged human skin. Exerc Sport Sci Rev 2008; 36: 122–7.

18. Vogelaere P, Pereira C. Thermoregulation and aging. Rev Port Cardiol 2005; 24: 747–61.

19. Miller PD, Krebs RA, Neal BJ et Al. Hypodipsia in geriatric patients. Am J Med. 1982; 73:354–356.

20. Albert SG, Nakra BR, Grossberg GT, Caminal ER. Drinking behavior and vasopressin responses to hyperosmolality in Alzheimer's disease. Int Psychogeriatr. 1994; 6:79–86.

21. Mack GW, Weseman CA, Langhans GW et Al. Body fluid balance in dehydrated healthy older men: thirst and renal osmoregulation. J Appl Physiol 1994; 76: 1615–23.

22. Phillips PA, Johnston CI, Gray L. Disturbed fluid and electrolyte homoeostasis following dehydration in elderly people. Age Ageing 1993; 22: S26–33.

23. Phillips PA, Bretherton M, Johnston CI, Gray L. Reduced osmotic thirst in healthy elderly men. Am J Physiol 1991; 261: R166–71.

24. Murray B. Hydration and physical performance. J Am Coll Nutr 2007; 26: 542S–8S.

25. Maughan RJ, Watson P, Shirreffs SM. Heat and cold: what does the environment do to the marathon runner? Sports Med 2007; 37: 396–9.

26. Cian C, Barraud PA, Melin B, Raphel C. Effects of fluid ingestion on cognitive function after heat stress or exercise-induced dehydration. Int J Psychophysiol 2001; 42: 243–51.

27. Cian C, Koulmann PA, Barraud PA et Al. Influence of variations of body hydration on cognitive performance. J Psychophysiol. 2000; 14: 29–36.

28. Gopinathan PM, Pichan G, Sharma VM. Role of dehydration in heat stress-induced variations in mental performance. Arch Environ Health 1988; 43: 15–17.

29. D'Anci KE, Vibhakar A, Kanter JHet Al. Voluntary dehydration and cognitive performance in trained college athletes. Percept Mot Skills 2009; 109: 251–69.

30. Suhr JA, Hall J, Patterson SM et Al. The relation of hydration status to cognitive performance in healthy older adults. Int J Psychophysiol 2004; 53: 121–5.

31. Szinnai G, Schachinger H, Arnaud MJ et Al. Effect of water deprivation on cognitive-motor performance in healthy men and women. Am J Physiol Regul Integr Comp Physiol 2005; 289: R275–80.

32. Neave N, Scholey AB, Emmett JR et Al. Water ingestion improves subjective alertness, but has no effect on cognitive performance in dehydrated healthy young volunteers. Appetite 2001; 37: 255–6.

33. Rogers PJ, Kainth A, Smit HJ. A drink of water can improve or impair mental performance depending on small differences in thirst. Appetite 2001; 36: 57–8.

34. Edmonds CJ, Jeffes B. Does having a drink help you think? 6–7-Year-old children show improvements in cognitive performance from baseline to test after having a drink of water. Appetite. 2009; 53: 469–72.

35. Edmonds CJ, Burford D. Should children drink more water?: the effects of drinking water on cognition in children. Appetite 2009; 52: 776–9..

36. Benton D, Burgess N. The effect of the consumption of water on the memory and attention of children. Appetite 2009; 53: 143–6.

37. Kovacs MS. A review of fluid and hydration in competitive tennis. Int J Sports Physiol Perform 2008; 3: 413–23.

38. Cheuvront SN, Montain SJ, Sawka MN. Fluid replacement and performance during the marathon. Sports Med 2007; 37: 353–7.

39. Cheuvront SN, Carter R 3rd, Haymes EM, Sawka MN. No effect of moderate hypohydration or hyperthermia on anaerobic exercise performance. Med Sci Sports Exerc 2006; 38: 1093–7.

40. Paik IY, Jeong MH, Jin HE et Al. Fluid replacement following dehydration reduces oxidative stress during recovery. Biochem Biophys Res Commun 2009; 383: 103–7.

41. Valtin H. "Drink at least eight glasses of water a day." Really? Is there scientific evidence for "8 × 8"? Am J Physiol Regul Integr Comp Physiol 2002; 283: R993–1004.
42. Kahwash Rami. Aggressive Salt and Water Restriction in Acutely Decompensated Heart Failure. Is It Worth Its Weight in Salt? Expert Rev Cardiovasc Ther. 2013; 11 (9): 1125-8.
43. Istituto Nazionale di Ricerca per gli Alimenti e la Nutrizione (INRAN).
44. Ticca M et Al. Linee Guida per una Sana Alimentazione Italiana - Ministero delle Politiche Agricole e Forestali e di INRAN - Revisione 2003.

CAPITOLO 7 - I DIURETICI E GLI EFFETTI SUL SODIO

Pur essendo le informazioni riguardanti la terapia diuretica di carattere prevalentemente sanitario, ed essendo trattate in forma più esauriente nella versione di questo libro rivolta ai medici ed agli studenti delle professioni sanitarie, è parso comunque opportuno mantenere anche nella presente versione semplificata un accenno ai principali aspetti funzionali dei diuretici ed ai loro effetti sull'equilibrio del sodio nell'organismo.

I diuretici vengono impiegati generalmente per il trattamento dell'ipertensione e delle patologie caratterizzate da sovraccarico idro-salino (vedasi: **"Capitolo 4 - Patologie da eccesso di sodio"**), principlamente grazie alla loro azione sui reni che riduce del riassorbimento di sdio, agendo a diversi livelli del nefrone, ed determinando quindi riduzione del volume dei fluidi extracellulari e del volume ematico e diminuzione dei valori pressori.

Le principali categorie di farmaci diuretici comprendono **tiazidici** propriamente detti, **simil-tiazidici**, **diuretici dell'ansa** e diuretici **risparmiatori di potassio**.

Diuretici propriamente detti tiazidici

Sono i diuretici di più comune impiego, usati nel trattamento dell'**ipertensione** e del **sovraccarico idro-salino negli stati edematosi**. Sono indicati da molte linee guida sul trattamento dell'ipertensione arteriosa come gli anti-ipertensivi più **economici**, di cui è stata dimostrata l'efficacia nel controllo pressorio e nella riduzione sia della mortalità sia della morbilità correlate all'ipertensione (1).

- [Rientrano in questa categoria clorotiazide, idroclorotiazide, politiazide, meticlotiazide, idroflumetiazide ed altri].

L'uso dei diuretici tiazidici per la cura dell'ipertensione arteriosa data da moltissimi anni e vengono generalmente indicati come base fondamentale del trattamento (2-3). Sono stati a lungo classificati come farmaci di prima scelta con cui iniziare il trattamento in numerose linee guida per la terapia antipertensiva.

- [Secondo altre linee guida come primo impiego vanno preferiti invece con **età <55 anni** - gli "angiotensin converting enzyme inhibitors - **ACE-I$_s$** od i sartani "angiotensin-receptor blockers - **ARB$_s$**";
- Con età **oltre 55 anni** andrebbero prescritti preferibilmente i calcio-antagonisti "calcium-channel blockers - **CCB$_s$**" (4) o gli ACE-I$_s$ (5) per i minori **effetti negativi metabolici** - intolleranza glucidica, dislipidemia, iperuricemia o alterazioni elettrolitiche (ipopotassiemia, ipercalcemia) - rispetto ai diuretici tiazidici: tuttavia trials successivi non hanno confermato con sufficiente peso che il diuretico tiazidico debba essere escluso dalla prima scelta come farmaco anti-ipertensivo (6)].

Il **meccanismo d'azione principale** dell'effetto diuretico dei tiazidici è costituito dall'inibizione del riassorbimento di sodio e cloro a livello della prima parte (DCT1) del tubulo convoluto distale renale grazie all'azione inibente sui recettori detti propriamente **"thiazide-sensitive Na-chloride co-transporters o NCC"** (7).

L'effetto di natriuresi causa riduzione della **volemia**, del **volume plasmatico** e secondariamente anche della gittata cardiaca, inducendo un abbassamento dei valori pressori.

L'effetto di incremento della eliminazione urinaria di **potassio** riducendo la kaliemia viene spesso sfruttato nella clinica usandoli in associazione agli altri anti-ipertensivi come gli ACE-inibitori ed i sartani che possono causare ritenzione di potassio.

Inoltre è stato descritto un loro effetto ipotensivo che sarebbe più importante a lungo termine mediante vasodilatazione e **riduzione delle**

resistenze periferiche, mediante meccanismi non ancora perfettamente accertati legati alla possibile azione sulla muscolatura liscia dei vasi arteriosi (8).

- In condizioni di **insufficienza renale avanzata** l'impiego dei tiazidici non è indicato, sia per la **scarsa efficacia** rispetto ai diuretici dell'ansa, sia per la **minore tolleranza** dovuta al potenziamento del feed-back tubulo-glomerulare sulla macula densa (9), con il rischio di determinare anche riduzione del GFR (10) .

Altri impieghi clinici per i diuretici sono legati ai loro effetti sul metabolismo del **calcio**: vengono impiegati per la prevenzione della **calcolosi renale** mediante il loro effetto di riduzione dell'escrezione di calcio urinario, ed anche   per la prevenzione dell'**osteoporosi** ed all'aumento della densità ossea grazie al bilancio metabolico del calcio positivo legato alla ridotta eliminazione renale.

Effetti collaterali principali dei tiazidici

- I tiazidici aumentano la **potassiuria**, con il rischio di determinare ipopotassemia, pericolosa per anziani con problemi cardiaci ed in terapia digitalica; in tal caso è opportuno incrementare gli alimenti a base di potassio od assumere integratori potassici, oppure ancora associare ai tiazidici farmaci risparmiatori di potassio.
- I diuretici tiazidici aumentano la magnesiuria, e possono quindi contribuire a causare diminuzione dei livelli plasmatici di **magnesio** (sebbene in misura minore rispetto di diuretici dell'ansa che possono invece causare carenze di magnesio clinicamente importanti: vedasi capitolo ad essi dedicato) (11).
- Potenziali effetti collaterali sfavorevoli dei tiazidici sono anche dovuti a loro interferenze metaboliche, come la **ridotta tolleranza ai carboidrati**: l'effetto dei tiazidici sembra legato alla riduzione della sensibilità periferica all'insulina, attribuibile forse all'ipokaliemia, con conseguente incremento della secrezione di insulina (12).
- Inoltre questi farmaci possono causare **dislipemia** con aumento del colesterolo totale e LDL (13) e **iperuricemia** (14).

Diuretici simil-tiazidici

Si tratta di farmaci considerati generalmente facenti parte del gruppo dei tiazidici, anche se con struttura chimica non propriamente tiazidica ed effetti non propriamente uguali al gruppo precedente, come clortalidone, indapamide e metolazone.

Il **clortalidone** ha una struttura chimica isoindolica diversa dai diuretici tiazidici, con effetti simili sul tubulo renale e simili effetti sull'ipertensione ma presenta alcune particolarità per possibili effetti pleiotropici sull'angiogenesi vascolare e sull'aggregazione piastrinica che sono ancora in corso di studio (15).

- [E' stato argomentato che diuretici come clortalidone ed indapamide dovrebbero essere utilizzati in preferenza rispetto ai diuretici tradizionali (16), ma questa affermazione non è stata supportata dalla estesa revisione delle evidenze scientifiche disponibili (18-21).
- Si ritiene pertanto generalmente che al momento non sia possibile raccomandare in modo selettivo un particolare diuretico fra questi (6)].

L'**indapamide** strutturalmente definita anche **Benzothiadiazide,** fa parte della famiglia dei sulfonamidi, con una porzione polare sulfamide clorobenzamide ed una porzione liposolubile metilindolina, senza anello tiazidico (22-23), che sembra presentare alcune peculiarità rispetto ai diuretici propriamente detti tiazidici.

- [L'effetto diuretico principale è dovuto come nei tiazidici propriamente detti all'inibizione del co-trasporto sodio-cloro **"thiazide-sensitive Na-chloride co-transporters -NCC"** nel segmento corticale del tubulo convoluto distale (22-24).
- Indapamide possiede azioni anti-ipertensive dirette, indipendenti dall'effetto diuretico (24).
- E' stato dimostrato un effetto vascolare diretto (25-26), insieme ad attività calcio-antagonista (27-28), che comporta riduzione del calcio intra-cellulare (2).
- L'indapamide svolge l'effetto vascolare anche a dosi sub-diuretiche (29), con efficacia anti-ipertensiva a dosaggi per i quali l'effetto diuretico è moderato (30).
- Anche l'effetto sulla escrezione di potassio sembra intervenire a dosaggi più elevati rispetto all'effetto anti-ipertensivo e natriuretico, con minore rischio di indurre ipokaliemia ai dosaggi farmacologici convenzionali (2,5 mg/die) (22, 31).
- Sono stati riscontrati effetti positivi caratterizzati da nefro- e cardio-protezione, con regressione di ipertrofia ventricolare cardiaca e regressione della microalbuminuria in studi su popolazioni umane,

una ridotta incidenza di stroke e prevenzione di nefrosclerosi in modelli animali di studio sull'ipertensione (31-33).

- Sono stati riscontrati anche effetti favorevoli sul profilo lipidico con riduzione di lesioni aterosclerotiche su modelli animali (29) e minori effetti avversi di tipo metabolico sul metabolismo glucidico (22) e dell'acido urico rispetto ai tiazidici (22)].

Il **metolazone** come struttura è una benzothiadizide "quinazoline-sulfonamide", simile ai tiazidici, risulta caratterizzato da alcune importanti **peculiarità funzionali**.

- [Il meccanismo d'azione si esplica come per i tiazidici prevalentemente a livello del tubulo convoluto distale, con inibizione del simporto di sodio e cloro NCC, ma con una **potenza d'azione circa 10 volte superiore rispetto all'idroclorotiazide**].
- Altra importante peculiarità oltre alla potenza d'azione del metolazone rispetto ai tiazidici, che perdono la loro efficacia in presenza di insufficienza renale, è quella di **rimanere attivo anche con valori di filtrato glomerulare inferiore a 30ml/min** (limite in cui si considera il passaggio al IV stadio dell'insufficienza renale), e di poter essere usato **in associazione ai diuretici dell'ansa** nelle forme resistenti all'azione dei diuretici nei casi di scompenso cardiaco e cardiomiopatia dilatativa (34), insufficienza renale, sindrome nefrosica, in casi di cirrosi epatica refrattaria ai diuretici, e anche talora in casi di ipertensione severa resistente agli anti-ipertensivi tradizionali
- Tuttavia la sua potenza implica molta cautela nell'impiego del metolazone (per il rischio di **effetti negativi**: principalmente ipotensione, ipopotassiemia) ed attenta monitorizzazione clinica, elettrolitica (Na, K, Cl, Ca), glicemia, uricemia, funzionalità epatica e renale.
- Segni clinici sospetti per squilibri idro-elettrolitici sono ipotensione, secchezza delle fauci e delle mucose, affaticabilità muscolare, crampi, sonnolenza, sete, tachicardia, nausea o vomito.
- Il farmaco è sconsigliato in popolazione pediatrica.
- Controindicato con **grave** insufficienza epatica e renale, diabete mellito grave ed in presenza di ipokaliemia, iponatremia, ipocalcemia ed alcalosi ipocloremica.

Diuretici dell'ansa

E' una classe di farmaci molto importanti per la terapia, sia per il loro impiego per via endovenosa nelle situazioni di urgenza, sia per l'impiego orale in casi clinici in cui altri diuretici risultano poco efficaci. Il loro meccanismo d'azione è dovuto all'azione inibente sul carrier co-trasportatore detto **"Na^+/$2Cl^-$/K^+ bumetanide-furosemide sensitive co-transporter o NKCC2"** localizzato nel tratto ascendente dell'ansa di Henle (mTAL) e nella macula densa (MD), con effetto di inibizione del riassorbimento di sodio e cloro.

- Inoltre, siccome il riassorbimento di sodio a livello del tratto ascendente spesso dell'ansa di Henle costituisce il "primum movens" per la creazione del gradiente osmotico della midollare, la mancata creazione di una zona midollare ipertonica riduce la capacità di riassorbimento di acqua, ostacolando quindi il meccanismo di concentrazione delle urina a livello dei dotti collettori della midollare renale, ed aumentando la **"clearance di acqua libera"** (vedasi anche Capitolo: **"Fisiologia renale: concentrazione e diluizione delle urine - Clearances dell'acqua libera"**).
- La riduzione del riassorbimento di sodio, cloro ed acqua determina riduzione del volume plasmatico e del sovraccarico idro-salino.

L'incremento della escrezione urinaria di sodio cloruro **non** è tuttavia dovuto direttamente all'azione sul co-transporter nel mTAL, poiché le modificazioni urinarie in questa parte del nefrone risentono ancora dei rimaneggiamenti successivi:

- la **macula densa** - MD è il punto di contatto fra glomerulo ed inizio del tubulo distale in grado di rilevare la concentrazione di sodio e cloro nel lume
- la macula densa interviene regolando la filtrazione glomerulare GFR per stabilizzare la concentrazione di sodio e cloruri nel fluido urinario che arriva al tubulo distale (feed-back tubulo glomerulare);
- la perdita di sodio e cloro dipende prevalentemente dal blocco dei co-transporters **"Na^+/$2Cl^-$/K^+ bumetanide-furosemide sensitive co-transporter o NKCC2"** localizzati nella macula densa stessa;
- molto importante anche sul piano pratico della gestione clinica è l'azione sulla macula densa (MD): con il blocco dei canali-sensori NKCC2 da parte dei diuretici dell'ansa a livello della MD viene recepito come situazione di ridotto tenore di sodio, e quindi conduce a **dilatazione dell'arteriola afferente con incremento di flusso renale e filtrazione glomerulare,** e stimolo alla produzione di renina (35);
- **l'effetto diuretico e natriuretico** dei diuretici dell'ansa, prezioso in molte situazioni cliniche, dipende **prevalentemente** dall'effetto sulla

macula densa, mentre il loro effetto sull'**ansa di Henle** ha come conseguenza prevalente di incrementare la **clearances di acqua libera** riducendo il gradiente di osmolalità nella zona midollare profonda renale, favorendo quindi l'eliminazione di urine diluite.

Un altro effetto favorevole nelle situazioni di sovraccarico e di pressione elevata è la **vasodilatazione** che i diuretici dell'ansa determinano sui vasi venosi aumentando la capacitanza venosa e sui vasi renali, dove determinano una redistribuzione del flusso verso la corticale renale: questi effetti sono dovuti principalmente alle prostaglandine vasodilatatrici e sono inibiti da indometacina e FANs.

- L'effetto sui vasi è **rapido** e **precede** l'effetto diuretico (36) (può essere osservato anche in soggetti anefrici) e risulta molto utile nelle situazioni di emergenza di sovraccarico acuto del circolo con rialzo dei valori pressori, come l'edema polmonare acuto e l'insufficienza renale acuta.

- Le variazioni sul gradiente del sodio nel tratto ascendente spesso dell'ansa di Henle indotte dai diuretici dell'ansa causano anche modificazioni sul potenziale di membrana, con riduzione del gradiente elettropositivo e conseguentemente riduzione del riassorbimento di **potassio, calcio** e **magnesio**: questi effetti, se da un lato possono costituire un aspetto sfavorevole per il rischio di contribuire a situazioni **carenziali elettrolitiche** e del bilancio **minerale**, d'altro lato possono avere dei risvolti positivi, e ad esempio l'aumento dell'eliminazione di potassio risulta utile nel trattamento dell'**iperpotassiemia,** e l'ipercalciuria causata dai diuretici dell'ansa è utile nella terapia di alcune gravi **ipercalcemie,** associando idratazione con soluzioni saline e diuretici dell'ansa endovenosi.

[E' pertanto **sempre raccomandabile** durante l'impiego dei diuretici dell'ansa mantenere monitorizzato il livello di potassio, calcio, magnesio per il rischio di deplezione].

Diuretici risparmiatori di potassio

Questa classe di diuretici comprende farmaci che hanno in comune la riduzione dell'escrezione urinaria di potassio, associata all'effetto natriuretico e cloruretico, dovuti alla riduzione del riassorbimento di sodio e cloro.

- La loro efficacia diuretica peraltro è minore dei tiazidici e dei diuretici dell'ansa, e spesso vengono utilizzati in associazione con questi per compensare la perdita di potassio;
- il bilancio elettrolitico dei pazienti in trattamento con farmaci risparmiatori di potassio deve essere **monitorato**, in particolare nei pazienti a **maggiore rischio** iperkaliemico, come **diabetici, nefropatici, cardiopatici** ed **anziani**.

Si distinguono antialdosteronici recettoriali e non-antialdosteronici:

Spironolattone: composto steroideo con struttura analoga all'aldosterone, agisce come **antagonista recettoriale** dell'aldosterone esercitando un effetto anti-mineralcorticoide; agisce competitivamente con l'ormone spiazzandolo dai siti recettoriali localizzati sulle cellule del tubulo convoluto distale e del dotto collettore, determinando **riduzione del riassorbimento di sodio e riducendo la secrezione di potassio, di idrogenioni e di acido urico.**

- [Gli effetti diuretici risultano efficaci particolarmente negli stati edematosi e di sovraccarico idrosalino sostenuti da iperaldosteronismo primario o secondario (come quello che si instaura nello scompenso cardiocircolatorio, nella cirrosi epatica, nella sindrome nefrosica), specie se resistenti ai comuni diuretici, a cui può essere associato sia per potenziarne l'efficacia, sia per contrastarne il rischio di produrre deplezione potassica.
- L'effetto diuretico di spironolattone in genere si instaura gradualmente, con picco dopo circa 2÷3 giorni dall'inizio della terapia e persistenza per circa lo stesso periodo dopo la sospensione del trattamento, a causa del meccanismo d'azione principale dell'aldosterone dovuto alle proteine effettrici la cui sintesi richiede tempo e l'effetto persiste anche per il tempo necessario al loro catabolismo (vedasi Capitolo: "**Il sistema Renina Angiotensina Aldosterone (SRAA o RAS)**")].

Canrenoato di potassio: è un farmaco di sintesi strutturalmente e funzionalmente simile allo spironolattone, ed a differenza dello spironolattone il canrenoato di potassio è più idrosolubile ed è pertanto dotato di attività più rapida e leggermente più efficace, a parità di dosaggio.

- [Per analogia di struttura chimica con l'aldosterone agisce per inibizione competitiva sui siti recettoriali "binding sites" a livello del tubulo distale e del dotto collettore, determinando anch'esso come lo spironolattone **riduzione del riassorbimento di sodio e ridotta secrezione di potassio**, di **idrogenioni** e di **acido urico.**

- La deplezione di acqua e di sodio dopo somministrazione di canrenone è generalmente graduale].

Eplerenone. E' un farmaco più selettivo, rispetto ai due precedenti, sul **recettore per l'aldosterone**, e con minore incidenza di ginecomastia (37-39) (effetto collaterale peraltro non particolarmente frequente anche con gli antialdosteronici tradizionali come spironolattone e canrenone).

I farmaci antialdosteronici recettoriali (spironolattone, canrenone, eplerenone) sono risultati indicati ed efficaci nella terapia delle patologie caratterizzate da iperattività del sistema SRAA o RAS:

- **Iperaldosteronismo primario e secondario** (38-39)
- **Scompenso cardiaco congestizio** classi NYHA II÷IV (40-43);
- **Cirrosi epatica in fase ascitica** (44).
- **Sindrome nefrosica** (38, 45).
- Risultano anche indicati per l'**ipertensione arteriosa essenziale,** laddove altre terapie non sono risultate sufficientemente efficaci o tollerate, e vengono indicati come farmaci di terza-quarta linea (6).

Il **monitoraggio clinico-laboratoristico** è raccomandato per prevenire i rischi clinici legati all'iperpotassiemia (43, 46-48).

Amiloride e **Triamterene** a differenza degli anti-aldosteronici recettoriali agiscono bloccando direttamente i canali del sodio **ENaCs "Amiloride sensing sodium channels"** delle cellule principali dei dotti collettori, riducendo il **riassorbimento del sodio** e l'**escrezione di potassio.**

- [Il meccanismo con cui agiscono sul potassio è indiretto, poiché è dovuto al blocco dei canali del **sodio** ed alla conseguente riduzione della differenza di **potenziale elettrico** sodio-dipendente sul versante luminale delle cellule del tubulo convoluto distale e del tubulo collettore corticale, che costituisce la "driving force" per il trasporto passivo del potassio attraverso i suoi canali, che non vengono bloccati direttamente da amiloride e triamterene: in presenza di amiloride o di triamterene, pur essendo questi canali aperti e non bloccati, non avviene l'estrusione di potassio verso il lume perché la differenza di potenziale elettrico fra l'interno della cellula ed il lume tubulare non è sufficientemente negativo a causa del blocco dei canali del sodio.

- L'effetto di questi farmaci sul "risparmio" di potassio è maggiore rispetto alla loro potenza natriuretica rispetto ai tiazidici ed ai diuretici dell'ansa, poiché essi agiscono ad un livello molto avanzato del nefrone in cui soltanto una piccola frazione di sodio viene riassorbita;

- questi farmaci possono quasi completamente sopprimere la kaliuresi indotta dai tiazidici e dai diuretici dell'ansa potenziando anche leggermente la natriuresi.

- Sia triamterene sia amiloride agiscono **aumentand**o, a differenza dei tiazidici e degli antialdosteronici propriamente detti, l'**escrezione renale** di **acido urico** (49)].

Riferimenti bibliografici.

1. Wright JM, Musini VM, James M. First-line drugs for hypertension. Cochrane Database Syst Rev 2009.

2. Report of the Joint National Committee on Detection, Evaluation, and Treatment of High Blood Pressure. JAMA 1977; 237 (3): 255-61).

3. Arterial Hypertension. WHO report; Geneva 1878.

4. Hypertension in adults: diagnosis and management. Clinical guideline [CG127] National Institute for Health and Clinical Excellence (NICE 2011, updated 2016.

5. Jamerson K, Webwer MA, Bakris GL et Al. Benazepril plus Amlodipine or Hydrochlorothiazide for Hypertension in High-Risk Patients. N Engl J Med 2008; 359: 2417-28.

6. Mancia G, Fagard R, Narkiewicz K et Al. 2013 ESH/ESC Guidelines for the management of arterial hypertension: the Task Force for the management of arterial hypertension of the European Society of Hypertension (ESH) and of the European Society of Cardiology (ESC). J Hypertens. 2013; 31 (7): 1281-357.

7. Duarte JD, Rhonda M Cooper-DeHoff, Mechanisms for blood pressure lowering and metabolic effects of thiazide and thiazide-like diuretics, in Expert Review of Cardiovascular Therapy 2010; 8 (6) 2010: 793–802.

8. Zhu Z. Thiazide-Like Diuretics Attenuate Agonist-Induced Vasoconstriction by Calcium Desensitization Linked to Rho Kinase. Hypertension 2005; 45, (2): 233–9.

9. Okusa MD, Persson AE, Wright FS.: Chlorothiazide effect on feedback-mediated control of glomerular filtration rate. Am J Physiol 1989; 257: F137–44.

10. Wilcox CS: New insights into diuretic use in patients with chronic renal disease. J Am Soc Nephrol 2002; 13: 798–805.

11. Buckley MS, Leblanc JM, Cawley MJ. Electrolyte disturbances associated with commonly prescribed medications in the intensive care unit. Crit Care Med 2010; 38 (6): S253-64.

12. Pollare T, Lithell H, Berne C. A comparison of the effects of hydrochlorothiazide and captopril on glucose and lipid metabolism in patients with hypertension. N Engl J Med 1989; 321 (13): 868-73.

13. Neutel JM. Metabolic manifestations of low-dose diuretics. Am J Med 1996; 101 (3A): S71-82.

14. Pascual E, Perdiguerot m. Gout, diuretics and the kidney. Ann Rheum Dis 2006; 65: 981-2.

15. Woodman R, Brown C, Lockette W. Chlorthalidone decreases platelet aggregation and vascular permeability and promotes angiogenesis. Hypertension 2010; 56: 463–70.

16. National Institute for Health and Clinical Excellence. Hypertension (CG127): clinical management of primary hypertension in adults. http://www.nice.org.uk/guidance/CG127

17. Zanchetti A, Mancia G. Longing for clinical excellence: a critical outlook into the NICE recommendations on hypertension management: is nice always good? J Hypertens 2012; 30: 660-8.

18. Zanchetti A. Hypertension meta-analyses: first rank evidence or second hand information? Nat Rev Cardiol 2011; 14: 249 – 51.

19. Messerli FH, Makani H, Benjo A et Al. Antihypertensive efficacy of hydrochlorothiazide as evaluated by ambulatory blood pressure monitoring. A meta-analysed of randomized trials. J Am Coll Cardiol 2011; 57: 590–600.

20. Roush GC, Halford TR, Guddati AK. Chlortalidone compared with hydrochlorothiazide in reducing cardiovascular events: systematic review and network meta-analyses. Hypertension 2012; 59: 1110-7.

21. Dorsch MP, Gillespie BW, Erickson SR et Al. Chlortalidone reduces cardiovascular events compared with hydrochlorothiazide: a retrospective cohort analysis. Hypertension 2011; 57: 689-94.

22. Tarazi RC, Dustan HP, Frohlich ED. Long-term thiazide therapy in essential hypertension. Evidence for persistent alteration in plasma volume and renin activity. Circulation. 1970; 41(4):709–17.

23. Cavalieri L, Cremonesi G. Delapril plus Indapamide: A Review of the Combination in the Treatment of Hypertension. Clin Drug Invest 2007; 27 (6): 367-80.

24. Bataillard A, Schiavi P, Sassard J. Pharmacological properties of indapamide: rationale for use in hypertension. Clin Pharmacokinet 1999; 37 (S1): 7-12.

25. Caruso FS, Szabadi RR, Vukovich RA. Pharmacokinetics and clinical pharmacology of indapamide. Am Heart J 1983 Jul; 106 (1 Pt 2): 212-20.

26. Mironneau J, Savineau JP, Mironneau C. Compared effects of indapamide, hydrochlorothiazide and chlorthalidone on electrical and mechanical activities in vascular smooth muscle. Eur J Pharmacol 1981; 75 (2–3): 109–13.

27. Calder JA, Schachter M, Sever PS. Ion channel involvement in the acute vascular effects of thiazide diuretics and related compounds. J Pharmacol Exp Ther 1992; 265 (3): 1175-80.

28. Del Rio M, Chulia T, Gonzalez P, Tejerina T. Effects of indapamide on contractile responses and 45Ca2+ movements in various isolated blood vessels. Eur J Pharmacol 1993; 250 (1): 133–9.

29. Cavalieri L, Cremonesi G. Delapril plus Indapamide: A Review of the Combination in the Treatment of Hypertension. Clin Drug Invest 2007; 27 (6): 367-80.

30. Capone P, Vukovich RA, Neiss ES, et Al. Multicenter dose-response study of the effect of indapamide in the treatment of patients with mild to moderate hypertension. Clin Ther 1983; 5 (3): 305-16.

31. Sassard J, Bataillard A, McIntyre H. An overview of the pharmacology and clinical efficacy of indapamide sustained release. Fundam Clin Pharmacol 2005; 19: 637-45.

32. Campbell DB, Brackman F. Cardiovascular protective properties of indapamide. Am J Cardiol 1990 May; 65 (17): 11H-27H.

33. Pickkers P, Hughes AD, Russel FG et Al. Thiazide-induced vasodilation in humans is mediated by potassium channel activation. Hypertension 1998; 32 (6): 1071–6.

34. Rosemberg J, Gustaffson F et Al. Combination therapy with metolazone and loop diuretics in outpatients with refractory heart failure: an observational study and review of the literature. Cardiovascular Drugs and Theraphy 2005; 19 (4): 301-6.

35. Peti-Peterdi, J; Raymond HC. Macula densa sensing and signaling mechanisms of renin release. Journal of the American Society of Nephrology. 201; 21: 1093–6.

36. Dikshit K, Vyden JK, Forrester JSv et Al. Renal and extrarenal hemodynamic effect of furosemide in congestive heart failure after acute myocardial infarction. N Engl J Med 1973; 288: 1087.

37. Narula HS, Carlson HE, Gynaecomastia--pathophysiology, diagnosis and treatment, in Nat Rev Endocrinol 2014; 10 (11): 684-98.

38. Brater DC. "Update in diuretic therapy: clinical pharmacology," Seminars in Nephrology 2011; 31 (6): 483–94.

39. Brater DC. "Diuretic therapy," The New England Journal of Medicine 1998; 339 (6): 387–95

40. Pitt B, Zannad F, Remme WJ et Al. Randomized Aldactone Evaluation Study Investigators. The effect of spironolactone on morbidity and mortality in patients with severe heart failure. N Engl J Med 1999; 341: 709–17.

41. Zannad F, McMurray JJ, Krum H, et Al. Eplerenone in patients with systolic heart failure and mild symptoms. N Engl J Med 2011; 364: 11–21.

42. Pitt B, Remme W, Zannad F, et Al. Eplerenone, a selective aldosterone blocker, in patients with left ventricular dysfunction after myocardial infarction. N Engl J Med 2003; 348: 1309-21.

43. Yancy CW, Jessup M, Bokzurt B. 2013 ACCF/AHA Guideline for the Management of Heart Failure : A Report of the American College of Cardiology Foundation/American Heart Association Task Force on Practice Guidelines Journal of the American College of Cardiology 2013; 62 (16): e147–e239.

44. Gaskari SA, Honar H, Lee SS. "Therapy insight: cirrhotic cardiomyopathy," Nature Clinical Practice Gastroenterology & Hepatology 2006; 3, (6): 329–37.

45. Hassaan AQ, Kamal R, Schrier RW. Clinical Use of Diuretics in Heart Failure, Cirrhosis, and Nephrotic Syndrome. International Journal of Nephrology 2015, Article number 975934.

46. Juurlink DM, Mamdani MM, Lee DS et Al. Rates of hyperkalemia after publication of the Randomized Aldactone Evaluation Study N Engl J Med 2004; 351: 543–51.

47. Bozkurt B, Agoston I, Knowlton AA. Complications of inappropriate use of spironolactone in heart failure: when an old medicine spirals out of new guidelines. J Am Coll Cardiol 2003; 41: 211–14.

48. Butler J, Ezekowitz JA, Collins SP et Al. Update on aldosterone antagonists use in heart failure with reduced left ventricular ejection fraction: Heart Failure Society of America Guidelines Committee J Card Fail 2012; 18: 265–81.

49. Humphrey P. Rang, M. Maureen Dale, James M. Ritter, Farmacologia, Milano, Ambrosiana, 2007, ISBN 88-408-1293-8.

CENNI BIOGRAFICI

Laureato in Medicina e Chirurgia con Specializzazione in Nefrologia
e Dialisi presso l'Università degli Studi di Torino, ha lavorato per
molti anni in Nefrologia, svolgendo attività prevalentemente legata
agli aspetti tecnici della dialisi ed alla chirurgia degli accessi vascolari
per l'emodialisi, con numerose presentazioni congressuali ed
universitarie e con numerose pubblicazioni scientifiche su tali
argomenti.
Ha svolto la sua attività lavorativa anche per nove anni presso il
Dipartimento Ospedaliero di Emergenza presso l'Ospedale di Ivrea
(To), e successivamente per due anni presso la SOC di Medicina
Interna dell'ASL di Biella (Bi).

9 781980 398783